# 谈医录

## ——盱江医学文史资料辑注

左国春　徐荣丽　编著

吉林科学技术出版社

**图书在版编目（CIP）数据**

谈医录：盱江医学文史资料辑注 / 左国春，徐荣丽
编著. -- 长春：吉林科学技术出版社，2020.8
ISBN 978-7-5578-7581-7

I. ①谈… II. ①左… ②徐… III. ①中国医药学—
医学史—抚州 IV. ①R-092

中国版本图书馆CIP数据核字(2020)第187112号

# 谈医录：盱江医学文史资料辑注

| | |
|---|---|
| 编　　著 | 左国春　徐荣丽 |
| 出 版 人 | 宛　霞 |
| 责任编辑 | 许晶刚　张延明 |
| 封面设计 | 长春美印图文设计有限公司 |
| 制　　版 | 长春美印图文设计有限公司 |
| 幅面尺寸 | 185mm×260mm　1/16 |
| 字　　数 | 270千字 |
| 印　　张 | 14 |
| 印　　数 | 1-1500 |
| 版　　次 | 2020年8月第1版 |
| 印　　次 | 2021年5月第2次印刷 |

出　　版　吉林科学技术出版社
发　　行　吉林科学技术出版社
地　　址　长春市净月区福祉大路5788号
邮　　编　130118
发行部电话/传真　0431-81629529　81629530　81629531
　　　　　　　　　　81629532　81629533　81629534
储运部电话　0431-86059116
编辑部电话　0431-81629517
印　　刷　保定市铭泰达印刷有限公司

书　　号　ISBN 978-7-5578-7581-7
定　　价　68.00元

# 前　言

今抚河流域，包括古代临、汝二水。汝水，今称抚河，发源于江西省抚州市广昌县驿前镇血木岭，在南城汇入发源自黎川的黎滩河，全程流经抚州市境内的广昌、南丰、南城、金溪、临川。历史上对这条河流是分段命名的：从血木岭到南城，古称旴江或旴水；进入临川后称为汝水。临水，今称崇仁河，发源于崇仁巴山，在今临川区红桥镇与宜黄河汇合。临水和汝水在抚州城区西北汇合向北流往南昌。抚河流域自宋以来就有着文化之邦、才子之乡的美誉。这里人文荟萃，历史上曾涌现出一批医德高尚、医术精湛、医籍丰厚的医家。上世纪八十年代，江西中医学院杨卓寅教授把这个医家群体命名为"旴江医学流派"。本书所收集的也主要是抚河流域医家及其医籍相关文史资料。

三十多年来，旴江医学的整理、挖掘和研究工作取得了丰硕的成果，但是绝大多数研究都是从医学角度诸如医理、医技等入手。本书则从文史角度着眼，首先收集直接涉及到旴江医学流派医家或者医籍本身的文献，这些文献呈现了旴江医学流派的本来面貌。同时，这些文献也展示了历史上对旴江医学流派医家或者医籍的认识和评价，可以算是旴江医学流派的接受学。其次是收集旴江医学流派所在的临川文化区域内的文人士大夫涉及医学的文献。这方面的文献可以给我们呈现出临川文化区域对医学、医家的认识和态度，这是旴江医学流派发展的外部环境。

本书文献主要录自文人文集、地方志、旴江医学医家医籍。文献时间无上限，下限到1912年清朝灭亡。全书共分四章：第一章，医家传记，收录了部分同样以记述人物生平经历为主体的墓志铭、墓表；第二章，医籍序跋；第三章，文人寄赠；第四章，其他，主要为不好归到以上三类的文献，这些文献可以反映旴江流域人们对医家医学的态度。

　　本书部分文献辑自当代点校整理出版的版本，部分内容本书进行了修改，恕不一一交待。在汇编资料的基础上，对文献进行了注释。注释的原则是将每一篇文献都视为独立的篇章，应注尽注，让读者哪怕是只需要翻阅某篇文献时，借助本篇文献的注释就能够理解。当然，由于编者水平有限，文献涉及的知识非常广泛，加上时间仓促，书中难免有不少错误，敬请读者批评指正。

编　者

2020年8月

# 目　录

## 第一章　医家传记

## 第三章　文人寄赠

## 第四章 其他

# 第一章 医家传记

## 医博士周君墓表[1]

李 觏

　　周君讳某字某，鼎州桃源人，以医来建昌为博士[2]，年七十有一，皇祐二年[3]夏六月卒，冬十有一月葬，其孤播总来求表之。辞曰：

　　君之至是邦，吾时未生；及吾成人，与之往还尚二十余年。其容体昂昂，口辩[4]，多所跋履，凡荆楚[5]间山川物象，屈原、宋玉[6]尝称道者，往往记忆。上下巫峡，见神女事迹[7]，言之铿鉴可听。善饮酒，要[8]之坐花草，醉倒歌舞，不以年长辞。趣为和同，然未始以气下于物。用医药交有位[9]，虽甚亲比[10]，亦无所私谒，吾以此知其人。吾母曾病，急不能言，众医缩颈遁去，唯君视[11]之曰：不死。治数日，起[12]之。吾以此知其艺。

---

[1]　选自《旴江集》卷三十一，四库全书版。李觏（1009—1059 年），字泰伯，号旴江先生，宋建昌军南城县（今属江西省资溪县）人，北宋哲学家、教育家、改革家。
周君（980—1050 年），名不考，宋鼎州桃源（今湖南省桃源县）人，曾任建昌军医学博士。
墓表，指墓碑，竖于墓前或墓道内以表彰死者，故称。
[2]　博士，秦汉时是掌管书籍文典、通晓史事的官职，后为学术上专通一经或精通一艺、从事教授生徒的官职。医博士，即医学博士，教授医学的官职。
[3]　皇祐，宋仁宗年号，皇祐二年即 1050 年。
[4]　口辩：能言善辩。
[5]　荆楚，今湖南、湖北一带。楚为先秦诸侯国，后避秦王子楚讳而称荆。
[6]　屈原（公元前 340－公元前 278 年），名平，字原，战国时期楚国诗人、政治家。宋玉，又名子渊，宋国（今河南省商丘市）人，因父子矛盾而出走楚国，楚辞大家。
[7]　神女，指巫山神女。《巫山县志》称其为南方天帝赤帝（炎帝）之女，未嫁而死，葬于巫山之阳，遂为巫山之神。
[8]　要，同"邀"。
[9]　有位，居官之人。
[10]　亲比：亲近。
[11]　视，诊察。
[12]　起：治愈。

命不谓短，家不谓贫。其教有义，其嗣有人。龙池[1]之东，负山为坟。后来弗知，信在斯文。

# 处士征君墓表[2]

## 王安石

淮之南[3]有善士三人，皆居于真州之扬子[4]。杜君[5]者，寓于医，无[6]贫富贵贱，请之则往。与之财，非义则谢而不受。时时穷空，几不能以自存，而未尝有不足之色。盖善言性命之理[7]，而其心旷然无累于物。而予尝与之语，久之而不厌也。徐君，忠信笃实，遇人至谨。虽疾病召筮[8]，不正衣巾不见。寓于筮，日得百数十钱则止，不更[9]筮也。能为诗，亦好属文[10]，有集若干卷。两人者，以医筮故，多为贤士大夫所知，而征君独不闻于世。征君者，讳某，字某，事其母夫人至孝。居乡里，恂恂[11]恭谨，乐振人之穷急，而未尝与人校[12]曲直。好蓄书，能为诗。有子五人，而教其三人为进士。某今为某官，某今为某官，某亦再贡于乡。征君与两人者，相为友，至欢而莫逆也。两人者皆先征君以死，而征君以某年某月某甲子终于家，年七十七。噫！古者一乡之善士必有以贵于一乡，一国之善士必有以贵于一国，此道亡也久矣。余独私爱夫三人者，而乐为好事者道之，而征君之子又以请，于是书以遗[13]之，使之镌[14]诸墓上。杜君讳婴，字大和。徐君讳仲坚，字某。

---

[1] 龙池，地名，在今江西省南城县境内。

[2] 选自《全宋文·王安石文集》，上海辞书出版社 2006 年版。王安石（1021—1086 年），字介甫，号半山，抚州临川（今江西省抚州市临川区）人，北宋著名的思想家、政治家、文学家、改革家。处士：本指有才德而隐居不仕的人，后亦泛指未做过官的士人。

[3] 淮之南，淮河之南，这里指淮南东路。王安石曾任签书淮南东路节度判官。

[4] 真州，宋属淮南东路，治所在扬子县（今江苏省仪征市）。

[5] 杜君，名婴，字大和，京兆府人，王安石有诗《伤杜婴二首》。

[6] 无，无论。

[7] 性命，中国古代哲学范畴，指事物的本性。性命之理，指研究事物本性本质的学问。

[8] 筮，古代一种用蓍草占卦的方术。

[9] 更：再。

[10] 属文，撰写文章。

[11] 恂恂，小心谨慎的样子。

[12] 校，同"较"。

[13] 遗：赠。

[14] 镌：刺、凿、刻。

# 黄彦远传[1]

字思邈，金溪人。性淳淡，深于《易》[2]，由上舍登政和二年进士[3]。尝为平江府教[4]，宣和庚子[5]，单骑之官，睦寇逼近境，官吏宵遁，母饶闻难，遣人勉之曰："忠孝不两立，汝当死职，勿吾忧。"彦远以义率士民城守，贼不敢犯。丁艰[6]，哀毁成疾。庐墓三年，服除[7]，族姻勉，再调拟吉水令，而归隐居东庵。多著述，有《五经指南》《运气要览》《东庵文集》等书，时称忠孝之家。

# 李生王生[8]

李生王生，亡其名，皆抚人。医道并行，王亚于李。崇仁有大室，征李治疾，约病愈谢以五百缗[9]。李疗之，旬日不差[10]，更[11]用王医，乃留数药而别。道遇王医，告之故。王曰："吾技出兄下，今往无益，不如俱归。"李曰："不然，吾得脉甚精，处药甚惬，其不愈者，不当得谢尔，故辞。公往，以吾药治之，必愈。"王如其言，悉用李药，微易汤使进。越三日，疾瘳[12]。富家如元[13]约酬之。王归，以半遗[14]李。辞曰："公治疾，吾何功，必不可二人取，予之义明矣。"其精于医也亦宜。

---

[1] 选自《弘治抚州府志·乡贤》。

[2] 《易》，即《周易》。

[3] 上舍，宋代太学分外舍、内舍和上舍，上舍为优等。政和，宋徽宗年号，政和二年即公元1112年。

[4] 平江，北宋政和三年（1113年）升苏州为平江府。

[5] 宣和，宋徽宗年号；庚子，天干地支纪年；宣和庚子即公元1120年。

[6] 丁艰，即丁忧，指遭逢父母丧事而去官归家守孝。

[7] 服除，指守孝期满。

[8] 选自《弘治抚州府志·方技传》。

[9] 缗，古代每千文一串为一缗。

[10] 旬日，十天。差，同"瘥"，病愈。

[11] 更：换、变。

[12] 瘳：病愈。

[13] 元，同"原"。

[14] 遗：赠。

# 陈自明小传[1]

陈自明，字良甫，临川人，精于医。以李师圣、郭稽中所著《产论》《宝庆》[2]诸集纲领漫而无统，节目略而未备，医者不能深求遍览，乃采摭[3]诸家之书，附以家传验方，编辑成方。凡八门，门数十余体，总二百六十余论，论后列方，是为《大全良方》。金坛王太史肯堂为《证治准绳》[4]，女科一部全用其书。

# 故太医助教程妻骆氏墓志铭[5]

## 吴　澄

补太医助教程君讳远之，妻骆氏，抚崇仁人，年十有六归[6]程，六十有六而卒，生三子。至元辛巳[7]七月，太医君卒。次月，长子亦卒，惟仲、季在。其仲鹏举言："吾父以医术客高门巨室无虚日，赖吾母主馈[8]勤俭，克[9]有田庐。敬事舅姑[10]，事祖姑如姑。姑之父母依于我，亦如之。于娣[11]姐妇族姻中外恩礼惟称。延名师教子为儒。嫠[12]居

---

[1]　选自《光绪抚州府志·方技传》。

陈自明（1190—1270年），字良甫，宋抚州临川（今江西省抚州市临川区）人，江西古代十大名医之一。著有《妇人大全良方》《外科精要》《备急管见大全良方》等。

[2]　李师圣，河南濮阳人，宋代官吏，《产论》为其所辑。郭稽中，宋代医学家，曾任医学教授，将家藏方附于《产论》之后，使之有论有方，编为《产科经验宝庆集》。

[3]　采摭，采集、选取。

[4]　太史，明清时翰林的别称。王肯堂，金坛（今江苏金坛）人，字宇泰，别号损庵，明万历十七年（1589）进士，官至福建参政。肆力医学，著有《六科证治准绳》，又称《证治准绳》。

[5]　选自《全元文·吴澄文集》，凤凰出版社1999年版。吴澄（1255—1330年），字幼清，晚字伯清，学者称草庐先生，抚州崇仁（今江西省崇仁县）人。元代杰出的思想家、教育家。

程远之，生年不详，卒于1281年，宋末抚州崇仁（今江西省崇仁县）医家。

[6]　归：嫁。

[7]　至元，元世祖年号；辛巳，天干地支纪年；至元辛巳，即公元1281年。

[8]　主馈，旧时指妇女主持烹饪等家事，泛指操持家务。

[9]　克：能够。

[10]　姑，即婆婆。舅姑，即公婆。

[11]　娣：妯娌。

[12]　嫠：守寡。

二十年，冠昏[1]二子，嫁幼女毕，还见诸孙，乃老。吾程氏之先自河北广平来仕江南，而家新安[2]，自新安分处他郡。九世祖尉崇仁，官满不去，墓在县东门外之三山。吾母未葬，长老[3]咸曰：'此吾族贤妇，祔[4]先兆宜。'乃营墓左百步之外，将以丙午闰正月丁酉[5]葬，愿求一言丽诸石。"

予幼识太医，后从其子游，过[6]其家，见其子礼宾之勤，而知其有贤母也。其母生端平丙申[7]十月，卒大德辛丑[8]八月。鹏举暨弟鹏飞儒而世其父之业，家设药肆，售不以赝[9]。女子子三，适徐，适黄，适吴，俱已亡。孙男五，孙女五。铭曰：

程氏初祖，自昔少府，爱宅兹土。八世联绵，有妇真贤，祔于其阡。

# 集贤直学士同金太医院事欧阳君墓志铭[10]

## 程钜夫

至元[11]中，四方既平，民物丰殖，天子思得俊乂[12]，布中和之政，与天下息肩[13]。凡一技一能，无不召见陈所长。方是时，岩穴草野之下，闻声自喜，扬英舒翘，颖然如景风灵雨之被也。新定欧阳氏以医闻，再[14]命而后至，留京师十七年没，而其子以状来

---

[1]　冠：弱冠，古代男子二十而举行冠冕礼，表示成年。昏，同"婚"。

[2]　新安，即徽州与严州大部，古称新安，后成为徽州、严州地区的代称。

[3]　长老，族中长辈耆老。

[4]　祔：奉新死者的木主于祖庙与祖先的木主一起祭祀。

[5]　丙午，天干地支纪年，此为公元 1306 年。丁酉，天干地支纪日。

[6]　过：造访。

[7]　端平，宋理宗年号。丙申，天干地支纪年。端平丙申即公元 1236 年。

[8]　大德，元成宗年号。辛丑，天干地支纪年。大德辛丑即公元 1301 年。

[9]　赝：假的，伪造的。

[10]　选自《全元文·程钜夫文集》，凤凰出版社 1999 年版。程钜夫（1249—1318 年），初名文海，因避元武宗海山名讳，改以字行，号雪楼，又号远斋，谥"文宪"，元建昌路南城（今江西南城）人。集贤直学士，散官名。同金太医院事，元代医官名，官阶正四品，位在院使、同知、金院之下，院判、经历等职之上。欧阳懋（1245—1307 年），元新定路（今浙江淳安县）人，太医院医家。

[11]　至元，元世祖年号。

[12]　俊乂，人才。

[13]　息肩，指让肩头得到休息，比喻卸除责任或免除劳役。

[14]　再：两次。

匄[1]铭。

余惟铭墓非古也，亦必有茂懿[2]焉。然余闻其郡之初劝驾也，以亲丧为解[3]。后十五年，使者自京师奉玺书，偕二千石[4]及门，乃起应诏，是其中之所存者深乎？其状曰：欧阳氏自图南者遣新定，生宗礼，以医起。子大节遂有声，孙淇益著，曰："吾救人多矣，后必食其报。"是为君高曾祖考。君名懋，字勉翁，生有异质，于家学夙成。既至，召见，应对合旨。命坐，赐食，赐貂裘帽、锦衾褥、城东宅一区，食尚医禄，加月饩[5]，复其家，遣使传致其孥，再赐城南宅，计口廪膳。凡所顾问，对则契合，所进方药常御，又赐玉带、名马。太子北上和林，上爱之深，意欲君从，君慨然请行。太子践阼[6]，是为成宗，视君益厚，意有不豫[7]，见则释然，无时不召，好赐有加。岁时尝从上上都[8]。大德十年[9]，独以疾不能从，成宗益不豫，君病亦侵。十一年五月二日遂殁，年六十有三。历官成全郎、御药局使，升集贤直学士、奉训大夫，加朝列大夫、太医副使，又加太中大夫，以直学士同金太医院。

子男印，孙男同祖、光祖，女曰淑。君将没，谓印曰："吾常以素餐[10]为惧，故不敢乘时为尔干[11]禄。尔其善自树以成身。"噫！信斯言也，所存诚深矣，其可铭。印奉丧南归，将以某年某月某日葬，墓在某乡某里之原。铭曰：

我闻魏徐，来自丹阳。道与时俱，冕服九章。曷若欧阳，若岐于黄。二圣在天，往哉毋忘。

---

[1] 状，指行状，叙述死者世系、生卒年月、籍贯、生平事迹的文章。常由死者门生故吏或亲友撰述，留作撰写墓志或史官立传的依据。匄，古同"丐"。

[2] 茂懿，即茂德懿行，美好的德行。

[3] 解：托辞。

[4] 二千石，原为汉代官秩，为太守的通称。这里泛指官职。

[5] 饩，古代祭祀或馈赠用的活牲畜，后泛指粮食。月饩，按月赠粮食。

[6] 践阼：即位、登基。

[7] 不豫：天子有病的讳称。

[8] 上都，元朝上都位于今内蒙古自治区锡林郭勒盟正蓝旗境内，多伦县西北闪电河畔。

[9] 大德，元成宗年号。大德十年即公元 1306 年。

[10] 素餐，取意"尸位素餐"，即不劳而获、无功受禄。

[11] 干：追求、谋求。

# 董起潜小传[1]

董起潜，乐安流坑人。宋末废科举，习医。其诊脉通达阴阳造化，审别脏腑经络井井不紊。吴文正公[2]省称之，载文集中。

# 王元直小传[3]

王元直，乐安人，家五世精医。尝游京师，问药者踵至，随试则效。太医院官诸公贵人咸礼敬之，吴文正公[4]赠以序，载集中。

# 杨用安小传[5]

杨用安，字存心，崇仁人，武昌路医学教授[6]。用药治痾[7]外，善诊太素脉[8]，预定前程休咎、年数修短。吴草庐[9]赠之以诗，有"期君还旧里，共启内经玄"之句。

---

[1]　选自《光绪抚州府志·方技传》。董起潜，江西省乐安县牛田镇流坑村人，宋末元初医家。
[2]　吴文正公，即吴澄（1255—1330年），字幼清，晚字伯清，学者称草庐先生，抚州崇仁（今江西省崇仁县）人，元代杰出的思想家、教育家。
[3]　选自《光绪抚州府志·方技传》。王元直，江西省乐安县人，宋末元初医家。
[4]　吴文正公，即吴澄（1255—1330年），字幼清，晚字伯清，学者称草庐先生，抚州崇仁（今江西省崇仁县）人，元代杰出的思想家、教育家。
[5]　选自《光绪抚州府志·方技传》。杨用安，字存心，元抚州路崇仁（今江西省崇仁县）人，任武昌路医学教授。
[6]　武昌路，古代行政区划名，治所在今湖北武汉武昌区。教授，学官名，以经术行义训迪诸生，主持考试及执行学规。
[7]　痾，病。
[8]　太素脉，是一种通过人体脉搏变化预言人的贵贱、吉凶、祸福的方术。
[9]　吴文正公，即吴澄（1255—1330年），字幼清，晚字伯清，学者称草庐先生，抚州崇仁（今江西省崇仁县）人，元代杰出的思想家、教育家。

# 熊景先小传[1]

熊景先，崇仁人，世业儒而精于医。尝著《伤寒生意》，吴草庐[2]、程雪楼[3]皆称其善。

# 黄东之墓志铭[4]

## 虞 集

至顺四年[5]，予以疾得告归临川[6]。明年[7]春，有旨遣使召还。舆疾[8]至郡城，病益甚。使者以其状还，予乃得求郡士之工于医者，而议所以疗焉。有红颧白须，美眉目、伟然丈夫而来者曰游东之，年将八十矣。慷慨善论，因予疾间[9]而言曰："我本姓黄氏，自高祖托婚于游，而曾大父成、大父贵[10]、父友直，世以游为氏。而黄氏之族，昔同出于一人之身者，遂为路人。而与为兄弟族人者，则游氏也。不亦诬其祖乎？因著谱，去游复黄。我娶危，未有子，以异母弟师孟为子，久之，殊不安也，不敢以为子。既老，犹无子，而师孟有二子曰自省、曰履信，取履信以为子。履信之子禄生，而自省之子曰助勉、勖勖，具著谱，请一言以自信。"予乃为之言曰："知礼之所不可，心之

---

[1]　选自《光绪抚州府志·方技传》。熊景先，元抚州路崇仁县（今江西省崇仁县）医家，著有《伤寒生意》。
[2]　吴草庐，即吴澄（1255—1330年），字幼清，晚字伯清，学者称草庐先生，抚州崇仁（今江西省崇仁县）人，元代杰出的思想家、教育家。
[3]　程雪楼，即程钜夫（1249—1318年），初名文海，因避元武宗海山名讳，改以字行，号雪楼，又号远斋，谥"文宪"，封楚国公，元建昌路南城（今江西南城）人。
[4]　选自《全元文·虞集文集》，凤凰出版社1999年版。虞集（1272—1348年），字伯生，号道园，世称邵庵先生，江西崇仁人。元代著名学者、诗人。
　　黄东之（1254—1336年），字大明，又姓游，元抚州路（今江西抚州）医家。
[5]　至顺，元泰定帝年号，至顺四年即1333年。
[6]　临川，这里指抚州。抚州曾为临川郡，后世常以临川代指抚州。
[7]　明年：第二年。
[8]　舆疾，抱病登车。
[9]　间：病愈。
[10]　曾大父即曾祖父，大父即祖父。

所未安，而能不惮于自返焉，不亦君子之道乎？"

　　后四年，予客袁君诚夫[1]，为履信求铭东之墓。诚夫，故翰林学士吴先生[2]高弟，而勉又从诚夫游于予门者也。其言曰：东之名大明，生宋宝祐甲寅[3]，年二十时遭宋亡。临川既内附[4]，兵盗旁起未宁，其父与幼子，避之他所，遇害于盗。东之守舍，冒难以其丧归葬。既而遇方外士，得治小儿病方，用之应验。乡人有许文叔，兄弟子侄皆善医，一家之间，讲明精到，各有著述。其治法，非粗工所知。东之从之游，尽得其学，所疗多十全[5]。著《保婴玉鉴》四卷、《伤寒总要》三卷、《脉法》三卷、《集验良方》六卷，藏于家。于病家之酬，贫者无所取，粗给者量受之，力厚多资者不复辞。人或有田二十五亩，而求学于东之。东之曰："予学不易成，不足以为贫，子遽[6]失田，则无以为业，是不得此而反失于彼也。"弗受其田。来学者众，则语之曰："治予业，不精不足以活人，而易以杀人，非拒子不教也。"同郡危素[7]亦请学焉。东之曰："子则可矣。古书多简奥，意旨深远，子沈[8]默通博，庶几得之。沈审不忽易，善救而不为利，则不轻于人命矣。"遂尽以告之。至于训子孙，尤谆谨。且[9]卒，又出《集验良方》以授之，而谓之曰："学非止于此也，小心强力而推充之，庶乎家学之不废矣。"卒之岁，为仍改至元之丙子[10]十一月二十一日。戒其子孙曰："予自揆[11]平生无妄医以杀之罪，僧道士其忽用。"尝自择葬地，后知其弗善，弗用也。更得里之淳湖，坐乙向辛，以明年六月甲申窆[12]。予观东之，气刚而才美，理审而善断，耆年康强，隐于医以殁。利泽之遗，将克[13]昌其后嗣也。乃为之铭曰：

---

[1] 袁诚夫，即袁明善，字诚夫，号楼山，元抚州路临川县（今江西省抚州市临川区）人，吴澄弟子。

[2] 吴先生，即吴澄（1255—1330年），字幼清，晚字伯清，学者称草庐先生，元抚州路崇仁县（今江西省崇仁县）人。元代杰出的思想家、教育家。

[3] 宝祐，宋理宗年号；甲寅，天干地支纪年；宝祐甲寅即公元1254年。

[4] 内附，指归附元朝。

[5] 十全，指全部治好。语出《周礼·医师章》："十全为上，十失一次之，十失二次之，十失三次之，十失四为下。"这是考核医生的标准。

[6] 遽：突然。

[7] 危素（1303—1372年），字太朴，号云林，江西金溪人。元末明初历史学家、文学家。

[8] 沈，同"沉"。

[9] 且：将、将要。

[10] 仍至元，此指后至元，元顺帝年号；丙子，天干地支纪年；后至元丙子即公元1336年。

[11] 揆：揣测。

[12] 明年：第二年。甲申，天干地支纪日。窆：下葬。

[13] 克：能够。

圣人有言，医贵有恒。恒谓彝伦[1]，弗斁弗陵[2]。礼由人心，律亦附礼。微或不安，君子弗履。善哉东之，为书孔[3]多。厚生慎微，古人同科。古之为治，尊生辨类。以此救伤，是以足贵。

## 危亦林小传[4]

危亦林，字达斋。幼好学，博极群书。稍长，嗜岐黄术[5]。其先世名云仙者，尝游东京，遇董奉[6]裔孙京，授以医。其祖碧崖又师周伯熙，凡《素问》[7]诸书无不穷究。至亦林尽发所藏遗书，晓夜披览。天历初[8]，以先世秘传方与所经验诸案汇编为十三科，题曰《世医得效方》，上之本道提举司[9]，送太医院付所属梓[10]而传之，授医学教授[11]。

## 余明可小传[12]

余明可，名登孙[13]，为建昌路医学正[14]，精易学[15]，遍通医理，为一时医中之最。家

---

[1] 彝伦：伦常。

[2] 斁：解除、疲倦。陵，同"凌"，过。

[3] 孔：很。

[4] 选自《同治南丰县志·方技传》。危亦林（1277—1347 年），字达斋，元江西行省南丰州（今江西省南丰县）人，江西古代十大名医之一。

[5] 岐黄，岐伯和黄帝的合称，代指医学。

[6] 董奉，东汉建安时期名医，又名董平，字君异，侯官（今福建省福州市长乐区）人。隐居庐山行医，有"杏林"典故。

[7] 《素问》，古代医经名，与《灵枢》合称《黄帝内经》，相传黄帝所著。

[8] 天历，元文宗年号。

[9] 提举司，此处是官医提举司的简称，为元代设置的地方医政管理机构。

[10] 梓，印刷用的刻板，引申为刊刻。

[11] 教授，学官名，以经术行义训迪诸生，主持考试及执行学规。

[12] 选自《同治南城县志·方技传》。余明可，名登孙，吴澄《麓泉记》作"澄孙"，字明可，元建昌路南城县（今江西省南城县）人。

[13] 登孙，吴澄《麓泉记》作"澄孙"。

[14] 建昌路，元代行政区划名，治所在今江西省南城县。医学正，元代设置于医学专门教育机构的教官。

[15] 易学，即《周易》之学。

城西南隅麓泉侧，时翰林程公[1]为其书"麓泉"二字于其药室，崇仁吴草庐[2]为作《麓泉记》，详其事。

# 故天临路医学教授严君墓铭有序[3]

## 危　素

　　余读孙思邈[4]《千金翼方》，首戒医师之处心积虑，要必亡[5]愧其言，而后可以通其学焉。若严君仁安，其卓然自立者欤?

　　始，君与素交，曰："吾他日不朽之托[6]，其在于子。"至正八年五月己酉[7]，君卒于家。素恐负君之言，致书其孤桦取事状[8]。后六年，桦以君之长子梧及子婿傅路之状来请铭。按君讳寿逸，仁安其字也。其先建昌之新城[9]十四府君，徙郡城之西。府君生惟政。惟政生人杰，宋南城医学教谕[10]，是为君之曾祖。祖沂，父凤翔，母宁氏。君生至元十五年[11]九月，幼颖敏，始入学即能属对[12]十字，长者异之。国朝设医学，充弟子员[13]者复之，君以儒家子在选中。学官庐陵曾某昭先授以《内经》[14]，同辈无能领

---

[1]　程公，即程钜夫（1249—1318年），初名文海，因避元武宗海山名讳，改以字行，号雪楼，又号远斋，谥"文宪"，封楚国公，元建昌路南城县（今江西南城）人。

[2]　吴草庐，即吴澄（1255—1330年），字幼清，晚字伯清，学者称草庐先生，元抚州崇仁（今江西省崇仁县）人，元代杰出的思想家、教育家。

[3]　选自《全元文·危素文集》，凤凰出版社1999年版。危素（1303—1372年），字太朴，号云林，江西金溪人。元末明初历史学家、文学家。

严寿逸（1278—1348年），字仁安，元建昌路（治所在今江西省南城县）人，曾任南丰医学正、天临路（今湖南长沙）医学教授。

[4]　孙思邈（581—682年），京兆华原（今陕西省铜川市）人，隋唐医药学家，著有《千金要方》《千金翼方》（合称《千金方》），被后人誉为"药王"。

[5]　亡，同"无"。

[6]　不朽之托，指撰写墓志铭使传之不朽。

[7]　至正，元惠宗年号，至正八年即1348年。己酉，天干地支纪日。

[8]　事状，即行状，记述死者生平事迹梗概的文章。

[9]　新城，今江西省黎川县。

[10]　教谕，学官名，设于县学，掌教诲、考核、管束所属生员。

[11]　至元，元世祖年号。至元十五年，即公元1278年。

[12]　属对：对对子。

[13]　弟子员，县学州学府学学生员，俗称秀才。

[14]　庐陵，元吉州路庐陵县，今江西省吉安市吉安县。《内经》，即《黄帝内经》，相传为黄帝所著。

悟，君独贯穿，会其指趣[1]。暨长，以能医称于乡，遂以选为南丰州医学正[2]。北游京师，楚国程文宪公[3]，君乡贵人，介之往见临川吴文正公于成均[4]。吴公勉之，益治其业。河间刘完素守真[5]、考城张从正子和[6]以医鸣于金，江南未有闻其说者。君购得其书，一按以法，上祖张机[7]，下宗二子，博观约取，条理斯析。乃自著书以发其蕴，根据议论，悉证诸古。有《医学启蒙》《仲景论评》若干卷，吴公实为之序。永康胡公长孺教授其乡[8]，与论运气之旨，补益尤多。他日，吴公得疾，朝食暮不食，医莫辨其症。君视之，曰："血枯疾也。"投以匕剂[9]，随愈。吴公喜，称于人曰："严某果不负吾言。"于是京师之人，无[10]贵贱贫富，闻君名者，凡有疾，无不迎候，与药则效。然礼貌衰，遽拂袖引去。调吉安路医学教授[11]，首谒其师曾君墓下，增植林木，经纪其家。学舍逼庐陵县狱，请于监察御史之巡行者而迁之。再调临江[12]，新祭器，建斋庐，筑官舍，作石桥。新淦[13]民某氏以豪纵败，厚赂有司，欲以诈疾免。召君验视，使人诣以利曰："少徇意[14]，厚报犹未晚也。"君佯诺。及视，正色曰："诈也，罪可逭[15]乎？"某竟就逮。晚调天临路，宣慰副使杨公宗瑞[16]居其邦，尤爱重之。临江杜征君本、上饶祝先生蕃[17]与君论有契，祝先生遣其子文中就学焉。君自少亲师取友，皆缙绅

---

[1] 指趣：宗旨、意义。

[2] 学正，学官名，掌考校训导，执行校规。

[3] 程文宪公，即程钜夫（1249—1318 年），初名文海，因避元武宗海山名讳，改以字行，号雪楼，又号远斋，谥"文宪"，封楚国公，元建昌路南城县（今江西南城）人。

[4] 吴文正公，即吴澄（1255—1330 年），字幼清，晚字伯清，学者称草庐先生，抚州崇仁（今江西省崇仁县）人，元代杰出的思想家、教育家。成均，相传为远古尧舜时的学校，后泛指太学、国子监等。吴澄于 1308 至 1313 年任职国子监。

[5] 刘完素（约 1110—1200 年），字守真，金朝河间（今河北省河间）人，金元四大家之一，属寒凉派。

[6] 张从正（约 1156—1228 年），字子和，金朝睢州考城（今河南兰考）人，金元四大家之一，属攻下派。

[7] 张机，即张仲景，东汉末年医家，著有《伤寒杂病论》，后世尊为"医圣"。

[8] 胡长孺，浙江金华人，元贞初（1295 年）任建昌路府学教授。教授，学官名，以经术行义训迪诸生，主持考试及执行学规。

[9] 匕剂，形容很少的药。匕，指勺、匙之类的取食用具。

[10] 无，无论。

[11] 教授，学官名，以经术行义训迪诸生，主持考试及执行学规。

[12] 临江，元临江路，治所今江西省樟树市临江镇。

[13] 新淦，即今江西省新干县。

[14] 少，同"稍"。徇意，顺从心意。

[15] 逭：逃避。

[16] 杨宗瑞，字廷镇，广东省揭阳人。元泰定进士，历官翰林修撰。

[17] 祝蕃（1286—1347 年），字蕃远，江西省玉山县人，徙贵溪。以茂材荐授高节书院山长，改饶州南溪书院，升饶州路儒学教授。仕至将仕郎、浔州路总管府经历。

硕士，习于见闻，而多所讲贯，尤善于诗。有《拟陶》等集若干卷，豫章揭文安公[1]尝序其首。

君天性耿介，虽其讦[2]责人过，少不能容，至其刚直不阿，君子所难云。君娶吕氏，先十有七年卒。子男四人：梧、桐、樗、炎生。樗，临清县[3]儒学教谕。女三人：同郡黄观用、傅路，金溪王成。孙男三人：炳、炜、燦；女口[4]人。卒之年六月癸酉[5]，葬南城县太平乡古唐原。铭曰：

道术既裂非一科，《内经》相传起札瘥[6]，史迁笔削称扁和[7]。刘张逝矣师说伪，尊宗列派相诋诃[8]，纷纷谫学徒媕阿[9]。夭殇枕籍何其多[10]，仁安积学精研摩，著书誓欲苏沈痾[11]。屹若砥柱当风波，堂堂直气死不磨，我述遗行铭嵯峨。

# 吴日昇小传[12]

吴日昇，进士铖之曾大父[13]，精医，曾邂逅东里杨士奇[14]。杨时授徒自给，昇以脉息惊叹曰："贤宰辅也。"果如言。

---

[1] 揭文安公，即揭傒斯（1274—1344 年），字曼硕，号贞文，谥文安，元龙兴路富州（今江西丰城）人，元朝著名文学家、书法家、史学家。

[2] 讦，揭发别人的隐私或攻击别人的短处。

[3] 临清，今山东省临清县。

[4] □，刻本原缺一字。

[5] 癸酉，天干地支纪日。

[6] 《内经》，即《黄帝内经》。札瘥：因疫疠、疾病而死。

[7] 史迁，指司马迁，西汉时期文学家、历史学家，著《史记》，《史记》有扁鹊传。扁，指扁鹊，即春秋战国时代名医秦越人。和，指医和，春秋时期秦国名医。

[8] 诋诃：诋毁、呵责、指责。

[9] 谫：浅薄。媕，敷衍、逢迎。

[10] 夭殇，指未成年而死亡，这里泛指死亡。

[11] 沈，同"沉"。痾：病。

[12] 选自《同治崇仁县志·方技传》。吴日昇，江西省崇仁县人，明初医家。

[13] 曾大父：曾祖父。

[14] 杨士奇（1366—1444 年），名寓，字士奇，号东里，江西吉安府泰和县（今江西吉安市泰和县）人。明代著名学者，曾任内阁首辅。

# 赵瑄小传[1]

赵瑄，字文英，南城人，官至太医院御医。

予见其察脉断证，皆应手发药，无少疑滞而多奇中，有名效，意其非专门名家不能及。（《西涯[2]文集》）

予始来京师，即闻御医赵君，负痾求疗者无虚日，不问富贵贫贱，皆竭力应之，报不报不计也。（《邃庵[3]文集》）

# 刘钟运、祝汝亨小传[4]

刘钟运，邑皇华桥人，精岐黄术[5]，嘉靖间辟为益王府[6]医官，万历丙辰[7]年卒。同时有祝汝亨，字龙溪，邑南栎村[8]人，为良医所医正[9]。

# 胡朝凤小传[10]

胡朝凤，字来仪，世称淑仙翁，居邮路村，正德十六年生时，室有异光。方七岁，以口占晴雨，靡不验，时称为仙童。长游西蜀，遇一人，初不知其谁何，顾朝凤曰："子骨相殊异，肯从我游乎？"朝凤以亲老辞。又曰："我固知之子父母当以某年月日终也，某时可再来会此。"比归，父母果如期殁[11]，心异之。葬毕，即赴前约，则其人

[1] 选自《正德建昌府志·方技传》。赵瑄，明代御医，建昌府南城（今江西省南城县人）。
[2] 李东阳（1447—1516年），字宾之，号西涯。明朝中叶重臣，文学家、书法家，官至内阁首辅。
[3] 杨一清（1454—1530年），字应宁，号邃庵，历成化、弘治、正德、嘉靖四朝，官至内阁首辅。
[4] 选自《道光临川县志·方技传》。刘钟运、祝汝亨，明代医家，江西省抚州市临川人。
[5] 岐黄，岐伯和黄帝的合称，代指医学。
[6] 益王府，明宪宗第四子朱佑槟受封益王，就藩建昌府（治所江西省南城县）。
[7] 万历，明神宗年号。万历丙辰即1616年。
[8] 南栎村，今江西省抚州市高新区钟岭街道张家村南栎祝家村。
[9] 良医所，明代各藩王府所设主管王府医疗保健的机构，设医正掌管良医所事务。
[10] 选自《同治金溪县志·方技传》。胡朝凤，字来仪，明代金溪医家。
[11] 殁，死亡。

先在，笑而言曰："子今可从我矣。"朝凤又以子幼为言，则曰："子多顾恋，不相强也。"出一针授之曰："可以救世。"复入酒肆共饮。将别，抚掌而歌曰："厌尘归洞疾，爱子入山迟。铁拐分开草，芒鞋踏破泥。"遂去[1]，不复顾。朝凤归，路过武昌。时楚王患风痹[2]，朝凤针之，立愈。王大悦，爵以官，辞；酬以金帛，弗受。乃书"医国神针"匾以赠。自是遨游四方，虽妇人亦知其名，求医者接踵。益藩[3]妃病体，礼请之。王命入内临治，曰："无庸。"令以灰印手足迹出，朝凤按迹针之，妃脱然起立。王惊喜曰："技至此乎？"对曰："虽针飞鸟影亦可。"试之，鸟则堕。王致厚礼赠，尽却之。年逾七十，一日召诸子孙曰："吾以某月日当弃世，此针活人无算，非不欲传，然非尔曹[4]能用，吾去，针亦随去矣。"至期，闻异香馥馥，朝凤静坐，溘然以逝，其针灿灿有光，倏飞去不见。

# 龚信小传[5]

龚信，下渐里[6]人，官太医院。尝著《古今医鉴》并《云林医彀》。

# 李梴小传[7]

李梴，字健斋，邑庠生，负奇才。当隆万[8]盛时，以病隐于医，辑《医学入门》八卷。其论以不欺为本，养性为功，行仁为要，博极群书为究竟。尝谓"学者不深于《易》[9]，则死生之故不达，利济人物终无把握。"尝客闽省[10]，术大行。所著医书，至今海内宗之。

---

[1] 去：离开。

[2] 楚王，指楚藩王，就藩于武昌（在今湖北武汉）。风痹，中医学指因风寒湿侵袭而引起的肢节疼痛或麻木的病症。

[3] 益藩，指益藩王，封藩于建昌（在今江西省南城县）。

[4] 尔曹：你们。

[5] 选自《同治金溪县志·方技传》。龚信，字瑞之，号西园，明代太医，龚廷贤之父。

[6] 下渐，今江西省金溪县合市镇霞渐。

[7] 选自《同治南丰县志·方技传》。李梴，字健斋，明建昌府南丰县（今江西省南丰县）人，江西古代十大名医之一。

[8] 隆万，隆庆、万历，均为明代皇帝年号。

[9] 《易》，指《周易》。

[10] 闽：福建的简称。

# 云林志行纪[1]

徐汝阳

志行纪何？纪云林生平之志，素履之行也。志行何纪之？昔余先君令扶邑[2]，拘恙几危。余请告就省[3]，当时皇皇惊怖。赖云林诊摄救药，先君得以康复。余为先君而戴云林，诚通家[4]而骨肉者也。稔[5]知其为人之实，因历举其志行而为之纪，重嘉善也。

云林世为金溪人，姓龚氏，名廷贤，字子才。生而岐嶷[6]，仁孝天畀[7]，襟度汪洋，卓乎为昭代[8]人豪。早岁业举子[9]，饱经术，操觚染翰[10]，发为文词，云锦天葩，灿然立就。将有志南溟[11]，效用廊庙[12]，以大究厥[13]施，缘数奇[14]不第，遂缵[15]父业，精于医。谓"达则为良相，不达则为良医，均之有补于世道也。"

始游许昌[16]，如扶沟，诣都下[17]，即受知于大学士中玄高公[18]、定西侯文益蒋公、

---

[1]  选自《济世全书》，金陵书坊万卷楼存义堂刊本。徐汝阳，号敬吾，江西临川人，隆庆二年（1568）进士，历任陕西左布政使、南京光禄寺卿。
云林，即龚廷贤（1522—1619年），字子才，号云林、悟真子，江西金溪人，明代著名医家，江西古代十大名医之一，有"医林状元"之誉。

[2]  先，表示已死，用于敬称地位高的人或年长的人。先君：已故的父亲。扶邑，即扶沟县，今河南省周口市扶沟县。徐汝阳之父徐宏，字志斋，举人，万历元年（1573）任扶沟知县。

[3]  请告，请求休假或退休。省：探望。

[4]  通家，指彼此世代交谊深厚、如同一家。

[5]  稔：熟悉，习知。

[6]  岐嶷，峻茂之状，形容幼年聪慧。

[7]  畀：给与。

[8]  昭代：当代。

[9]  业举子，指学儒应科举考试。

[10]  操觚染翰，指写文章。

[11]  有志南溟，指有宏图大志，典出《庄子·逍遥游》，这里指有科举之志。

[12]  廊庙，指朝廷、国家。

[13]  厥：其。

[14]  奇：挫折。

[15]  缵：继承。

[16]  许昌，今河南省许昌市。

[17]  都下，指京城。

[18]  即高拱（1513—1578年），号中玄，河南新郑人，嘉靖四十五年（1566）拜文渊阁大学士，隆庆五年（1571）升任内阁首辅。

大司寇三川刘公[1]，声名烨烨[2]播京师，随被命拜官荣归。既而由金陵复抵大梁[3]，在在驰声，起死回生，活人无算。王侯公卿宾礼敬慕，迎候接踵，赠以诗章，旌以扁[4]额，络绎不绝。而周藩海阳王昆湖[5]、安昌王静观[6]、大宗正西亭[7]，及当道抚台洪溪衷公[8]、翰林玉阳张公[9]、学宪一申杨公[10]尤加惄焉。然赋性廉介，乐于施济而不责报。诸元老荐绅[11]先生酬以金币而不可却者，虽受之，亦不私己，遗归以赈宗族乡党之贫困者。

事乃父西园公[12]纯孝，温清定省，聚百顺以养志。如父志在仁天下，即推所传之秘集《古今医鉴》《种杏仙方》《万病回春》三书刊行于世，使人人按书而察其病，得以终天年而登寿域，大有功于天下后世。父志在钟爱庶母所生二幼子，即以其所爱者而加爱焉，视之犹父然也。凡家业悉推让之，又且另赠之以田，使安享其逸以承父欢，可谓善继善述而恪守义方者也。

至于让祖产于叔父，贻厚资于仲弟，建祠堂以承先，立家训以启后，创大门以华宗，置义田以赡族，此皆仁人义士之所为也。又尝输谷粟，赈饥民，而不忍其颠连[13]；施棺木，瘗旅槎[14]，而不忍其暴露；解衣裘，救寒士，而不望其后偿；崇礼节，友贤良，而不爽其信行；还鬻[15]女，返卖僮，而不索其聘财；怜鳏寡[16]，恤孤独，而不吝其厚费。志行卓荦[17]奇伟，不可枚举，此特其彰明较著，可纪而传之以风世教也。

行将懿行[18]上闻，征书叠下，垂名竹帛，端有在耳。且阴德动天，天心福善，胤

[1] 即刘自强，河南扶沟人，曾任南京都察院右都御史、南京户部尚书、南京刑部尚书、刑部尚书。
[2] 烨烨：光辉明亮。
[3] 大梁，指战国时魏国都城大梁故地，在今河南省开封市一带。
[4] 扁，同"匾"。
[5] 周藩海阳王，即朱勤焞，号昆湖。
[6] 安昌王，即朱在铁，号静观。
[7] 大宗正，宗人府官职，明代以亲王担任。这里指朱睦㮮，字灌甫，号西亭，封镇国中尉。
[8] 洪溪衷公，即衷贞吉，江西南昌新建人，号洪溪，曾任河南巡抚。
[9] 翰林玉阳张公，即张玉阳，翰林学士，曾任山东巡抚。
[10] 学宪，明清地方主管教育的官员。
[11] 荐绅：士绅。
[12] 西园公，龚廷贤之父，名信，号西园。
[13] 颠连，困顿不堪、困苦。
[14] 瘗，掩埋、埋葬。旅槎，客死他乡者的棺木。
[15] 鬻：卖。
[16] 鳏寡，泛指没有劳动力，又没有亲属供养的人。鳏：指丧妻的男子。寡：指丧夫的女子。
[17] 卓荦：卓越不凡。
[18] 懿行：善行。

祚[1]永昌，食厚报于无穷，宁非理之必然也哉？不佞[2]嘉其善而纪之，以俟太史[3]观风者采焉！夫何谀[4]？是为纪。

时万历十六年、强圉大渊献之岁陬月[5]之吉，赐进士第、亚中大夫、浙江布政使司参政、临川敬吾徐汝阳撰。

# 云林子传[6]

袁世振

士之娙[7]修于斯世，品亦殊矣。与其家修，不若公之以普物；与其以己见观物，不若证之以古，始与其博洽之无当也，又不若契之以先天，酌之于方外。此吾云林子之著述乎。

生以奉亲之孝，留意黄岐[8]。凡自《素》《难》[9]以来，所为《龙宫》《肘后》[10]诸书，无不句训而言什者；遍历名山，访诸道侣，三都五岳[11]之间，无不扪箩

---

[1] 胤：后代。祚：福。

[2] 不佞，谦辞，犹言不才。

[3] 俟：等待。太史，史官的美称。

[4] 谀：奉迎。

[5] 万历，明神宗年号，万历十六年即公元1588年。强圉大渊献，古代太岁纪年法纪年。强圉，天干第四位"丁"的别称；大渊献，地支第十二位"亥"的别称；强圉大渊献之岁，即丁亥年。古代干支纪年以立春为一年之始，皇帝年号纪年以春节为始，两者不完全重合。本文写于1588年春节到立春之间，故而还在丁亥年。陬月，农历正月的别称。

[6] 选自《济世全书》，金陵书坊万卷楼存义堂刊本。袁世振，字抑之，号沧孺，蕲州（今湖北蕲春县）人，明代理财家。万历二十六年（1597）进士，历任临川知县、金华府同知、户部郎中等职，著有《盐法纲册》。

龚廷贤（1522—1619年），字子才，号云林、悟真子，江西金溪人，明代著名医家，江西古代十大名医之一，有"医林状元"之誉。

[7] 娙：美好。

[8] 黄岐，即岐黄，岐伯与黄帝的合称，代指医学。

[9] 《素》，即《素问》；《难》，即《难经》，原名《黄帝八十一难经》，传说为秦越人（扁鹊）所作。该书以问答解释疑难的形式编撰而成，共讨论了81个问题，故又称《八十一难经》。

[10] 《龙宫》，即《龙宫三十禁方》，相传由龙王传授，孙思邈著成；《肘后》，即《肘后备急方》，东晋葛洪所著。

[11] 三都，典出晋朝左思《三都赋》，原指三国魏、蜀、吴三国都城，这里代指天下繁华都市。五岳，五座名山的合称，东岳泰山、西岳华山、南岳衡山、北岳恒山、西岳嵩山。

而跻陟[1]者；旌币[2]相迎，徜徉周鲁[3]，凡簪裾衮舄[4]之游，无不宾礼而投辖[5]者。生随其染遭而补泄之，每试则效。輟辕[6]所至，驹不得前，或为之授室以居，悬壶而市，更十余载而成寓焉，无不为之卜邻而成聚者。生因有怀璧之惧，为暴客所窥，不敢橐[7]诸馈赠。独取经验方书而秘之，久而汇成，凡数十余卷，并其书而不可橐，则授诸梓人[8]。梓以费重而不能全，则删其过半。金陵[9]已行其半，而复不废其删也，次第锓[10]之，又四刻而书始全。其初出者为《古今医鉴》，其继成者为《种杏仙方》，其玉振[11]者为《万病回春》，其行于鲁府[12]者为《鲁府禁方》《云林神彀》，总之凡五。而其晚年所嗣成者，又有《寿世保元》《济世全书》，教子活人以读之。中间师心出者什九，与古参者什一。其酌五方之殊，禀经百岁之盛衰，诊四时之代谢，则一疾而缓急异应，一人而先后分歧，一方而损益互变。其得心应手者，书也。其神与之符而奇正百出，并其心而不自知者，意也。生之技足以自取素封[13]，而生之意必欲以阴功厚植，为二人而锡类[14]。于是盲者、羸者、危者，广施剂以疗之；而饥者、困者，又量力以济之。甚至橐[15]不可移，疑不可解，而危桥衢路代有司以营之。亦有鲁藩[16]千金之赐，璧环备赈，而不以为行色。累则刺船陈孺，破产留侯[17]，有度越九家[18]之外者，宁独以工巧见哉？书之始创，由一二人之奇验传播；其方书之成，由数

---

[1]　跻陟，指踏进、跨入。

[2]　旌币，招求贤士时所馈赠的币帛。

[3]　周鲁，指明代周藩、鲁藩封地，周藩，今河南开封一带，鲁藩，今山东兖州一带。

[4]　簪裾，古代显贵者的服饰。衮舄，诸侯王之服。簪裾衮舄，代指有权势有地位的达官显要。

[5]　辖，车轴。投辖，意为扔掉车轴，比喻殷勤留客。

[6]　輟辕，险要的道路。

[7]　橐：口袋。

[8]　梓，印刷用的刻板。梓人，这里指刻工。

[9]　金陵，即今江苏省南京市。

[10]　锓：刻。

[11]　玉振，指接续前面的著述。

[12]　鲁府，明代鲁藩王府，建藩山东兖州。

[13]　素封，无官爵封邑而富比封君的人。《史记·货殖列传》："今有无秩禄之奉，爵邑之入，而乐与之比者，命曰'素封'。"

[14]　二人，典出"一人为私，二人为公"，代指公事，与私事、私利对应。锡：赐；类，众人。

[15]　橐：口袋。

[16]　鲁藩，指明代第六代鲁藩王朱颐坦。1593 年龚廷贤治愈鲁王张妃臌胀，鲁王赐千金酬谢，龚廷贤婉拒。

[17]　陈孺，即陈平；刺船，即撑船，典出《史记·陈平世家》："平恐，乃解衣裸而佐刺船。"留侯，即张良。破产留侯，典出《史记·留侯世家》："（张良）悉以家财求客刺秦皇。"

[18]　九家，指先秦诸子百家中的九个主要学派，分别是儒、道、阴阳、法、名、墨、纵横、杂、农。医家属于九家之外。

十年之积累汇成充栋；书之刻，由二三名公之简阅，分门析类；书之分散，由其他禀之各异，随人姿[1]取而不拘。读其书者，如入邓林[2]而游海藏，举世外之珍异，毕集于前。观其行者，如尹旌阳而令岣嵝[3]，举人世之疲癃[4]，悉就扶植。

不佞[5]自京邸而耳其名，至川上而观其集。集中之类各析为门，而首则冠之以论，详脉息以加减之，汇诸家之旧说而评其殿最。即初学者有水镜焉，而久擅名家者，以名之以为彀率[6]，故称彀称神，而筌蹄[7]具矣。

生年望八，而其尊人以善养之，故酡颜[8]方艾，则书之为效，其以登堂见乎。至于兴祭飨先，敦义济后，孝慈惠爱，家训啧啧，婉如范公之遗风[9]，相继而起者乎。此不惟以培形气，而且以培功行；不惟自淑，而且以淑世人。夫亦艺之进乎？道者，名家以其言而立政，其政中之岐伯乎？

# 太医院吏目龚公传[10]

## 王有年

太医院吏目龚应贤者[11]，下渐里人也[12]。父信[13]，世以医为业。贤幼颖异，习儒弗效，慨然曰："吾志用世以济斯民，数奇不偶，天也。良医济世，功与良相等，况世

---

[1] 姿，与"资"义同。

[2] 邓林，即大林，典出《山海经·夸父逐日》。

[3] 尹旌阳，指许逊，曾任旌阳令。旌阳，在今四川省德阳市。令岣嵝，指葛洪，曾求为岣嵝令。岣嵝，又作句漏、勾漏，在今广西北流县东北。

[4] 疲癃：曲腰高背之疾，泛指年老多病或年老多病之人。

[5] 不佞，谦辞，犹言不才。

[6] 彀率：弓张开的程度，比喻规范、标准。

[7] 筌，捕鱼竹器；蹄，捕兔网。筌蹄，比喻达到目的的手段或工具。

[8] 酡颜，饮酒脸红的样子，也泛指脸红，这里即容颜之义。

[9] 范公：指范仲淹，北宋著名的政治家、思想家、军事家和文学家。遗风，前代遗留下来的风尚。

[10] 选自《缺壶编》。龚公，即龚廷贤（1522—1619年），字子才，号云林、悟真子，江西金溪人，明代著名医家，江西古代十大名医之一，有"医林状元"之誉。吏目，明代太医院吏目跟医士同。
王有年，字惟岁，别字砚田，清代诗人、学者、画家，江西金溪人。顺治十六年（1659）进士。初授思州府推官，旋改信阳知县。颇有政声，后因病告归。康熙年间致力于邑志编纂。擅画山水，人赞其画"饶有情致"。与修《金溪县志》13卷，著有《研山楼诗集》4卷、《缺壶编文》8卷。
刻本原无"院"，编者加。

[11] 应贤，即廷贤。

[12] 下渐，今江西省金溪县合市镇霞渐。

[13] 信，指龚信，龚廷贤之父，号西园，明代太医。

其家乎？"遂博考古方书，自岐黄[1]以来，张李刘朱四家之学[2]，莫不穷源竟委，析与抉疑，贯穿融洽。临症设治，复以己意，佐验损益，投方寸匕[3]，莫不霍然起危病痼疾。治益精良，言人五脏症结之故，决生死莫不奇中。间游大梁[4]，方病疫连染，闾巷有阖户虫出[5]者。时医循古法治弗效，应贤[6]以己意立方，所活无算。于是名噪中州，周藩及中州士大夫莫不交欢恐后也。相国高新郑[7]闻而礼聘至京，京师医林立驰声誉。操短长，思与之角。公至，莫不目眩然而不瞬，舌挢然而不下[8]。于是名动中州，时定西侯蒋公授以左府教胄，而大司寇三川刘公[9]复荐为太医院吏目。鲁王妃[10]遘疾有年，延医以百计弗效，乃嘱公，妃寻瘳[11]，王德公甚，酬以千金，固辞不受。王为刻其禁方[12]行世，画其像礼之，衍圣公[13]孔尚贤为之赞。一时名公钜卿诗歌饷赠，盈溢笥箧，其为世所爱慕如此。公自壮年为医凡六十年，年九十三也。公字子材[14]，一号云林，为人孝友，乐周恤。与人交握手，出肝膈[15]，绝城府[16]。其于医也，志在济世，不以技鬻声利。所著书凡十数种，至今为人传诵与四书[17]等，讵曰盛名之下，难以久居？史称越人[18]名闻天下，秦李醯[19]忌而刺杀之；仓公[20]或不为人治病，病家多怨；华佗[21]以医见

---

[1]　岐黄，岐伯与黄帝。

[2]　张指张从正，字子和，金朝睢州考城（今河南兰考）人，金元四大家之一，属攻下派。李指李杲，字明之，真定（今河北省正定）人，晚年自号东垣老人，金元四大家之一，属补土派。刘指刘完素，字守真，河北河间人，世称刘河间，金元四大家之一，属寒凉派。朱指朱震亨，字彦修，号"丹溪翁"，婺州义乌（今浙江义乌）人，元代著名医学家，金元四大家之一，属滋阴派。

[3]　匕，指勺、匙之类的取食用具，这里代指医药。

[4]　大梁，指战国时魏国都城大梁故地，在今河南省开封市西北。

[5]　虫出，尸虫流出，谓死不得葬。

[6]　应贤，即廷贤。

[7]　高新郑即高拱（1513—1578年），号中玄，字肃卿，河南新郑人，嘉靖四十五年（1566）拜文渊阁大学士，隆庆五年（1571）升任内阁首辅。

[8]　典出《史记·扁鹊传》，意指瞠目结舌。

[9]　即刘自强，字体乾，号三川。河南扶沟人，曾任南京都察院右都御史、南京户部尚书、南京刑部尚书、刑部尚书。

[10]　即鲁王朱颐坦王妃。

[11]　寻，不久。瘳：病愈。

[12]　禁方，指《鲁府禁方》，龚廷贤著。

[13]　衍圣公，孔子嫡长子孙的世袭封号。

[14]　子材，亦作"子才"。

[15]　肝膈，指肺腑，比喻内心。

[16]　指胸无城府。

[17]　《大学》《中庸》《论语》《孟子》并称"四书"。

[18]　越人，即扁鹊，春秋战国时期名医。

[19]　李醯，战国时秦国人，任秦武王太医，因嫉恨扁鹊医术高明，派人杀死了扁鹊。

[20]　仓公，西汉著名医家淳于意，号仓公。

[21]　华佗，东汉末年名医，为曹操所杀。

杀，人畏恶，其术遂弗传。独公荣名寿考，方技至今不衰。呜呼，盛矣。

# 龚廷贤小传[1]

龚廷贤，字子才，信[2]子。幼气异，习儒弗效，慨然谓："古良医济世，功与良相等，况世其家乎？"遂博考古方书，自岐黄[3]以来，莫不穷源竟委。临症设治，复以己意佐验，言人五脏症结之故，决人生死无不奇中。间游大梁[4]，方病疫连染，闾巷有阖户虫出[5]者。时医循古法治弗效，应贤[6]以己意立方，所活无算。于是名噪中州，尚书某荐为太医院吏目[7]。鲁王妃[8]遘疾，延医弗效，乃嘱贤治之，疾寻瘳[9]，酬千金不受。王刻其禁方[10]行世，画其像礼之。所著

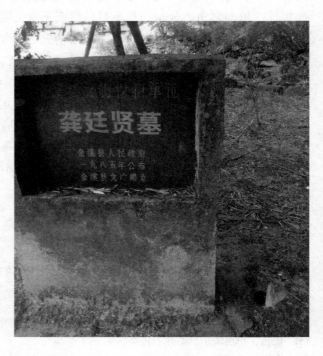

有《万病回春》等书。子守国、守宁[11]俱授太医院官，从子[12]懋官授鲁府医官。

---

[1]　选自《同治金溪县志·方技传》。《同治金溪县志》原作"龚应贤"，编者改。龚廷贤（1522—1619年），字子才，号云林、悟真子，江西金溪人，明代著名医家，江西古代十大名医之一，有"医林状元"之誉。

[2]　信，指龚信，龚廷贤之父，号西园，明代太医。

[3]　岐黄，岐伯和黄帝。

[4]　间，不久。大梁，指战国时魏国都城大梁故地，在今河南省开封市西北。

[5]　虫出，尸虫流出，谓死不得葬。

[6]　应贤，即廷贤。

[7]　吏目，明代太医院吏目跟医士同。

[8]　即鲁王朱颐坦王妃。

[9]　寻，不久。瘳：病愈。

[10]　禁方，指《鲁府禁方》，龚廷贤著。

[11]　据金溪县合市镇霞漸村龚廷贤墓碑所刻以及其医籍署名，龚廷贤四子分别为：守国、定国、宁国、安国。

[12]　从子：侄子。

# 樊胡小传[1]

樊胡，字鹤龄，南城人，官益府良医正[2]。少聪敏，凡轩岐、卢扁[3]诸家书靡不历览。于脉理独得三昧[4]，四方救治者日接踵于道。其不能至者，虽甚暑寒必往，投剂尝语人曰："病者望医，甚于望岁[5]，不必病愈，医至而疾已轻矣，吾敢稍缓须臾耶？"其急人之难如此。

# 程式小传[6]

程式，字心源，南城人，以医名，凡诊治无不神应。又汇其至要者著于卷，曰《程氏医彀》行于世。

# 罗宪顺小传[7]

罗宪顺，字文溪，宜黄棠阴里[8]人。以医来新城[9]。治病无不立效，新人德之，不听去，因留家焉。居东坊荣园巷，与涂冢宰国鼎[10]家邻，顺与为布衣交。既登第，为授

---

[1]　选自《同治建昌府志·方技传》。樊胡，字鹤龄，江西省南城县人，明代医家。

[2]　益府，即益王府，明代藩王，建藩于建昌府（治所今江西省南城县）。良医正，明代藩王府设良医所掌管王府医药事务，良医正为良医所长官。

[3]　轩岐，黄帝与岐伯合称，后代指医学。黄帝，号轩辕氏。卢扁，即秦越人，人称扁鹊，又称卢医，春秋战国时期名医。

[4]　三昧，佛教用语，意思是止息杂念，使心神平静，是佛教重要的修行方法。亦借指事物的要领、真谛。

[5]　望岁，盼望丰收。

[6]　选自《同治建昌府志·方技传》。程式，字心源，江西省南城县人，明代医家。

[7]　选自《同治新城县志·方技传》。罗宪顺，字文溪，宜黄棠阴（今江西省宜黄县棠阴镇）人，明末清初行医新城。

[8]　棠阴里，今江西省宜黄县棠阴镇。

[9]　新城，今江西省黎川县。

[10]　冢宰，周朝官名，为六卿之首，后为吏部尚书的别称。涂国鼎，字牧之，号徯如，明末江西新城东坊（今属江西省黎川县）人，历任太仆卿、刑部侍郎、南明吏部尚书等职。

太医院吏目[1]。天启丙寅[2]冬，吴邑侯之屏以乡大宾[3]礼之。顺相貌魁伟，美须髯，与人交温蔼可掬。常游湖广，遇异人授以养生之术，晚尝制药施人。年八十二寝疾，三日而卒。

孙峤，顺治丁酉岁贡[4]；峻，邑庠生[5]。

# 张荣小传[6]

张荣，字继川，百岁里人。先世祖复兴，成化中以幼科荐辟[7]起家，官至奉议大夫、太医院院使[8]。荣承先世业，凡《素问》《难经》《小儿推拿》[9]诸方书莫不殚其蕴奥，尤精于痘疹[10]。望气而知吉凶，踵门求济无停晷[11]，所活小儿无算[12]，悉不较资财，于单寒[13]者尤爱护之。晚患一足，每肩舆[14]行市中，虽妇人女子咸知有荣也。性尤好行其德。崇正丙子[15]岁荒，邑令杨荣劝富民出米赈饥，荣首捐以倡，复命诸子各出千石以足之。事闻巡抚解公[16]，檄旌其间，荣谢不受。壬午[17]饥疫交作，道殣[18]相望，邑令

---

[1] 吏目，明代太医院吏目跟医士同。

[2] 天启丙寅，即公元1626年。

[3] 邑侯，知县的别称。吴之屏，浙江崇德人，明天启三年（1623）任新城知县。乡大宾，即"乡饮宾"。乡饮是古代一种庆祝丰收尊老敬老的宴乐活动，一般选德高望重长者数人为乡饮宾。

[4] 岁贡，科举时代贡入国子监的生员的一种。明清两代，每年或两三年从府、州、县学中选送廪生升入国子监肄业，故称。

[5] 邑庠生，即县学生员，俗称秀才。

[6] 选自《同治新城县志·方技传》。张荣，字继川，江西省黎川县人。

[7] 成化，明宪宗年号。荐辟：举荐、征辟，古代人才选拔的方式。

[8] 奉议大夫，官阶名。太医院院使，官职名，太医院最高官职。

[9] 《素问》，与《灵枢》合称《黄帝内经》，相传为黄帝所著。《难经》，原名《黄帝八十一难经》，传说为秦越人（扁鹊）所作。该书以问答解释疑难的形式编撰而成，共讨论了81个问题，故又称《八十一难经》。《小儿推拿》，即《小儿推拿秘旨》，明龚廷贤所著。

[10] 痘疹，天花。

[11] 晷，日光，比喻时间。

[12] 无算，无法算计，形容数目多。

[13] 单寒，体质瘦弱。

[14] 肩舆，即轿子。

[15] 崇正，即崇祯，明思宗年号，清代避雍正名"胤禛"禛讳改。丙子，天干地支纪年。崇祯丙子即公元1636年。

[16] 解公，即解学龙（1582-1645年），字言卿，号石帆，曾任江西巡抚，南明时官刑部尚书。

[17] 壬午，这里指1642年。

[18] 殣：饿死。

林士科[1]劝煮粥，荣所助亦如之。屡举乡宾[2]，以患足固辞。年八十，邓侍郎澄作《人寿篇》以赠[3]。

子允达，能世其业。孙熺，康熙丙辰乡举[4]。

# 上官榜小传[5]

上官榜，字念川，灌湖人，亦幼科之名医也。幼出游远方，学医术，传有异人授以秘方，归而医道大行。每岁遇疹痘[6]大作，榜足不停踵，虽昏夜不惮烦劳，所全活无算[7]。与同邑张继川[8]齐名。年七十余卒。子上官顺亦能世其业。

# 谢廷高小传[9]

谢廷高，字东楼，年四十游西湖，遇道人自东山来，孰视之曰："子长者，吾有海上方授汝，可济世悬壶于市。"有"换骨谢山人"之称。崇正十一年[10]，封山妖寇作乱，官兵败，受伤数百人。廷高言于官，愿助医药自效。旬余，跛折者皆起立，数百人罗拜踊跃去，无一废者。贼平，邑令上其功，益王命巡抚解学龙[11]给白金五十两，具冠服旌表。善人孙德选传其术，俱工诗善书，虽处嚣市，而所托常在尘埃之外。士大夫咸礼敬之，晚举乡饮介宾[12]。

---

[1] 林士科，广东揭阳人，崇祯十三年（1640）任新城知县。

[2] 乡饮宾，参加乡饮酒礼的嘉宾统，分为大宾、僎宾、介宾、众宾，为本籍退休官员或年高望重者。

[3] 邓澄，新城（今江西省黎川县）人，字于德，号来沙，授御史，出为湖广按察金事。

[4] 康熙，皇帝年号；丙辰，天干地支纪年；康熙丙辰，即公元1676年。乡举，指乡试中举。

[5] 选自《同治新城县志·方技传》。上官榜，字念川，江西省黎川县人。

[6] 疹痘：天花。

[7] 无算，无法算计，形容数目多。

[8] 张继川，即张荣，见《张荣小传》。

[9] 选自《同治南丰县志·方技传》。谢廷高，字东楼，江西南丰人，明末清初医家。

[10] 崇正，即崇祯，明思宗年号，清代避雍正皇帝名禛讳改。崇祯十一年即公元1638年。

[11] 解学龙（1582—1645年），字言卿，号石帆。曾任江西巡抚，南明时官刑部尚书。

[12] 乡饮宾，参加乡饮酒礼的嘉宾统称，分为大宾、僎宾、介宾、众宾，为本籍退休官员或年高望重者。

# 余绍宁小传[1]

余绍宁，字义周，祖籍南城[2]，移居新城[3]南机圳。幼读书，二十学医术，遍访明师，得异授，精通唐、宋、朱刘[4]各家及《素问》《针经》[5]诸书，能决人生死，往往奇中。又赋性慈爱，尤肯赈恤贫民，常制万病无忧丸施布，赖全活者甚众。诸上官嘉其精笃，给送赉[6]予甚厚。巡道莫公可期[7]服药得效，亦加旌扬。著医书二十卷，名《元宗司命》[8]，其伤寒、男、妇、内、外、针灸及小儿诸方，皆精备无遗。又著《道书全集》《金丹秘旨》《天时运气》诸书。及门二十余人。男景汤、景立俱能世其业。

# 严仁泉小传[9]

严仁泉、弟苏泉神明脉理，多奇效。同时有吴小儿，以善治小儿得名。

# 释心斋小传[10]

释心斋，隆兴寺老僧也。善疗毒，人比之扁鹊[11]，其徒周僧、李僧并得其传。

---

[1] 选自《同治新城县志·方技传》。余绍宁，字义周，江西省黎川县人。
[2] 南城，今江西省南城县。
[3] 新城，今江西省黎川县。
[4] 朱，指朱震亨，字彦修，号"丹溪翁"，婺州义乌（今浙江义乌），元代著名医学家，金元四大家之一。刘，指刘完素，字守真，河北河间人，世称刘河间，金元四大家之一。
[5] 《针经》即《灵枢》。
[6] 赉，赠送。
[7] 莫可期，浙江仁和（今浙江杭州）人，顺治六年（1649）巡湖东道。
[8] 《元宗司命》，或为《玄宗司命》，避康熙名"玄烨"讳而改。
[9] 选自《同治金溪县志·方技传》。严仁泉、严苏泉、吴小儿，江西省金溪县人，明代医家。
[10] 选自《同治金溪县志·方技传》。释心斋，江西省金溪县隆兴寺僧人，明代医家。
[11] 扁鹊，原名秦越人，春秋战国时期名医。

# 邹大麟小传[1]

邹大麟，行锜十九，监生[2]，待四都人。体孱弱，养痾[3]狮石书舍，因习歧黄之术[4]。公颖悟过人，不藉师承，冥心独契，凡《灵》《素》之阃奥[5]，《肘后》《千金》[6]之秘钥，登其堂而哜其胾[7]，于此道不啻三折肱[8]矣。平日以济人为念，踵门求诊者延之立至。其无力者，以药施之，决人生死如神，《周礼》所谓十全为上[9]者，其庶几焉。尝有一贫家妇分娩，子未下而血涌，晕绝。其家殓而将瘗[10]之。公偶值于途，视其渗血滴地，色颇鲜，顾谓其夫曰："忍哉？子活埋人耶！"夫诧之。公曰："亟舁[11]归，启棺以待，吾能生之。"少选[12]，公至，扪其心微温，出银针揣其浅深，当胸而刺之。针甫入而子出，妇亦徐苏，诘问其故。公曰："儿在母腹中，手持心胞络[13]，针入，儿痛而始释，故立下。"母子俱活。当时有"锜十九神仙"之称。又崇仁[14]金万盛有异疾，遍体发痒，搔之乃止，肤如蛇蜕，历诊不瘳[15]，问治于公。公曰："毋须药。"令其妇取红米粥皮饮之，霍然而愈。询其故，公曰："凡物皆有精华，必浮于上。粥皮者，米谷之精华也，养阴润燥，红者入血分也。以皮理皮，物以类从，胡怪焉？"又族人抱痼疾[16]，公授之方，嘱服百剂。服半，疾如故，闻皖省汪公名昂[17]者，

---

[1] 选自《同治宜黄县志·方技传》。邹大麟，江西宜黄人。

[2] 监生，是国子监生员的简称，明清两代取得入国子监读书资格的人称国子监生员。

[3] 痾：病。

[4] 歧黄之术，医术。歧黄：岐伯和黄帝的合称。

[5] 《灵》即《灵枢》，《素》即《素问》。阃奥，比喻学问或事理的精微深奥所在。

[6] 《肘后》即《肘后备急方》，晋葛洪著；《千金》即《千金方》，唐孙思邈著。

[7] 哜，吃。胾，切成大块的肉。

[8] 三折肱，三次折断手臂，比喻多次失败，语出《左传·定公十三年》。

[9] 十全为上，全部治好，语出《周礼·医师章》："十全为上，十失一次之，十失二次之，十失三次之，十失四为下。"

[10] 瘗：埋葬。

[11] 舁：抬。

[12] 少选：一会儿、不多久。

[13] 心包络，简称心包，亦称"膻中"，是包在心脏外面的包膜，具有保护心脏的作用。

[14] 崇仁，今江西省崇仁县。

[15] 瘳：病愈。

[16] 痼疾，历时较久，顽固难治的病。

[17] 汪昂（1615–1694年），字切庵，初名恒，安徽休宁人，苦攻古代医著，编著有《医方集解》《本草备要》《汤头歌决》等。

江南名医也，不远千里，亲叩其门，汪示以方，与公方不差厘毫，惟一引[1]不同耳。其人嘿然徐曰："此方何济？某早服数十剂矣。"汪错愕，某告以故，汪乃叹服。公生平治病，不执故方，时出新意，皆类此。著有《伤寒汇集》《男妇脉诀》各一卷，待梓[2]。

# 徐亮小传[3]

徐亮，号怡谷，幼孤[4]，事母孝，习举业不售[5]，乃力于医以济物。每治一病，反复研虑，至夜不寐。方不甚循古，然则奏奇效。遇孤穷，躬亲铛鼎[6]，饮食调护之；笃友谊，救过责善，诚恳如骨肉。气象恬雅，晚益有志于道，竟以医积劳卒，谢文洊[7]为之传。

# 丁化小传[8]

丁化，字雨涛，母封氏，贤孝而早寡，艰难万状，抚化以长。化苦读，得失血症，几不瘳[9]，乃学岐黄[10]，业于徐怡谷[11]，遂以医名。化于医，以济人为乐，不甚计利，贫者多赖以活。生平一言一动，不敢有过差，曰："恐辱吾母也。"母殁三年，寝身不殆。

---

[1]  一引，中医指一味药。

[2]  梓，印刷用的刻板，这里引申为刊刻。

[3]  选自《同治南丰县志·方技传》。徐亮，字怡谷，江西南丰人，明末清初医家。

[4]  孤，未成年丧父或父母双亡。

[5]  举子业，学儒应科举考试。不售，古代科举考试落第。

[6]  铛鼎，古代一种有足的大锅。

[7]  谢文洊（1615—1681年），字秋水，号约斋，又号程山，世称"程山先生"，江西南丰人，清初理学家。

[8]  选自《同治南丰县志·方技传》。丁化，字雨涛，江西南丰人，清初医家。

[9]  瘳：病愈。

[10]  岐黄，岐伯和黄帝的合称，代指医学。

[11]  徐怡谷，即徐亮，见《徐亮小传》。

# 张名弼小传[1]

张名弼，字良臣，百岁里人也。家世业儒，至弼以医隐。博览邃通，尤善治小儿，全活以万计，人德之，咸称张翁不名[2]。邑令解光燡有幼儿患沙石淋[3]，危甚，群医束手。翁用吐剂涌之，三服而溺通，群医神之。翁曰："是非难知也，诸君病不见古经耳。《灵枢》云：厥阴肝之病，遗溺癃闭[4]。予用木郁达之之法[5]，故效，古人行之者屡矣。"人益服其精。翁名动四境，造请者日盈门，翁无论贫富，皆往治，治则终不责报。虽祁寒溽暑[6]，应延请若救焚拯溺，未尝稍徐徊也。悬壶南津[7]，旦则肩舆[8]来迎，已充塞道衢。远者襁负小儿，叫号满室，翁以至之先后次第施治。度道远不及归与病不可猝治者，则令抱至家，必病已[9]，乃遣去。其贫者，更与以旬日粮药值。所入缗钱日无算[10]，贮以二囊，晚归令仆荷以随，里中贫者知公义，每豫伏曲巷中伺翁至，恳以情，翁探囊遍给之。康熙丁丑、甲申[11]岁饥，翁既罄所储助赈。翁妻杨更[12]买豆数十石，晨起熟蒸以食饥者。晚筑书屋城北，课子孙甚笃，子孙为诸生[13]者数人。尝有恶少年数辈斗于途，翁过遇之，则拱手相谓："张翁来。"各罢斗而散，人钦其德有素云。

---

[1] 选自《同治新城县志·方技传》。张名弼，字良臣，江西省黎川县人。

[2] 不名，不称其名。古代以讳名为敬。

[3] 解光燡，韩城（今陕西省韩城市）人，康熙三十一年（1692）任新城知县。沙石淋，中医病名。淋证小便排出沙石者，又称沙淋、石淋。

[4] 《灵枢》，古医经名，与《素问》合称为《黄帝内经》，相传为黄帝所著。厥阴肝，即足厥阴肝经，亦简称肝经，十二经脉之一。癃闭，中医病名，又称小便不通，尿闭，以小便量少，点滴而出，甚则闭塞不通为主症。

[5] 木郁达之，治则名，指肝气郁结的病证，用疏肝畅达的方法治疗。

[6] 祁寒：大寒；溽暑：湿热。

[7] 悬壶，指行医、卖药。南津，地名，在今江西省黎川县。

[8] 肩舆，即轿子。

[9] 已：病愈。

[10] 缗钱，用绳穿连成串的钱，古代每千文一串，这里泛指钱。无算，无法算计，形容数目多。

[11] 康熙丁丑即 1697 年，康熙甲申即 1704 年。

[12] 更：又、再。

[13] 诸生，州府县学生员，俗称秀才。

# 罗俊彦小传[1]

罗俊彦，字光美，业医。康熙乙亥[2]春，建昌[3]知府于讳翔汉召俊彦诊母病。至，闻已死，俊彦曰："虽然，不可以不视也。"趋视之，曰："是可救也。"令将顶发剪去一瓣，取陈艾灸之。复苏，用药调治，愈。于曰："吾母死逾时，先生何以知其不死？"曰："观夫人神色未变，特风痰贯顶也，故灸之。此或太夫人梳头时使婢摇扇久，故受风耳。"于曰："诚有之，先生术何神也。"赐"国手佛心"扁[4]额，现存其家。又于是年夏应两江总督于讳成龙[5]召，往治公子病。至之日，适天师在都署。方饮宴，天师忽拱立起敬。于问故，曰："天医星至耳。"于讶甚，门丁忽报曰："罗医某至矣。"于奇之。治公子病旋瘥，赠甚厚，今其家所悬"仁心仁术"扁额是其赐也。

同邑有邓生字达五者，亦精医，与俊彦相友善。时瑶浦某病，请罗诊之，辞以不可为，谓其脉当绝于明日午初。复请邓诊，亦辞不治，但所拟时刻稍迟耳。邓因趋俊彦家质之。罗曰："以予揣之，恐难缓须臾。"邓曰："诺。"复往返十余里详诊之，还曰："余几误，君言是也。"明日，其人死，果如罗所言云。以此见邓生之能虚言受益也。其后俊彦之孙圣珍颇得其秘。

# 邹祥小传[6]

邹祥，村前人，冠带医员[7]，小儿科尤精。有延治者，意甚惶急，祥往视之，曰："一二剂当愈矣。从门前见一儿戏耍，不识是君家儿否？五日后病发不治。"盖亦某儿也，某不介意，病发延之。辞曰："无及矣，前开一方，隐置君神龛钟内，饮之如不效，无庸[8]再来。"后果不瘥。祥之子力若、弟力师之，祥曰："尔辈学吾技，不能学

---

[1] 选自《同治南丰县志·方技传》。罗俊彦，字光美，江西南丰人，清初医家。

[2] 康熙乙亥，即公元1695年。

[3] 建昌府，治所在南城县（今江西省南城县），明清辖南城、新城（今江西省黎川县）、南丰、广昌、泸溪（今江西省资溪县）五县。

[4] 扁，同"匾"。

[5] 于成龙（1617—1684年），字北溟，号于山，清代山西永宁州（今山西省吕梁市方山县）人，历任福建按察使、布政使、巡抚和总督、加兵部尚书、大学士等职，后升任江南江西总督。

[6] 选自《同治乐安县志·方技传》。邹祥，江西乐安县人。

[7] 冠带，指官员穿戴的服饰。冠带医员，即有一定官职的医生。

[8] 无庸：毋庸、无须。

吾目。技可授，目难授也。"邑侯郭公孝思[1]赠"尚义兴文"额。

# 赵藜邨小传[2]

赵藜邨，工诗文，西江[3]翘楚也，尤精医学，辨症了如指掌。江南袁子才太史患暑瘧[4]，早饮吕医药，至日昳[5]，忽呕逆，头眩不止，觉血气自胸债[6]起，性命在呼吸间。藜邨为其同征友[7]，至而诊之曰："君所患者阳明经[8]瘧也，吕君误为太阳经[9]瘧，以升麻、羌活[10]二味升提之，将妄血逆流而上，惟白虎汤[11]可治。"甫饮一勺，如以千钧之石将肠胃压下，血气全消。未几，沉沉睡去，额上微汗，须臾醒。藜邨问："思西瓜否？"曰："想甚。"即命购瓜。曰："凭君尽量，我去矣。"食片许，如醍醐灌顶，头目为轻。

# 陈清远小传[12]

陈清远，监生[13]，幼喜读医书，遂精其术。弱冠后客滇南[14]。有求治病者无不立

---

[1]　邑侯，知县的别称。郭孝思，字青门，陕西人，康熙四十年（1701）任乐安知县。

[2]　选自《同治南丰县志·方技传》。赵藜邨，又作赵藜村，名宁静，江西南丰人，清代医家。

[3]　西江，即长江以西，代指江西。

[4]　袁子才，即袁枚（1716—1798年），字子才，号简斋，晚年自号仓山居士、随园主人、随园老人，乾隆四年（1739年）进士，授翰林院庶吉士。历任溧水、江宁等县知县，著有《随园诗话》。太史，明清时翰林的别称。
暑瘧：因暑邪内郁，再感秋凉之气而诱发的一种疟疾。瘧，即疟。

[5]　日昳，又名日跌、日央，下午1时至3时。

[6]　债起，隆起、突出。

[7]　同征友，同科参加科举考试的人。

[8]　阳明经，隶十二经络，有足阳明胃经和手阳明大肠经。

[9]　太阳经，隶十二经络，有足太阳脾经和手太阳小肠经。

[10]　升麻，中药名，有发表透疹、清热解毒、升举阳气的功效。羌活，中药名，有散表寒、祛风湿、利关节、止痛的功效。

[11]　白虎汤，中医方剂名，出《伤寒论》。

[12]　选自《光绪抚州府志·方技传》。陈清远，江西临川人。

[13]　监生，是国子监生员的简称，明清两代取得入国子监读书资格的人称国子监生员。

[14]　弱冠，即男子20岁，古代男子二十而冠。滇南：云南。滇，云南的简称。

愈，谢之金，不受，曰："吾业贾[1]，幸获裕[2]，姑以此术随时济人可矣。"名遂噪滇省，各官争延致之。乾隆丁巳[3]，布政使宫公因痼疾多年[4]，治愈，谢银五百两并裘服、玉石等物，均不受。巡抚阿公[5]以母病治痊，谢尤厚，亦不受。清远为人洒落，多高致，二公均与为兄弟交。数载，归省母，各官饯之城外，二公赠之诗。著有《青囊余锦》六本，友人黄钦荣携去，欲为作序梓[6]行，因失火无存，人咸惜之。

# 黄宫绣小传[7]

黄宫绣，字锦芳，君山人，监生，嘉庆甲子[8]，恩赐举人，乙丑[9]，恩赐翰林院检讨[10]。父为鹗，邑廪生，著有《理解体要》。君通医理，著医书百四十余卷，内《本草求真》一种，与为鹗所著俱附存四库馆。

# 朱佩芬小传[11]

朱佩芬，字二允，精于医，著有《携囊集》，休宁汪昂[12]著《医方集解》，多引用其说。

---

[1] 贾，做生意。

[2] 裕，宽绰，指家境富裕。

[3] 乾隆丁巳，即公元1737年。

[4] 布政使，承宣布政使的简称，官名，明清两代所置省级最高行政长官。宫公，即宫尔劝（1688—1765年）清山东高密人，字九叙，晚号怡云。自恩乐知县累擢至布政使，始终服官云南。痼疾，历时较久，顽固难治的病。

[5] 阿公，即图尔炳阿，佟佳氏，满洲正白旗人，清朝大臣。初授吏部笔帖式，累迁郎中。乾隆三年（1738），授陕西甘肃道，累迁云南布政使。十二年（1747），擢巡抚。

[6] 梓，印刷用的刻板，这里引申为刊刻。

[7] 选自《同治宜黄县志·选举志》。黄宫绣（1720—1817年），字锦芳，江西省宜黄县棠阴镇人，清代乾隆时宫廷御医，江西古代十大名医之一。

[8] 嘉庆，皇帝年号；甲子，天干地支纪年；嘉庆甲子，即公元1804年。

[9] 乙丑，天干地支纪年，这里是指嘉庆乙丑，即公元1805年。

[10] 翰林院检讨，官名，唐始置，集贤殿书院属官，位在编修之下。明清改隶翰林院，一般授予三甲出身的庶吉士。

[11] 选自《同治南丰县志·方技传》。朱佩芬，字二允，江西南丰人。

[12] 汪昂（1615—1694年），字切庵，初名恒，安徽休宁人，苦攻古代医著，编著有《医方集解》《本草备要》《汤头歌诀》等。

# 刘执持小传[1]

刘执持，少从其父客苏州，从叶天士[2]学医，能以一指诊脉决生死，著有《苏医备要》。

# 张继皋小传[3]

张继皋，字昆裕，白沿人。少游黔中[4]，时傅司马病瞽[5]，悬千金购医，军中部卒以针灸法取效，其技神速。继皋执羔雁[6]师事之，尽得其传。归里，立家塾以教族人。人曰："继皋不特医目，且医心矣。"

# 危奂章小传[7]

危奂章，石门[8]人。异人授针灸法，能起膏肓之疾[9]，望色[10]决人生死，多奇中。性嗜酒，病者每酬以醉谢之，金勿受也。

---

[1]　选自《同治南丰县志·方技传》。刘执持，江西南丰人。

[2]　叶天士（1666—1745年），名桂，号香岩，别号南阳先生，江苏吴县（今苏州市吴江区）人，清代名医。

[3]　选自《同治金溪县志·方技传》。张继皋，字昆裕，清代医家，江西省金溪县人。

[4]　黔中，今湖南西部及毗连的川、黔区域。

[5]　瞽：盲、瞎。

[6]　羔雁：小羊和雁，代指晋谒的礼物。

[7]　选自《同治金溪县志·方技传》。危奂章，江西省金溪县石门乡人，清代医家。

[8]　石门，地名，今江西省金溪县石门乡。

[9]　膏肓，取"病入膏肓"之义，指难治之症，典出《左传·成公十年》。

[10]　望，中医四诊法之一。望色，典出"扁鹊见齐桓侯"。

# 祝星霞小传[1]

祝星霞，幼习举子业[2]，屡试不售[3]，乃究心岐黄之术[4]，谓是亦足以济人，尤精于脉理。乡有李姓者，年十六，病且久，百药不效。星霞为诊脉，谓其亲属曰："此子病将起，可无忧。"因问："曾聘妻未？"曰："已聘。"曰："是宜速娶，或当有后。明年冬病必复作，不可为矣。"后悉如其言。治他病，率类是。性廉介，起人疾多不受谢，乡人德之。比卒，邑人刘飞志其墓，有"药人不下千亿，而未尝取值于人"之语，著有《锦囊抉要》六卷，存于家。

孙卫，嘉庆丙子[5]科举人。

# 王岩小传[6]

王岩，字秀传，兴贤坊[7]人。父业医，岩兄弟俱以医世其家。然性好画，所画动植飞潜之物，皆有生气，尤工山水，凡峰峦之远近，水波烟云之出没有无，写之手而运之于心。笔墨之痕俱化，见邑人陈刺史珏[8]记中。

# 骆仁山小传[9]

骆仁山，字子德，号心源，庠生[10]，攻岐黄[11]，义方垂训[12]。有欲分祠产者自肥者，毅然止之。

---

[1] 选自《道光临川县志·方技传》。祝星霞，江西省抚州市临川人，清代医家。

[2] 举子业：学儒应科举考试。

[3] 不售，指科举落榜。

[4] 岐黄：岐伯、黄帝合称，代指医学。

[5] 嘉庆丙子，即公元1816年。

[6] 选自《同治金溪县志·方技传》。王岩，江西省金溪县人，清代医家。

[7] 兴贤坊，在今江西省金溪县城。

[8] 陈珏，江西金溪人，嘉庆年间曾任浙江常山知县。

[9] 选自《康熙广昌县志·方技传》。骆仁山，字子德，号心源，江西省广昌县人，清代医家。

[10] 庠生，州府县学生员，俗称秀才。

[11] 岐黄，岐伯和黄帝的合称，代指医学。

[12] 训，本义为古人的教诲，这里引申为古籍。

# 吴廷璟小传[1]

吴廷璟，字秀贤，号蒙斋，太学生，受医于谢子实、李只操。谢、李皆精妙，顾诗酒自豪，不肯以术鸣。廷璟既尽得其术，则走淮上，施药，病者应手起，不取值，名大振。江藩[2]母夫人病饥，日夜数十食。食数斗，少缓，即大呼饥死，四十余日不寝。藩司忧悸，延医百，无少效者。久之，闻廷璟名，发继传迓以来。廷璟令取水中枯木数百斤，煮以十大镬[3]，以次并合，得汁升许以进。咽毕，即闭目睡。睡五日，起，病如失。藩司再拜谢，延之上坐。酬以五十金，呼为神。廷璟复施药如故，罄其金，三年而后归，语人曰："此谢先生教也，吾固不及此。"廷璟既归，病者踵门无虚日。廷璟视贫富为缓急，先贫者，后富者。贫甚则药之，或延之家饮食之，愈而后去。顾见二先生喜为诗，日追随饮酒倡和，遂裒[4]然成集，多俊拔可传者，而其精神则专注于医，汤廷竹有《吴蒙斋传》。

# 揭易小传[5]

揭易，字方元，广昌人，增生[6]，性慈惠，能以济人利物为心。读书自经史外无不博览，尤精岐黄术[7]，治病必究其源流，必去其根而后快。贫者赠以药，苟可以治，虽参桂[8]无所吝。罗焌[9]为之传。

---

[1] 选自《同治南丰县志·方技传》。吴廷璟，字秀贤，江西南丰人。

[2] 江藩，指江西布政使。

[3] 镬：大锅。

[4] 裒：聚集。

[5] 选自《同治建昌府志·方技传》。揭易，字方元，江西省广昌县人，清代医家。

[6] 增生，科举制度中生员名目之一。明清按府、州、县学规定的生员名额，每月给廪膳，于正额外再入学者为增广生员，即增生。

[7] 岐黄，岐伯和黄帝的合称。岐黄术，即医术。

[8] 参桂，人参和肉桂或桂枝的合称，这里代指桂中药材。

[9] 罗焌，字珂雪，室号耐耕堂，江西省广昌县人，曾任庐山白鹿洞书院山长。

# 张尘生小传[1]

张尘生，以字行，南城人，以医名，工于外科，性癖好饮，不茹荤，喜谈论古事，凡按抚毒熨及针割[2]诸治法，称效如神。人请治疾，惟留饮，不责偿。晚年益精于理。所著有论《喉科》三十六种、《眼科》十二卷、《杂科》四卷。家贫不能梓[3]以传世。子如鳌，世其业，人尝称之。

# 邓生小传[4]

邓生，南城人，世为浒牛农夫。至生独好游，遇峨眉[5]山人，授以针法，以针人无不活。顾貌寝[6]，性朴野，不为富人所喜，多不能尽其术。乾隆初，周公子随父官浏阳[7]，自任所归，腹箕大，两腓重腿[8]，度必不起[9]，则挟梼[10]与俱。舟过浒牛，其妇翁挟生来视疾，家人见其貌，皆揶揄[11]之，不遣令视公子[12]。公子从床蓐间仰首呼曰："死矣，暇择人耶？"生既视见梼在旁，笑曰："安事此，嘿。"立凝神嚖嚖若有所诵。少顷[13]，针公子腓，水溅壁上如洒雨，食顷[14]止。针腹亦然，病遂瘥[15]。公子遽起。

---

[1] 选自《同治建昌府志·方技传》。张尘生，江西省南城县人，清代医家。

[2] 按，按摩。抚，摇动。毒熨，用药物熨贴。毒，指药物。熨，指用药物热敷的治疗手段。针，扎针。割，剖开。

[3] 梓，梓，印刷用的刻板，这里引申为刊刻。

[4] 选自《同治建昌府志·方技传》。邓生，失其名，江西省南城县人，清代医家。

[5] 峨眉，山名，在四川省乐山市境内。

[6] 貌寝，状貌丑陋短小。

[7] 浏阳，今湖南省浏阳市。

[8] 腹箕大，腹部如簸箕一样大。腓，胫骨后的肉。亦称"腓肠肌"，俗称"腿肚子"。腿，肿胀。重腿，严重肿胀。

[9] 起：病愈。

[10] 梼：棺木。

[11] 揶揄：戏弄、嘲笑。

[12] 不遣：不让。

[13] 少顷：一会儿。

[14] 食顷：一顿饭的工夫。

[15] 瘥：病愈。

生曰："无急也。公子病久，荣卫瞀乱[1]，筋脉周张，宜静卧三日，佐以薄粥，乃可复也，不然且痎[2]。"如其言果愈。于是家人更咤叹以为神。生乃言曰："子特未见吾师耳，吾师乃能针影。尝有雀栖树枝，影落于几，师戏针其尾，雀竟日不能去。人有疾则令向日，就其影针之。予顾不能也，遂归洴牛，不复近城市。"久之，病逆噎。叹曰："吾其死矣，此蛕[3]守吾胃，闻食则逆上喉间，故当食而哇[4]。喉不可针，针影则蛕死，今去峨眉万里，其何及乎？"遂死。

## 李铎小传[5]

李铎，字省斋，精医，临症必究其病源，动中肯綮[6]，效应如桴鼓[7]，著有《医案偶存》行世。

## 郭英寿小传[8]

郭英寿，字瑞林，监生[9]，上罗坪[10]人。习岐黄[11]，精正骨法，有折伤求治者，动手则效，谢之金，不受。永邑[12]罗炳发被虎攫伤，残废十数载。英寿怜其贫且废，亲诣医之。续完肢体，复给资本使营生。邑侯[13]石宜荞奖以"存心济物"，学博曹履泰[14]奖以"积善救生"，邑举人游阆[15]为之传。

---

[1] 荣卫，荣同"营"，营气卫气，也泛指气。瞀乱：错乱。

[2] 痎，病情复发的意思。

[3] 蛕，"蛔"的异体字。

[4] 哇：呕吐，吐出。

[5] 选自《同治南丰县志·方技传》。李铎，字省斋，江西南丰人。

[6] 肯綮，筋骨结合的地方，比喻要害或关键。

[7] 桴：鼓槌。应如桴鼓，用鼓槌敲鼓立刻就会得到响声，表示效果作用非常明显。

[8] 选自《同治乐安县志·方技传》。郭英寿，字瑞林，江西乐安鳌溪镇人，生活于清代乾隆嘉庆年间。

[9] 监生，是国子监生员的简称，明清两代取得入国子监读书资格的人称国子监生员。

[10] 今乐安县鳌溪镇上罗坪村。

[11] 岐黄，岐伯和黄帝的合称，代指医学。

[12] 即永丰，今江西省永丰县。

[13] 即县令、知县。

[14] 学博，清代县学教谕的别称。曹履泰（1794—1849年），字曙珊，南康府都昌（江西省都昌县）人。道光三年任乐安县学教谕。清道光十三年（1833）进士第二人，授翰林院编修，历官至补鸿胪寺少卿。

[15] 游阆，江西省乐安县人，道光甲午（1834）科举人。

# 周芳筠小传[1]

周芳筠，字书常，太学生。幼业儒，弱冠习轩岐[2]学，潜心《灵枢》《素问》[3]诸书，医术大精。邑侯柏春患痞满[4]症，其妾患噎膈症[5]，群医束手，芳筠药不数剂，病霍然解。同治间瘟疫交作，乃妙用时方，活人无算[6]。遇寒素之家，则施诊给药，义不苟取。著有《脉症通论》《医书辑要》。

# 姜璜小传[7]

姜璜，字怀滨，好读书，得先世秘传，以医著称。邃通脉理，能指下决人生死，不稍爽。妇科全活尤众，名噪甚，踵请无虚日。邑侯王之晋[8]赠以诗，有"传家本草经能著，活国磻溪[9]隐待征"之句。著有《本草经注》待梓。

# 章松云小传[10]

章松云，字仰宾，岁贡生[11]，精岐黄术[12]。凡经诊视，切脉立方，罔不应手起。遇

---

[1] 选自《同治南丰县志·方技传》。周芳筠，字书常，江西南丰人，清代医家。

[2] 轩岐，黄帝与岐伯合称，后代指医学。黄帝，号轩辕氏。

[3] 《黄帝内经》分为《素问》《灵枢》两部分。

[4] 邑侯，知县的别称。柏春，湖北人，同治四年（1878）任南丰知县。痞满，中医病症名。是指以胃脘部痞塞，满闷不舒，触之无形，按之柔软，压之无痛为主要表现的疾病。《黄帝内经》称否、满、痞塞。

[5] 噎膈，中医病症名，噎膈是指食物吞咽受阻，或食入即吐的一种疾病。

[6] 无算，无法算计，形容数目多。

[7] 选自《同治南丰县志·方技传》。姜璜，字怀滨，江西南丰人，清代医家。

[8] 邑侯，知县的别称。王之晋（1592—1667年），字锡侯，河南省平顶山市人。

[9] 磻溪，在今陕西省宝鸡市东南，传说为周吕尚未遇文王时垂钓处，常用来比喻隐居的高人。

[10] 选自《同治南丰县志·方技传》。章松云，字仰宾，江西南丰人，清代医家。

[11] 岁贡生，科举时代贡入国子监的生员的一种。明清两代，每年或两三年从府、州、县学中选送廪生升入国子监肄业，故称。

[12] 岐黄，岐伯和黄帝的合称，代指医学。

疑难症，必发箧检书，务中其病情，故奏治多奇效。子元，荫副贡[1]，亦知医，能世出其家。

# 周杜之小传[2]

周杜之，字未详，性慧精医学。凡按症施治，恒得法外有意。素患肠燥[3]，气血消烁[4]者，诊之曰："此热极症也，可日啖嫩梨两颗，数月乃效。"又暑月有中蚊烟[5]毒者，奄然待毙，令购生胡瓜食之，病霍然起。尤精小儿科，称效如神。

# 廖琛小传[6]

廖琛，字瑶圃，邑南人。业岐黄[7]，工山水，师同邑熊山民先生[8]，因得参指头禅[9]，悟诗中画。虽尺幅中，颇饶寸山生雾、勺水兴波之势。著有《瑶圃书册》行世，名人题咏甚富。

# 杨居耀小传[10]

杨居耀，字穆如，号虚中，少攻举业[11]，壮习岐黄[12]，研精《灵》《素》[13]，治人病

---

[1] 荫，庇荫。封建时代子孙因先世有功劳而得到封赏或免罪。副贡，科举制度中，贡入国子监的生员之一种。清制，在乡试录取名额外列入备取，可入国子监读书，称为副榜贡生，故简称副贡。

[2] 选自《同治南丰县志·方技传》。周杜之，江西南丰人，清代医家。

[3] 肠燥，指血液亏虚，肠失濡润，导致大便秘结的病症。

[4] 消烁，消融、消耗。气血消烁，即气血两虚。

[5] 蚊烟，即蚊香。

[6] 选自《同治宜黄县志·方技传》。廖琛，字瑶圃，江西宜黄人，清代医家。

[7] 岐黄，岐伯和黄帝的合称，代指医学。

[8] 熊山民，名璞，字山民，号完夫，晚号虚谷道人，江西省宜黄县人，工山水，能诗画。

[9] 即一指头禅，佛教禅宗用语，喻万法归一。《景德传灯录·俱胝和尚》记载：俱胝和尚向天龙和尚询问佛教教义时，天龙竖一手指，俱胝立即大悟。此后凡有人向俱胝求教，他也常竖一指。临死前谓众人曰"吾得天龙一指头禅，一生用不尽。"

[10] 选自《同治新城县志·方技传》。杨居耀，字穆如，江西省黎川县人，清代医家。

[11] 举业，学儒应科举考试。

[12] 岐黄，岐伯和黄帝的合称，代指医学。

[13] 《灵》即《灵枢》，《素》即《素问》，均为古医经，两者合称为《黄帝内经》，相传为黄帝所著。

则奇中，著有方书，号杨氏家藏。乡里中贫不能具药饵者，则施以活人。母病瘵[1]剧，自谓得鲢鱼可疗，不能觅，母竟以是疾终，遂终身废鱼不食。

# 杨居义小传[2]

杨居义，字和仲。少业岐黄[3]，慷慨好义，尝游江湖，有异僧授以方书，医遂称神。二三年前能决人生死，不爽时日，医多奇中。性耽花木，凡有患病者不能责谢，但以花木来献，即色喜。一日，有产妇已死半日，舁[4]出厅事，偶有血滴地，仲顾谓曰："是尚可活。"乃屏去守尸者，令勿哭。以针刺产妇心窝，儿出，啼声大作，妇亦顿苏。一时观者若市，争询其更生之故。仲曰："曩[5]见滴血犹鲜，是以知其可治，所以致死者，儿在腹攫母心耳。针之，则负痛释手。儿出而母亦得全矣。"有富人子患病若狂，医药罔效，延仲诊视。仲曰："汝能从我约，治之，否则吾请行矣。"富人曰："能，我子一唯先生所命。"乃令抱子至，去其厚衣，诫父母勿临视，预令别室掘一土坑，将儿至坑上。儿偶亲土，不觉睡去。少顷[6]，其病若失。仲呼曰："儿愈矣。"父母惊喜，不解其故。仲曰："儿本病热，汝密闭房室，厚裹衣褥，令儿烦躁增剧，如燃薪而加之油也。予置之土坑者，不过抑其亢阳，岂有他谬巧乎？"闻者叹服。一日，有患蛊者胀若牛腹，仲令取水蛭三升，倾患者腹上，咂去其水，病亦寻瘳[7]。又一日，在肆见薙[8]发者项后生小赤瘤，乃阴谓剃者曰："若何如人？三日内必血拔死矣，汝慎，毋以刀犯其瘤也。"其人果三日抓破，血射而死。剃者请问自寿几何，曰："汝寿亦不永，腊月终旬恐不作人间客也。"果至十二月亡。人问其何以独神若是，曰："多读书。"

---

[1] 瘵，即疟，中医学病名，是感受瘴毒疟邪引起的外感热病。

[2] 选自《同治新城县志·方技传》。杨居义，字和仲，江西省黎川县人。

[3] 岐黄：岐伯、黄帝合称，代指医学。

[4] 舁：抬。

[5] 曩：先前。

[6] 少顷，一会儿、没多久。

[7] 瘳，病愈。

[8] 薙，同剃。

# 孔毓礼小传[1]

孔毓礼，字以立，攻举子业[2]，补博士弟子员[3]。其少，日以父母疾习医。既淡于应举，乃专为之，其道大精，全活甚众。其治病也，尝凝思竟日，始立一方，有议增损者，无忤色，得当而后已。常言："治某病不得其故，未敢遽药。其家延他人以得某药而愈，吾心识焉。"遇少年子弟，必戒之曰："慎起居，节饮食，毋生病，吾药不足恃也。"著有《医门普度》。

# 邓天阶小传[4]

邓天阶，字六符，以医名，本上樨洲人，移居嵩溪，自号嵩溪居士。著有《保幼汇纂》《顺德堂案》《名从心录》，皆自序。

# 于琬小传[5]

于琬，字步瀛，精医，尤善疗目。有患者求医，药不受值，远者留于家，日饮食之，愈而后遣归。

# 黄文炳小传[6]

黄文炳，字淮川，号凝斋，诸生[7]。居贫，三十丧偶即不娶，侨寓鹤仙观云山

[1] 选自《同治新城县志·方技传》。孔毓礼，字以立，江西省黎川县人。
[2] 举子业：学儒应科举考试。
[3] 补，递补。博士弟子员：明清时期府学生员。
[4] 选自《同治泸溪县志·方技传》。邓天阶，字六阶，清建昌府泸溪县（今江西省资溪县）医家。
[5] 选自《同治泸溪县志·方技传》。于琬，字步瀛，清建昌府泸溪县（今江西省资溪县）医家。
[6] 选自《同治新城县志·方技传》。黄文炳，字淮川，号凝斋，江西省黎川县人。
[7] 诸生，州府县学生员，俗称秀才。

道院。栖居数十年，旁通轩岐[1]学，与邑良医孔毓礼齐名，同较刊吴又可[2]《醒医六书》。制丸散以济贫病，不较值少，有得则购书籍。卒后他无所有，惟遗儒书、医书及《涅槃》《楞严经》[3]诸内典数千卷，自首讫[4]尾，罔不丹黄烂然者[5]。

# 曾鼎小传[6]

曾鼎，字亦峦，号香田，工医，驰名京邑，王公争礼之。鼎幼习举艺[7]，后以家贫，理父业，旅豫章城[8]之白马庙，故为喻嘉言[9]禅栖所举，学宗嘉言，专精脉理。初时有客来庙者，则试诊之，尝曰："必熟平脉，乃识病脉也。"如是者八载，后始疗，多奇验，誉日起。游京师，名益震焉。性阔达慷慨，脱略势利。贫子窭人[10]不计酬谢，反恁助之；权贵者少不加礼，不应聘。酒酣时纵说古今得失，洞中肯綮[11]。晚岁仍寓居豫章，卒年八十有奇，著有《痘疹会通》《医学入门》《妇科幼科宗旨》行世。

# 吴霖小传[12]

吴霖，号时雨，精医学，讲求《素问》《内经》[13]，善辨疑难，应手立愈，尤精幼科，著有《小儿秘要》若干卷。

---

[1] 轩岐，黄帝与岐伯合称，后代指医学。黄帝，号轩辕氏。

[2] 较，同"校"。吴又可（1582—1652年），名有性，字又可，号淡斋，江苏吴县（今江苏苏州吴江区）人，明末清初名医，温病学家。

[3] 《涅槃》《楞严经》，均为佛经。

[4] 讫：至，到。

[5] 丹黄，赤黄色。旧时点校书籍用朱笔书写，遇误字，涂以雌黄，故称点校文字的丹砂和雌黄为丹黄。烂然：光明的样子。丹黄烂然，是说读书勤奋。

[6] 选自《同治南城县志·方技传》。曾鼎，清代医家，字亦峦，号香田，江西南城人。

[7] 举艺，即举子业，学儒应科举考试。

[8] 豫章，古郡名，后多代指南昌。

[9] 喻嘉言，即喻昌，字嘉言，明末清初著名医学家，江西南昌府新建（今属江西南昌）人。因新建古称西昌，故晚号西昌老人。与张路玉、吴谦齐名，号称清初三大名医，江西古代十大名医之一。著有《寓意草》《尚论篇》《尚论后篇》《医门法律》等。

[10] 窭人：穷苦人。

[11] 肯綮：关键、要害。

[12] 选自《同治南城县志·方技传》。吴霖，清代医家，号时雨，江西南城人。

[13] 《素问》，古代医经名，与《灵枢》合称《黄帝内经》，相传为黄帝所著。《内经》，即《黄帝内经》。

# 邹岳小传[1]

邹岳，号东山，邑诸生[2]，精内外科，宗张仲景[3]，辨虚实症极确，游苏门，著《医医说》，为时推服。

# 谢星焕小传[4]

谢星焕，字文斗，号映庐，精通医法，善治疑难奇险病症。诸医束手，焕至，立辨病源，决生死，叙案立方，应手而愈。性尚义，延诊者无分雨夜远近，靡有推辞，酬金有无任之，弗与较。著有《得心集医案》六卷。别类分门，共二百二十条，有治述答问二类，与某门某案相启明者均附于后，金溪姜演、黄春魁为之序。

# 许公盈坤先生传[5]

### 赵承恩

许湾[6]有巨族曰唐、黄、许、宋四姓，而许于四姓为大。其先世祖文焕公以宋绍圣[7]间家许湾，自是世为许湾人。盈坤，文焕公二十三世孙，予友价人之大父[8]，而予门人致斋之曾大父[9]也。讳溢，别字盈坤。少贫，不事儒业。性敏，能揣识书计，意所

---

[1]　选自《同治南城县志·方技传》。邹岳，清代医家，号东山，江西南城人。

[2]　诸生，即州县学生员，俗称"秀才"。

[3]　张仲景，名机，字仲景，东汉末年著名医家，著有《伤寒杂病论》，后世尊为"医圣"。

[4]　选自《同治南城县志·方技传》。谢星焕，清代医家，字映庐，江西南城人，江西古代十大名医之一。

[5]　选自《红杏山房文稿》卷二。赵承恩，号省庵，江西省金溪县浒湾镇人。咸丰、同治、光绪朝三次被荐为举人，皆不就，以著书授徒终老，主讲章山书院。

许盈坤，名溢，字盈坤，江西省金溪县浒湾镇人，清代药工兼药商，精通雷公炮制法。

[6]　许湾，今作浒湾，今江西省金溪县浒湾镇。

[7]　绍圣，宋哲宗年号，公元1094到1097年之间。

[8]　大父：祖父。

[9]　曾大父：曾祖父。

及则通晓。才于贾，尤善雷公炮制法[1]，以药业其生理[2]。不数年，积资渐裕，而终以尊人[3]殷尚先生少攻习举子业[4]试不遇时为怏怏[5]，以故闻有文学士，必以礼拓致其家，求为见辈[6]师。时邑前辈刘郁斋先生以明经教授乡里，先生率长嗣君[7]师事之，礼意备至。久之，郁斋先生为感动，厚课其子。先生性严峭，训弟子有法，而奉尊人殷尚先生、母夫人郑孺人[8]惟谨。居丧，哀毁尽制，葬祭悉以礼。岁时遇忌日，致哀如初丧，家人见之，每泣下。如是者数十年，率为常，孝行闻乡里。先生自少居家，有兄铨衡客滇南[9]，邮金归家，先生权其子本而时为出纳，资饶家益起。未几，兄铨衡束装[10]归，谋与先生分产，而以己子三人，先生之子二，欲偕所有五分之。决之族人，族人有难色。先生慨诺曰："兄命也，我不能为儿辈区区资产故伤大义。"遂分之如兄命，时族人以为贤，一时人称乡长者。先生孙男以儒业承先人志者惟价人。价人名藩，字树屏。曾孙读祖父书者，惟予门下士钟岳，思为揭其世次事行具著于篇。

# 谢拱宸传[11]

## 赵承恩

予门下士、兵部职方司谢子憩亭归自京师[12]，将谋所以寿尊人[13]者。尊人拱宸先生，性故谨约，不欲效世俗称觥制锦[14]事，屡却不允，故愿得予一言为慰。

---

[1]　雷公炮制法，一套中药炮制方法，又名"雷公炮制十七法"。雷公，传说中黄帝时期的医家。

[2]　生理：生计、生意。

[3]　尊人，对对方父亲的尊称。

[4]　举子业，学儒应科举考试。

[5]　怏怏：忧伤。

[6]　见辈：后辈、晚辈。

[7]　长嗣君：长子。嗣君，对对方儿子的尊称。

[8]　孺人，古代朝廷给七品官员母亲或妻子的封号，也用对妇人的尊称。

[9]　滇南，云南。滇，云南的简称。

[10]　束装，收拾行装。

[11]　选自《红杏山房文稿》卷二。原题为"诰封中宪大夫谢君拱宸寿序"。赵承恩，号省庵，江西省金溪县浒湾镇人。咸丰、同治、光绪朝三次被荐为举人，皆不就，以著书授徒终老，主讲章山书院。谢拱宸，江西南城人，谢星焕之弟，清代医家兼药商，精通雷公炮制法。

[12]　兵部职方司，全称"职方清吏司"，是明清兵部四司之一。掌理各省之舆图、武职官之叙功、核过、赏罚、抚恤及军旅之检阅、考验等事。憩亭，即谢甘堂，号憩亭，谢星焕之侄。

[13]　尊人，对对方父亲的敬称。

[14]　称觥制锦，举办庆贺活动，这里指举办祝寿庆典。觥：酒杯。称觥：举杯祝酒。

予惟拱宸先生少习尊人业，精雷公炮制法[1]，列肆湾[2]市。遇贫乏人力不能贷药者，悉与之，不求值，咸称为盛德长者，而先生略无德色[3]。素闲静家居，寡言笑。事伯兄映庐先生[4]礼独谨，遇诸昆弟暨诸犹子[5]俱厚爱无间，油油然无不乐与偕处，内外翕如[6]也。而训子倍严，长嗣君[7]憩亭年才十龄，率就门下，常馆居数月，未尝一货其归。膏伙束修[8]之供，积岁取办，无少缺。予素体弱善病，气短至不能声。先生出参苓[9]疗予病，不惜资。予为感之，遇憩亭益严，而憩亭体先生意愈有加无已时。以故两家过从之密，数十年相得益欢也。先生家不中资，好施与。有友人某，父子相继亡，孤孙零立无抚养资，先生独力哀囊相与教育如己子弟。此固盛德事，降而至于拯弃婴，掩路胔[10]，砌石亭以休息行人，施茶救渴，先生无不乐为之。今先生年齿渐高，而精神弥矍铄，亦与年俱长矣。长嗣君憩亭，读书励品，致通显，有才名，以部曹[11]供职京师，获膺封典[12]如例。次嗣君右铭世兄，未冠[13]而峥嵘头角，行将拔帜童军[14]。家孙伟如世讲[15]，且联翩而继起。先生所以致此者，顾可不历溯所自来乎？予自小时与先生交，垂四十年，故稔[16]知先生即所以寿先王者，为悉述其生平，谨书之，为湾人士告，更以质[17]诸先生戚串[18]乡人。

---

[1]　雷公炮制法，一套中药炮制方法，又名"雷公炮制十七法"。雷公，传说中黄帝时期的医家。

[2]　肆：店铺。湾，指浒湾，今江西省金溪县浒湾镇。

[3]　德色，自以为对别人有恩德而流露出来的神色。

[4]　映庐先生，即谢星焕，清代医家，字映庐，江西南城人，江西古代十大名医之一。

[5]　遇：对待。犹子：侄子。

[6]　翕如：和谐、融洽。

[7]　长嗣君：长子。嗣君，对对方儿子的尊称。

[8]　膏伙，指维持书院等运行的费用。膏：灯油；火：饮食。束修，古代学生与教师初见面时，必先奉赠礼物，表示敬意，名曰"束修"。

[9]　参苓：指人参与茯苓。

[10]　胔：尸体。

[11]　部曹，指六部各司，也用以代指六部各司官员。汉代尚书分曹治事，后世以曹代指六部各司。

[12]　封典，皇帝给予官员本身及其妻室、父母等的荣典。

[13]　冠，男子二十岁。古代男子二十岁举行冠礼。

[14]　拔帜，比喻取胜。童军，指童子试，考中者为县府学生员，俗称秀才。

[15]　世讲，世世代代讲学。讲学，古代是研究儒学的意思。

[16]　稔：熟。

[17]　质：辩明。

[18]　戚串：亲戚。

# 唐鸿生先生传[1]

## 赵承恩

鸿生者，字麟书，姓唐氏，湾之隐君子[2]也。其先世无贵显之士。鸿生业儒，卒以不遇为童子师。性喜施人，屈于力。以故日取岐黄[3]家书，发卷尽读之。不惯为豪富人疗病，遇贫无力者延之则往。一时人高其行，称唐先生。先生性静默，寡言笑。人见之，或目为村老，及问以事，则娓娓不少[4]倦。予少时偶遇，过[5]其学舍，见先生端然坐，案上横数卷书，目炯炯读数十行下。少间[6]，予进揖，先生亦揖。问所读，先生奋然起，指案上书，目予曰："大丈夫立世，不得出效一官为百族司命，苟心存爱物，必思泽及斯世，以不负所学。予今所以孜孜于是者，盖将行吾志以活人，亦以愧夫世之呫墨操觚[7]、碌碌无济于实用者。"是时予才十三龄，而先生幡然发白矣。先生既老，贫益甚。子连城崭然[8]识大义，欲读父书[9]，苦无资，遂以佣书负贩[10]为业，时往来吾学[11]中。性善酒，醉后则取吾架上书诵，琅琅不休。举以问，悉通晓，其聪明亦大有过人处矣。惜其贫，不能学，而堕先生业，为可慨也。一日，连城来述先生病状，且告以某月日遽[12]卒于家，请为之传。予按先生得年六十有四，娶徐氏，子三：长连城，次巩城，次美城。

---

[1] 选自《红杏山房文稿》卷二。赵承恩，号省庵，江西省金溪县浒湾镇人。咸丰、同治、光绪朝三次被荐为举人，皆不就，以著书授徒终老，主讲章山书院。
唐鸿生，字麟书，江西省金溪县浒湾镇人，清代医家。

[2] 湾，指浒湾，今江西省金溪县浒湾镇。隐君子，原指隐居避世的人，后指虽未出仕但有一定德行的人。

[3] 岐黄，岐伯和黄帝的合称，代指医学。

[4] 少，同稍。

[5] 过：造访。

[6] 少间，一会儿、不多久。

[7] 呫墨操觚：写诗作文。呫墨，用笔蘸墨，指为文作画。操觚，原指执简写字，后即指写文章。

[8] 崭然，原指山势高峻突兀，后比喻超出一般。

[9] 父书，原指父亲的言论，典出《史记·廉颇蔺相如列传》："括徒能读其父书，不知合变也。"后指儒家著作。

[10] 佣书负贩，即贩卖书籍。

[11] 学，指学舍。赵承恩曾创办双湖学舍，在今江西省金溪县浒湾镇双家村。

[12] 遽：突然。

# 李秉钧传[1]

　　名秉钧，字璧联，号圃孙，天资聪慧，自幼力学，品学兼优，经史子集无不熟谙。少攻举业[2]，应试未售[3]，在乡任教。然大志难酬，遂弃儒工医，精研岐黄[4]，自学成才，以医济世。先生治家甚严，教子孙勤奋苦学、刚直诚笃；治学更严，注重理论联系实际，俎豆《内经》[5]，弃粗取精，理论根基深厚，崇奉仲景[6]辨证论治。临床泛应曲张，博览群书，炉治各家，不拘泥一派之说。善用经方，重视时方，临证多变，敢于创新，治病多奇中，擅长驱邪攻下，内外治法靡不通晓。精通内外妇儿，外科亦有独到之处。先生不惟医道专精，膏、丹、丸、散之术亦娴熟，自制十枣丸、三白散、疳积散、痧药[7]等以应急需。先生行医四十余载，学验俱丰，医术高明，名噪四方，负疴求疗者日夕盈门，全活无算。先生医德高尚，治疗不先富贵，不轻贫苦。遇贫病者，不收诊费，或赠以药饵，并曾免费为家乡儿童接种牛痘预防疫苗。先生十分注重中医教育事业，曾应聘到抚郡医学堂任教，并招收学徒，督教甚严，经典著作责令背诵，临床试诊强求专一。

---

[1]　选自《博溪李氏十修族谱》卷一。李秉钧，字大勉，号圃孙，江西省抚州市临川区秋溪镇博溪村人，生年不详，卒于 1923 年。其孙李元馨为赣东名医。

[2]　举业，即科举。

[3]　不售，指科举考试落第。

[4]　岐黄，岐伯和黄帝的合称，代指中医。

[5]　俎豆，俎和豆，古代祭祀、宴飨时盛食物用的两种礼器。引申指崇奉。《内经》，即《黄帝内经》。

[6]　仲景，即张仲景，东汉末年医家，著有《伤寒杂病论》，创立辨证论治体系。

[7]　十枣丸、三白散、疳积散，均为中医方名。痧药，中成药名，为开窍剂，有祛暑解毒，辟秽开窍之功效。

# 第二章　医籍序跋

## 《妇人大全良方》序[1]

### 陈自明

世之医者，于妇人一科，有专治妇人方，有《产宝方》[2]。治以专言，以专攻也。方以宝言，爱重之也。盖医之术难，医妇人尤难。医产中数证，则又险而难。彼其所谓专治者，《产宝》者，非不可用也，纲领散漫而无统，节目详略而未备。医者尽于简易，不能深求遍览。有才进方一不效，则束手者；有无方可据，揣摩臆度者；有富贵家鄙药贱，而不服者；有贫乏人惮药贵，而无可得服者；有医之贪利，以贱代贵，失其正方者。古云："看方三年，无病可治。治病三年，无药可疗。"又云："世无难治之病，有不善治之医。药无难代之品，有不善代之人。"此之谓也。

仆[3]三世学医，家藏医书若干卷。既又遍行东南，所至必尽索方书以观。暇时闭关净室，翻阅涵泳，究极未合。采撷诸家之善，附以家传经验方，秤而成篇。始自调经，讫于产后，凡八门，门数十余证，总二百六十余论。论后有药，药不惟其贵贱惟其效。纲领节目，粲然可观。庶几病者随索随见，随试随愈。仆于此编，非敢求异昔人也，盖亦补其偏而会其全，聚于散而敛于约，期决无憾云。愚者千虑，必有一得，君子毋以人废言。

时嘉熙元年八月良日[4]，建康府明道书院医谕[5]，临川陈自明良父[6]序。

---

[1]　选自《妇人大全良方》，上海人民出版社 2005 年版。陈自明（1190—1270 年），字良甫，宋抚州临川（今江西省抚州市临川区）人，江西古代十大名医之一。著有《妇人大全良方》《外科精要》《备急管见大全良方》等。
《妇人大全良方》，陈自明著。

[2]　《产宝方》，即《产科经验宝庆集》。宋代医家郭稽中将家藏方附于李师圣所辑《产论》之后，编为《产科经验宝庆集》，故又名《产宝方》《宝庆方》。

[3]　仆，第一人称谦称。

[4]　嘉熙，宋理宗年号，嘉熙元年即 1237 年。

[5]　建康府，今江苏南京。医谕，医学教谕。教谕，学官名，掌教诲、考核、管束所属生员。

[6]　良父，父同甫。

# 《外科精要》序[1]

## 陈自明

　　凡癰疽[2]之疾，比他病最酷，圣人推为杂病之先。自古虽有疡医[3]一科，及《鬼遗》[4]等论，后人不能深究，于是此方沦没，转乖迷途。今乡井多是下甲人专攻此科。然沾此疾，又多富贵者，《内经》[5]云："大凡癰疮，多失于膏粱[6]之人。"

　　仆家世大方脉[7]，每见沾此疾者十存一二，盖医者少有精妙能究方论者。闻读其书，又不能探赜索隐[8]。及至临病之际，仓卒[9]之间，无非对病阅方，遍试诸药。况能疗癰疽、持补割、理折伤、攻牙疗痔，多是庸俗不通文理之人。一见文繁，即便厌弃。病家又执方论以诘难之，遂使医者鼫鼠技穷[10]，中心惶惑，当下不下，悠悠弗决，迁延日久，遂令轻者重，重者死。又多见生疽之人，隐讳者众，不喜人言是癰疽发疾，但喜云只是小小疖毒而已。及至孔[11]洪，遂致不救。又有病家猜鄙，吝其所费浩瀚，不肯请明瞭[12]之医，而甘心委命于庸俗之手。或有医者，用心不臧[13]，贪人财利，不肯便投的当伐病之剂，惟恐效速而无所得，是祸不极，则功不大矣。又有确执一二药方，而全无变通者。又有当先用而后下者，当后下而先用者。多见一得疾之初，便令多服排脓内

---

[1]　选自《外科精要》。陈自明（1190—1270 年），字良甫，宋抚州临川（今江西省抚州市临川区）人，江西古代十大名医之一。著有《妇人大全良方》《外科精要》《备急管见大全良方》等。《外科精要》，陈自明著。

[2]　痈疽，发生于体表、四肢、内脏的急性化脓性疾患，是一种毒疮。

[3]　疡医：古代外科医生。

[4]　《鬼遗方》，全称《刘涓子鬼遗方》，外科专著，晋末刘涓子撰，南齐龚庆宣整理，因托名"黄父鬼"所遗而得名。

[5]　《内经》，即《黄帝内经》，相传黄帝所著。

[6]　膏粱：膏腴、膏沃。

[7]　大方脉，古代医学分科之一，用方药治疗疾病的一个分科。

[8]　探：寻求，探测；赜：幽深玄妙；索：搜求；隐：隐秘。探赜索隐，探究深奥的道理，搜索隐秘的事情。

[9]　卒，同"猝"。

[10]　鼫鼠技穷，即梧鼠技穷，语出《荀子·劝学》，比喻仅有的一点本领已经使尽，再也没有别的办法了，与"黔驴技穷"类似。

[11]　孔：很。

[12]　明瞭，清楚的看到，引申为高明。

[13]　臧：善、好。

补十宣散[1]，而及增其疾。此药是破后排脓内补之药，而洪内翰未解用药之意而妄为序跋[2]，以误天下后世者众矣。陈无择[3]云"当在第四节用之"是也。又有得一二方子，以为秘传，惟恐人知之。穷贵之人不见药味而不肯信服者多矣。又有自知众人尝用已效之方，而改易其名，而为秘方，或妄增药味以惑众听，而返无效者，亦多矣。此等之徒，皆含灵之巨贼，何足相向。又有道听途说之人，远来问病，自逞了了，诈作明能，谈说异端。或云是虚，或云是实。出示一方，力言奇效，奏于某处。此等之人，皆是贡谀，其实皆未曾经历一病，初[4]无寸长，病家无主，易于摇惑，欲于速效。又喜不费资财，更不待医者商议可服不可服，即欲投之，倏然至祸，各自走散。古人云："贫无达士将金赠，病有闲人说药方。"此世之通患，历代不能革。

凡癞疽之疾，真如草寇，不守律法，出意凶暴，待之稍贵，杀人纵火，无可疑者。凡疗斯疾，不可以礼法待之，仍要便服一二紧要经效之药，把定脏腑，外施针灸，以泄毒气。其势稍定却，乃详观方论，或命医者详察定名，是癞是疽，是虚是实，是冷是热，或重或轻，对证用药，毋失先后次序。病者不必忧惶，医者确执己见，不可妄立名色，仓惶惑乱，收效必矣。如近代名医李嗣立、伍起予、曾孚先[5]辈，编集上古得效方论要诀。愚因暇日，采摭[6]群言，自立要领，或先或后，不失次序。其中重复繁文者削之，取其言简意尽，纲领节目，整然不紊。庶几览者如指诸掌，虽不能尽圣人之万一，使临病之际，便有所主，毋致渴而穿井，斗而铸兵[7]者乎。

时景定癸亥孟秋[8]，宝唐习医[9]陈自明良甫序。

---

[1] 排脓内补十宣散，中医方剂名。

[2] 内翰，翰林的别称。洪内翰，即洪遵（1120—1174），字景严，谥"文安"，南宋饶州乐平（今江西乐平）人，与兄洪适、弟洪迈并称"三洪"。累官至右丞相，封鄱阳郡开国侯，卒晋少保、信国公。洪遵熟读医书，关心民瘼，收集医方，并事治疗，多获效验。晚年将其搜求有效医方刊刻成书，名《洪氏集验方》。

[3] 陈无择（1131—1189年），名言，以字行，长期居住温州行医济世。他精于方脉，医德高尚，医技精良，著有《三因极一病证方论》。

[4] 初：完全。

[5] 李嗣立，名迅，字嗣立，宋泉州（今属福建）人，官大理评事，以医著名。伍起予，南宋医家，生平及履贯不详，知医。家藏治背疽验方，颇有效验。辑有《外科新书》一书，外科命名之始，已佚，陈自明之《外科精要》中有其引文。曾孚先，宋人，贯履不详，撰有《保生护命集》一卷，已佚。

[6] 采摭：采集、收集。

[7] 渴而穿井，斗而铸兵，语出《黄帝内经·素问·四气调神大论》，意思是要未雨绸缪，早做准备。

[8] 景定，宋理宗年号；癸亥，天干地支纪年；景定癸亥即1263年。孟秋，农历七月。

[9] 宝唐，又作宝塘，河流名，即今崇仁河，后代指崇仁。习医，谦称，类似于"后学"。

# 《备急管见大全良方》序[1]

## 陈自明

　　医，所谓神圣，生而知之者也。脉病证治，其学而知之者乎？是故医莫贵乎学。大抵识脉不如识病，识病不如识证，识证不如药对，精于药者岂荒于学者所可能哉？处药之妙，盖莫如《和剂》[2]矣。朝廷行用此方，上而进御，下而拯救生民，其剂量斟酌轻重多少之节，不知经几有学识前辈投辩商订，然后试之而则效，用之而无弊。

　　仆蚤[3]岁膝下，至于华发，读海内古今医书殆遍，踪迹落东南半天下，讲论玩阅，汗漫[4]繁多，盖尝反复参验。此方包罗揆叙，所谓博而规诸约者。旧以亲朋远游，因就局方撮要曰《备急管见》。盖念医书繁伙，非行李所得尽载，逆旅仓遽，与医药或不相孚。见知者传录之，用则效。暨再客金陵[5]，暇日又取而增益焉。始自中风，讫于婴孺，科别类录，汇而成编。虽曰按图索骥，似失之拘，然前哲处方绳墨具在，恐不得而废也。同志之士，倘改而正诸，不亦宜乎！

　　时咸淳辛未仲秋[6]，临川医学陈自明良甫序。

---

[1]　选自《备急管见大全良方》。陈自明（1190—1270年），字良甫，宋抚州临川（今江西省抚州市临川区）人，江西古代十大名医之一。著有《妇人大全良方》《外科精要》《备急管见大全良方》等。《备急管见大全良方》，陈自明所著。

[2]　《和剂》，即《太平惠民和剂局方》，又称《和剂局方》，为宋代官修中医方剂学著作，陈承、裴宗元等撰。

[3]　仆，第一人称谦称。蚤，同"早"。

[4]　汗漫：广大，漫无边际。

[5]　金陵，今江苏省南京。

[6]　咸淳，宋度宗年号；辛未，天干地支纪年；咸淳辛未即公元1271年。仲秋，农历八月。

# 《简易方论》序[1]

## 包 恢

医者，所以全活乃身，迓续[2]乃命，关系重矣，岂常人之所能与哉？盖必有良法，有良方。法非方不徒行，方非法不能用，二者相因而俱良，则出而试之，小如针之投芥，大如矢之破的，莫不影响而神应，可以觑[3]其功效之所自来矣。

尝闻北周有善医姚僧垣者[4]，伊娄穆[5]病，自腰至脐，似有三缚，两脚缓纵，不复自持，僧垣处汤三剂。服其一上缚即解，次服中缚后解，又服悉除。更合一剂，足稍屈伸。曰："终俟[6]霜降，此患当愈，至九月乃能起行。"高祖[7]东伐，至淮阴[8]遇疾，口不能言，睑[9]垂覆目，不能瞻视，一足短缩，又不能行。僧垣以为诸脏俱病，不可并治，军中之要，莫先于语焉，遂得言。次又治目，目即愈。末乃治足，亦瘳[10]。其功效可谓奇矣。此岂非法良方亦良，故有是功效乎？然史徒载其去病之验，而法与方俱不可考，此后之论者所以不能无憾也！

今有盯江黎民寿[11]，字景仁，资沉敏而思精密，学有师传，意兼自得，悟法之精，

---

[1]　选自《简易方论》，人民卫生出版社 2015 年版。人卫版《简易方论》该序署名"包恢"。《全宋文·包恢文集》收录此文，今依《全宋文》改。包恢（1182—1268 年），字宏父，一字道夫，号宏斋，宋建昌军南城（今江西南城）人，累官至刑部尚书。
《简易方论》，黎民寿所著。黎民寿，字景仁，号盯江水月，南宋建昌军南城县（今江西省南城县）人，著有《玉函经注》《简易方论》《决脉精要》等。

[2]　迓：迎接。迓续：接续。

[3]　觑：看。

[4]　北周，历史上南北朝的北朝之一。姚僧垣，原作"姚僧坦"，误，今改。姚僧垣（499—583 年），字法卫，吴兴武康（今浙江湖州）人，南北朝时著名医家。著有《集验方》《行记》行于世。

[5]　伊娄穆，字奴干，鲜卑族，南北朝时西魏、北周将领。

[6]　俟：等到。

[7]　高祖，北周高祖皇帝宇文邕，公元 561—565 年在位。

[8]　淮阴，今江苏省淮安市。

[9]　睑：眼皮。

[10]　瘳：病愈。

[11]　盯江，河流名，流经建昌府，故又以盯江代指建昌府（治所在今江西省南城县）。黎民寿，字景仁，号盯江水月，南宋建昌军南城县（今江西省南城县）人，著有《玉函经注》《简易方论》《决脉精要》等。

蓄方之富，试之则效。信者弥众，争造其门，或就或请，日夜不得休。其全活迓续[1]之滋多，而影响神应之可验，几有姚僧垣之遗风矣。而僧垣方法之不得见者，君皆多多益办，随取随足，不知其度越常人几等哉。彼常人或得一法一方，则私以自秘自妙，惟恐人之知也。君则不以为私而为公，与人同之，惟恐人之不知也。故明出其方，明著其法，昭白洞达，刊以示人，名曰《简易》。使人皆可以凭此法、按此方而信用之，则其及人之功益远而且大，曰一郡一时云乎哉？虽然，君虽以医鸣，而其渊源则有在矣。盖君之考何[2]，精于举业[3]之文，予尝与之同预计偕[4]，乡之彦也。君少习父学，知自贵重，后忽自叹曰："民寿既未能得志科第以光先世，则医亦济人也，与仕而济人者同。"于是始进医学。以志在济人，与泛泛谋利而医者已异。且以士为医，故读医书忒机警，而知道理深处。况其澹然寡欲，视人之病犹己之病，虽应接不暇，不怠不厌。自奉尤薄，不饮酒，不食肉，不食油盐，终日夕止一食白饭白水白面而已。有人之所难堪，而君处之恬然。自谓庶几身心清洁，可通神明，而不误于救人者。因此反精力强健，若有神助，未尝不以为异。救人不知其几，亦未尝以此为功。是心也，恐姚僧垣之所未知也。然则得君之方法者，何幸又能如君之用心哉？予故并及之，观者当详之。

景定改元[5]中秋，郡人包恢[6]书。


# 《简易方论》序[7]

## 陈宗礼

儒之真者，能以道济天下；医之良者，能以术活人，均之为仁也。然儒必得时之位，始可以及物。医则随其力之所到，以保生延年，以扶衰拯惫，故可用为尤切。世道

---

[1]　迓：迎接。迓续：接续。

[2]　考，父亲。黎民寿父名何。

[3]　举子业：学儒应科举考试。

[4]　计，计吏计；偕，一同；汉朝时被征召的士人皆与计吏相偕同上京师，故称为"计偕"。后世用来指举子赴京参加科考。

[5]　景定改元，即景定元年，公元1260年。

[6]　包恢，原作"包恢"，据《全宋文》改。

[7]　选自《简易方论》，人民卫生出版社2015年版。陈宗礼（1203—1270年），字立之，号千峰，宋建昌军南丰（今江西省南丰县）人，累官至礼部尚书、签书枢密院事，谥"文定"。
《简易方论》，黎民寿所著。黎民寿，字景仁，号盱江水月，南宋建昌军南城县（今江西省南城县）人，著有《玉函经注》《简易方论》《决脉精要》等。

不古，儒或以鲁莽应时需，而医亦如之，欲吾民之有瘳[1]也艰哉！

吾郡黎景仁读神农、黄帝之书[2]，参以释氏[3]之皮肉骨髓，内以理一身之阴阳，外以为人驱疾解疢[4]。初注《玉函经》[5]，既行于世矣。今又为之书，自太乙之真精[6]，以及二情、三焦、四大、五常、六气、七窍[7]，推至百脉之盈虚、万病之进退，莫不考订细微、窥测幽妙而为之论。各据古方，增损发明以拯疗之。又不自私其所见，推以与众共之。以其艺之精通，与其心之普济，可谓仁术也已矣。余虽由儒冠跻禄仕，未有以康时济物，故读黎君所述而乐称之，且以匀愧[8]云。

景定改元八月既望[9]，千峰陈宗礼书于斯文堂。

# 《简易方论》序[10]

### 邓坰

景仁集诸名方，时出一论，名曰《简易》。先之以济阴[11]，其旨希妙。夫天地之大德曰生，生生不穷，所以生人极也，形生神毓安得不先之？犹之草木能根，黄芽甲孕于一气之始[12]，然后成拱抱，积而于云霄，皆一气之推也。故济阴之次受之心。全

---

[1] 瘳：病愈。

[2] 神农之书，指《神农本草经》；黄帝之书，指《黄帝内经》。

[3] 释氏，即佛家、佛教。

[4] 疢：疾病。

[5] 《玉函经》，又名《广成先生玉函经》，为脉学著作，原题唐杜光庭撰，或认为是托名。

[6] 太乙，又名太一，即道家之"道"。真精：真气、元气。

[7] 二情，指男女之情。三焦，六腑之一，上焦、中焦、下焦的合称。四大，指地、水、火、风。《简易方论·四大奥论》：盖人之有生，寓形于内，假色四大以为身。四大者何？地、水、火、风也。五常，即五行，金、木、水、火、土五种物质。六气：风、热、暑、湿、燥、寒六种气候。七窍，指人头部的七个孔，即两眼、两耳、两鼻孔和口。

[8] 匀，调和，这里引申为平衡、平复。

[9] 景定改元，即景定元年，公元1260年。既望，每个月农历十六日。

[10] 选自《简易方论》，人民卫生出版社2015年版。邓坰，又名均，南宋建昌军（治所在今江西省南城县）人，官至吏部侍郎，卒谥"清惠"。

《简易方论》，黎民寿所著。黎民寿，字景仁，号盱江水月，南宋建昌军南城县（今江西省南城县）人，著有《玉函经注》《简易方论》《决脉精要》等。

[11] 济阴，《简易方论》卷二即为"济阴门"。

[12] 黄芽，养生术语。原系外丹家用指丹鼎内所生芽状物，视其为生机方萌之象，又其色黄，故名。内丹家借用，谓先天真气萌生的象征。

甲，先。

婴[1]，品汇有经[2]，诠次[3]有序，用志苦矣。天地育物之功者，知其有助焉。景仁不茹[4]荤，日一叙，如苦禅得道稚子，切切然惟欲利斯世，拯生民。昔人有不为宰相为良医，此而同之。未知与相道孰为优劣，余喜而书之。

景定改元[5]秋中，里人邓坰。

# 《简易方论》序[6]

### 冯梦得

从上圣贤《汤液》《经络》[7]等书，为民立命，三雍百问[8]，考古验今，不有圆机[9]之士，则宁阁笔于本草[10]，林亿、朱肱[11]分科别，讨论明备，第[12]山行水省，仓卒急难，仓扁[13]未易卒集。故近世王氏《简易方》[14]，士大夫往往便之。

---

[1] 全婴，《简易方论》卷三即《全婴门》。

[2] 有经，有条理。

[3] 诠次：层次。

[4] 茹：吃。

[5] 景定改元，即景定元年，公元 1260 年。既望，农历十六日。

[6] 选自《简易方论》，人民卫生出版社 2015 年版。冯梦得，字初心，一字景说，南剑州将乐（今福建将乐县）人，宋嘉熙二年（1238）进士，历任给事中、礼部尚书等。
《简易方论》，黎民寿所著。黎民寿，字景仁，号盱江水月，南宋建昌军南城县（今江西省南城县）人，著有《玉函经注》《简易方论》《决脉精要》等。

[7] 《汤液》即《伊尹汤液经》，相传为商初伊尹所著。《经络》为《黄帝内经·素问》中的内容，唐代医家王冰在《素问注序》中说："合《经络》而为《论要》，节《皮部》为《经络》。"

[8] 三雍：辟雍、明堂、灵台，合称三雍，是帝王举行祭祀、典礼的场所，又叫三雍宫。此句典出《汉书·河间献王传》："武帝时，献王来朝献雅乐，对三雍宫及诏策所问三十余事。"

[9] 圆机：见解超脱，圆通机变。

[10] 本草，代指医药学。

[11] 林亿，尝任朝散大夫、光禄卿直秘阁，精医术。参与校定《神农本草》《素问》《灵枢》《难经》《伤寒论》《金匮要略》《脉经》《诸病源候论》《千金要方》《千金翼方》《外台秘要》等唐以前医书。朱肱（1050—1125 年），字翼中，号无求子，晚号大隐翁。吴兴（今浙江湖州）人，累官至奉议郎，故后人亦称朱奉议。对《伤寒论》深有研究，被征为医学博士。肱：陈列。

[12] 第：但、只。

[13] 仓，仓公，西汉著名医家淳于意，号仓公。扁，扁鹊，春秋战国著名医家，原名秦越人。

[14] 王氏《易简方》，指宋王硕编著的《易简三十方》。王硕，字德肤，南宋永嘉（今浙江温州）。为名医陈无择门徒，曾编著《易简三十方》。

　　盱江黎居士景仁今为《简易方》[1]，钩元撮要[2]，又复增减，善学柳下惠[3]者也。景仁曾注《玉函经》[4]，抉挞幽微，如永诸掌。平生不茹[5]荤，贯儒释，百念俱息，独一念活人。颠沛造次，于是见在心，未来心无量不可思议。今举似圆觉[6]，地水火风[7]，生生死灭，从本不实，故极是说。到骨髓、五常[8]、脏位、脉候、声音、臭味、气血、寒暑、风湿，后微至者，诠次[9]无差，学力有如此者。彼食人之禄，略不能医得一二凋瘵[10]，视此当自愧汗。余尝与景仁诵其所闻，昔者东阳子言养生者，以身之中谓之黄庭[11]。黄者，中之色；庭者，中之所。气液流通，上极泥丸[12]，下至衡端、三元九宫[13]、八真二十四景悉以黄庭主之。《易》曰"黄中通理"[14]是也。人之有黄庭，即天地之太极，老氏[15]之神谷也。谷，言其虚而受省之藏也。玄牝，二肾也。左玄，天之色；右牝，地之类。天地呼吸之气出入于此，所谓胎息也。及观《还元篇》论寿神应乾[16]。乾，六阳，完也。自年十有五至二十有五，有以泄之，其存为姤[17]。自二十有五，十年泄之甚，其存为遁[18]。自三十有五，十年不知养焉，则存者为否[19]。天地之中气也，又

---

[1]　盱江，河流名，流经建昌府，故又以盱江代指建昌府（治所在今江西省南城县）。《玉函经》，又名《广成先生玉函经》，为脉学著作，原题唐杜光庭撰，或认为是托名。《简易方》，又称《简易方论》，黎民寿著。

[2]　钩元撮要，探取精微，摘出纲要。

[3]　柳下惠，本名展获，字子禽（一字季），谥号惠，因其封地在柳下，后人尊称其为柳下惠。

[4]　《玉函经》，又名《广成先生玉函经》，为脉学著作，原题唐杜光庭撰，或认为是托名。

[5]　茹：吃。

[6]　圆觉，佛教语。指佛家修成圆满正果的灵觉之道。

[7]　《简易方论·四大奥论》：盖人之有生，寓形于内，假合四大以为身。四大者何？地、水、火、风也。

[8]　五常，即五行，金、木、水、火、土五种物质。

[9]　诠次，层次。

[10]　凋瘵，衰败、困乏。

[11]　黄庭，指下丹田。

[12]　泥丸，道教语，脑神的别名。

[13]　三元，道教语，这里指上、中、下三丹田。九宫，道教语，又称头中九宫。《洞真太上道君元丹上经》："头中有九宫：两眉间上却入一寸为明堂宫，却入二寸为洞房宫，却入三寸为丹田宫，却入四寸为流珠宫，却入五寸为玉帝宫；明堂上一寸为天庭宫，洞房上一寸为极真宫，丹田上一寸为玄丹宫，流珠上一寸为太皇宫。"

[14]　黄中通理，以黄色居中而兼有四方之色，指通晓事物的道理。

[15]　老子是道家学派的创始人，后以老氏代指道家学派或道教。

[16]　乾，即乾卦，由六根阳爻组成。

[17]　姤，即姤卦。

[18]　遁，即遁卦。

[19]　否，即否卦。

不知养焉。加乎五岁则观[1]，又不知养焉。加乎五岁则剥[2]，又不知养。八八六十四卦之终也，其应为坤[3]。坤，纯阴也。惟安谷[4]而生，名曰苟寿。然则凡有生者，可不谨哉？《黄庭经》[5]虽有"百二十年，犹可还"之说，修之为复、为临、为泰[6]。然非有道根，谈何容易？余老且病，三折肱[7]自医，悔不早学《易》[8]。居士以佛医人，余以《易》医人，可乎？居士曰：是或一道也。故序。

开庆己未秋七月上瀚[9]，延平[10]冯梦得书于星履堂。

# 《简易方论》序[11]

## 陈谦亭

"达则愿为良相，穷则愿为良医"，前修有是言矣。且穷达异也，而医与相等耶？噫！盖亦自其用心者而观之。夫辅佐天子，燮理阴阳[12]，三光平而五辰抚[13]，四夷服而万民协[14]，国无疵疠[15]，时底平康，良相之心也，达者事也。极疗群生，消弭灾害，六

---

[1]　观，即观卦。

[2]　剥，即剥卦。

[3]　坤，即坤卦，由六根阴爻组成。

[4]　安谷：受纳水谷。

[5]　《黄庭经》又名《老子黄庭经》，是道教养生修仙专著，内容包括《黄庭外景玉经》和《黄庭内景玉经》，两晋年间，新增《中景经》。

[6]　复，即复卦；临，即临卦；泰，即泰卦。

[7]　三折肱，三次折断手臂，比喻多次失败，语出《左传·定公十三年》。

[8]　《易》，即《周易》。

[9]　开庆，宋理宗年号；己未，天干地支纪年；开庆己未，即公元 1259 年。上瀚，即上旬。

[10]　延平，旧福建十邑之一，治所在今福建省南平市延平区。

[11]　选自《简易方论》，人民卫生出版社 2015 年版。陈谦亭，浙江金华人，生平不详。
《简易方论》，黎民寿所著。黎民寿，字景仁，号旴江水月，南宋建昌军南城县（今江西省南城县）人，著有《玉函经注》《简易方论》《决脉精要》等。

[12]　燮理：协和治理。《尚书·周官》："立太师、太傅、太保，兹惟三公，论道经邦，燮理阴阳。"

[13]　三光：日、月、星。五辰，即四时，古代谓五星分主四时（木主春、火主夏、金主秋、水主冬、土分属四时），故称四时为"五辰"。平：平和。抚：顺。语出《尚书·皋陶谟》："抚于五辰，庶绩其凝。"

[14]　四夷，为对中国边区各族之泛称，即东夷、南蛮、北狄和西戎的合称。协：和洽。

[15]　疵疠：灾害、疫病。

气和而五运泰[1]，四大安而百骸妥[2]，民无短折，用享天季[3]，良医之心也，穷者事也。均是心也，济世心也，济人亦此心也，扶颠持危此心也，回生起死此心也。然则穷亦达身，医犹相也，何有上下之间哉？独悲夫世之为相者多，而良相寡；为医者多，而良医寡。大则误国，小则误人，尚忍言哉？

旴江黎景仁[4]儒而医者，殆医之所谓良医者欤？盖其心静而念一，力苦而功到。前疏《玉函经》[5]，今集《简易方》，钩玄索隐，俱有非侪辈所得肩者[6]。若夫轻嗜欲，薄滋味，凡人有疾病苦恼，不问贵贱、贫富、美恶，孜孜拯救。常若不及此，又其卓乎可尚者也？予忝窃禄仕[7]或二十年，既未能为达者事，又不能为穷者事，视吾景仁，殊有愧色，姑喜谈而乐道之。

景定元年中元日[8]，金华陈谦亭书于公忠堂。

# 《黄帝八十一难经纂图句解》序[9]

## 李 駉

可以生人，可以杀人，莫若兵[10]与刑。然兵、刑乃显然之生杀人，皆可得而见，医乃隐然之生杀人，不可得而见。年来妄一男子，耳不闻《难》《素》[11]之语，口不诵

---

[1]　六气，指厥阴风木、少阴君火、少阳相火、太阴湿土、阳明燥金、太阳寒水。五运，指金、木、水、火、土五种物质的运动变化，出自《素问·天元纪大论》。和，阴阳平衡为和。

[2]　四大，指地、水、火、风。《简易方论·四大奥论》：盖人之有生，寓形于内，假合四大以为身。四大者何？地、水、火、风也。

百骸，指人的各种骨骼或全身。

[3]　天季：天年。

[4]　旴江，河流名，流经建昌府，故又以旴江代指建昌府（治所在今江西省南城县）。

[5]　《玉函经》，又名《广成先生玉函经》，为脉学著作，原题唐杜光庭撰，或认为是托名。

[6]　侪辈，同辈、朋辈。肩：比肩。

[7]　忝窃，谦辞，辱居其位或愧得其名。禄仕，做官拿俸禄。

[8]　景定元年，即公元1260年。中元，即农历七月十五日。

[9]　选自《黄帝八十一难经纂图句解》，人民卫生出版社1997年版。李駉，字子埜，号晞范子，南宋医家，江西临川人，生卒年不详。

《黄帝八十一难经纂图句解》，李駉所著。

[10]　兵，这里代指战争。

[11]　《难》，即《难经》，原名《黄帝八十一难经》，传说为秦越人（扁鹊）所作。该书以问答解释疑难的形式编撰而成，共讨论了81个问题，故又称《八十一难经》。《素》，即《黄帝内经·素问》，相传为黄帝所著。

《难》《素》之文，滥称医人，妄用药饵，误之于尺寸之脉，何啻[1]乎尺寸之兵？差之于轻重之剂，有甚于轻重之刑！

予业儒未效，惟祖医是习，不揆[2]所学，尝集解王叔和《脉诀》[3]矣，尝句解《幼幼歌》[4]矣。如《八十一难经》乃越人授桑君[5]之秘术，尤非肤浅者所能测其秘，随句笺解，义不容辞。敬以十先生[6]补注为宗祖，言言有训，字字有释，必欲学医君子口诵心惟[7]。以我之生，换彼之生，自必能回生起死矣，何至有实实虚虚医杀之机？吁！医有生人之功如此，岂不贤于兵刑之生杀哉？

时大宋咸淳五年岁次己巳孟春[8]，临川晞范子李駉子埜自序。

# 书宋本晞范子《脉诀集解》后[9]

### 朱彝尊

咸淳二年[10]，临川李駉子野撰《脉诀集解》一十二卷，邑人何桂发序之，谓得于诵诗读书之余，盖儒者也。窃谓人之赋形，修短强弱肥瘠之不同，则脉亦异矣。今之医止凭切脉，而王叔和之诀[11]，盖有不甚解者。庸医一岁之杀人，比于法司之决囚数且倍之矣。駉自号晞范子，其书引证周洽，当时板行，必多传习者，而《宋·艺文志》不载，何欤？

---

[1]　啻：异。

[2]　揆，揣测、审度。

[3]　王叔和（201—280 年），名熙，魏晋间著名的医学家，著有《脉经》《脉诀机要》等。《脉诀》，即《脉诀机要》。

[4]　《幼幼歌》，或指《幼幼新书》，南宋刘昉等辑撰，刊于绍兴二十年（1150）。

[5]　桑君，即长桑君，秦越人（扁鹊）的老师。

[6]　十先生，指十位注释过《难经》的医家前辈。

[7]　诵：朗读；惟：思考。口诵心惟：口中朗诵，心里思考。

[8]　咸淳，宋度宗年号，咸淳五年即公元 1269 年。己巳，天干地支纪年。孟春，农历一月。

[9]　选自《曝书亭集》。朱彝尊（1629—1709 年），清代诗人、词人、学者、藏书家，秀水（今浙江嘉兴市）人。康熙十八年（1679）举博学鸿词科，除检讨。二十二年（1683 年）入直南书房，曾参加纂修《明史》。
《黄帝八十一难经纂图句解》，李駉著。李駉，字子埜，号晞范子，南宋医家，江西临川人，生卒年不详。

[10]　咸淳，宋度宗年号，咸淳五年即公元 1266 年。

[11]　王叔和（201—280 年），名熙，魏晋间著名的医学家，著有《脉经》《脉诀机要》等。

# 《医书集成》序[1]

## 虞 集

医之治人疾病也，砭焫[2]以钻灼其肌肤，酷毒[3]以攻害其脏腑。非有顺适之快、甘和之美，而不爱千金重币以求其厉己者而甘心焉，诚以其疾苦之加，死亡之至，有甚于医之所用故也。故曰不得已而用之，犹国家之用兵与刑也。圣哲之为治，岂忍使残忍之伎[4]，以劓刖[5]而加诸血肉之躯，使勇悍之夫，操杀人之器，以跳梁击刺以为功也？固将以禁奸慝[6]，止暴乱，以安良善而致治平云尔。是以兵有兵书，刑有刑书。然而叔向不满于子产[7]，赵括一战而亡君者[8]，诚以执书而不知用，其害有不可胜言者也。

医之为书，古先圣神之言，而仅存于今者，《素问》《难经》《灵枢》《甲乙》[9]之类而已。古书奇奥世远，不无缺凿，难解者多矣。张长沙之书[10]，学者重之，几列于经，后世之说者[11]众，若成无己[12]之不谬于旨要者或寡矣。千余年后继而作者，其河间

---

[1] 选自《全元文·虞集文集》，凤凰出版社1999年版。虞集（1272—1348年），字伯生，号道园，世称邵庵先生，江西崇仁人。元代著名学者、诗人。
《医书集成》，邓元彪所著。邓元彪，江西省金溪县人，元代道士，通医。

[2] 砭焫，砭灸、针灸。

[3] 毒，药。

[4] 伎，同"技"。

[5] 劓刖，割鼻断足。

[6] 奸慝，指奸恶的人。

[7] 叔向，春秋后期晋国贤臣，政治家、外交家，以正直和才识见称于时。子产，春秋时期著名政治家、思想家，先后辅佐郑简公、郑定公。公元前536年，子产将郑国的法律条文铸在象征诸侯权位的鼎上，向全社会公布，史称"铸刑书"。但他的好友、晋国叔向却给他写了封信表示反对。

[8] 赵括，战国时期赵国名将赵奢之子，只会纸上谈兵，长勺之战被秦军坑杀赵军四十万。

[9] 《素问》《灵枢》，医经名，两者称为《黄帝内经》，相传为黄帝所著。《难经》，原名《黄帝八十一难经》，传说为秦越人（扁鹊）所作。该书以问答解释疑难的形式编撰而成，共讨论了81个问题，故又称《八十一难经》。《甲乙经》，针灸名著，晋皇甫谧撰，原名《黄帝三部针灸甲乙经》，又名《黄帝甲乙经》《针灸甲乙经》。

[10] 张长沙，即张仲景，名机，字仲景，东汉末年医家，著有《伤寒杂病论》，后世尊为"医圣"。相传曾任长沙太守，故后世称为张长沙。书，这里指《伤寒杂病论》。

[11] 说，这里为注释、注解之意。

[12] 成无己，生活于北宋末、金初之际，著有《注解伤寒论》十卷，为注解《伤寒论》第一人。

刘守真[1]乎？而其言亦古奥，世俗浅俚，非儒家深于文字者，亦未易以尽通也。寥寥数千百年，天下万方之国，生齿之繁，何可数计，而传其学者又如此。则医之为道，人之为生，不亦殆乎？且以近世论之，士之生于东南者，气质柔弱，腠理浅疏。鱼肉菜果粳稻之食，短味而少力，土薄水浅，炎蒸湿沮，易以中袭。故其人多畏忌而慎攻伐，是以医者之用药，每尚温平。至于疑似之间，依稀以尝试，虽其谬误，均为杀人。然谨慎循持，犹可以渐理。故说者曰："得其道者为治病，误于前失者又须治药。病虽已失，所幸其药势之缓，犹或可为也。"中原至于北方，风气坚劲，禀受雄壮，饮食充厚，肤理严密，大实大满之疾常常有之。为河间之学[2]而得其传者，诊脉察证，真知邪之所在，一决而去之，可谓快意而通神者矣。而其时东垣有洁古老人[3]，用药至详实。尝以固根本为重，非惟法当宜然，而亦可以救当时一偏之弊矣。我国家混一海宇，地气周流，无有间隔。然而东南之民柔脆如故，而富完安乐之久、奉养之厚、欲乐之纵，则中州北方之人，不如昔者亦有之矣。近世乃有勦[4]用其法以自夸，不足以深知刘君之旨。而究其法，一切从事于苦寒疏利之剂，抵掌扼腕以为神术。今夫杀人者死，伤人抵罪，有国者莫之能易也。若而人者操杀人之具于顷刻之间，而莫之禁，亦独何心也哉？噫！非书之罪也！譬若治平之世，或草窃生乎其间，为政者或一夫之力治之而有余，或千人之众讨之而可定，的知贼之所在而用吾兵焉，则贼除而国安矣。今也虽有小寇，而遽出重兵以讨之。初莫知贼之所在，于是元气伤而本势虚，虽微贼反足以成其势而猖蹶[5]者有之矣。贼虽去而本势随之以尽者，亦有之矣。尝有及吾门者，谓尝治某人之疾，盖用大黄、朴硝[6]数斤，煮以大酒数斗而饮之，一夕疾良已[7]。又如是者饮之数日，疾乃已。予斥之曰："古人服重剂，疾去，止后服。且分两少于今日权衡多矣。虽牛马，岂能饮如此汤剂乎？"予后迹其所治者皆死。古之人，一汗之速，犹恐促其年。若用药如斯人者，残忍可胜诛哉！予闲居[8]病此久矣，而未有发予之论者。会稽处士费无隐[9]来山中，退然有不自足之意，恻然有悯世之深心，自修若不足，而惧无以及人也，故亦

---

[1]　刘守真，即刘完素，字守真，河北河间人，世称刘河间，金元四大家之一。

[2]　河间之学，指刘完素的医学理论，刘完素为金元"寒凉派"开创者。

[3]　东垣，古县名，秦置，汉高祖十一年（公元前196年）改为真定县（今河北省正定县）。洁古老人，即张元素，字洁古，金代易州（今河北省易县）人，易水学派创始人。

[4]　勦，袭取、剽窃。

[5]　猖蹶，即猖獗。

[6]　大黄，中药名，具有攻积滞、清湿热、泻火、凉血、祛瘀、解毒等功效。朴硝，又名芒硝，别名硫酸钠，中药名，主治破痞，温中，消食，逐水，缓泻。

[7]　良，确实。已，病愈。

[8]　闲居：安闲居家，这里指暂时离开官场安闲居家。

[9]　会稽，古地名，浙江绍兴的别称。费无隐，元代道士，虞集有《赠羽士费无隐》《费无隐丹室》等诗。

好医焉。尝问其所为学，曰："临川之金溪有三十六峰者[1]，古仙真人之所游也。其下有邓君元彪者，不乐居家，而好修真[2]之事。尝去乡里，适吴越[3]之郊。有闻其风者，筑室山水之胜以留之，其徒苦挽之以还其乡。乃以暇日尽考古医经，汇而别之，三十有余卷，命之曰《医书集成》，数十年而后成。捃拾[4]离合，该博参互[5]，其用心亦勤矣。"邓君忧医学之失传，而人生之不遂，盖同于予心也。修书之事，无隐亦与闻焉。邓君字谦伯，号无为子。书成而化去，无隐治其丧如礼。又经济其家，独宝其书，以传示诸公间。南行御史台侍御史张公起岩[6]见而悦之曰："子宜得蜀郡虞伯生氏之序，则当助子刊行矣。"后数年，始能来为余道之。

嗟夫！昔之为方书者，先列其经络，以见其病之所在，随而见其治之之方。其后又有内因、外因、不内外因之目而条列之，而言病者无遗处矣。兹书也，乃自颠至踵，分列百骸[7]而以病系之。观其病之所见轻重大小，无不尽在，即其条而后观其受病之经[8]，所因之故，一经一纬，可以互见，亦著书之一法云。学不博不足以尽其艺，为医者尚有考于斯文。

# 《诊脉指要》序[9]

## 吴　澄

俗间误以《脉诀机要》为《脉经》[10]，而王氏[11]《脉经》观者或鲜。旴江[12]姚宜仲三

---

[1]　临川，这里是指抚州。抚州，历史上曾为临川郡，后世常以临川代指抚州。金溪，今江西省金溪县。三十六峰，指云林三十六峰，在金溪县境内。

[2]　修真，道教中，学道修行，求得真我，去伪存真为"修真"。

[3]　吴越，古代地名，即今江苏南部、上海、浙江、安徽南部、江西东北部古吴越国的区域。

[4]　捃拾：拾取、收集。

[5]　该博：渊博、博通。参互：互相参杂、相互参证。

[6]　南行御史台，江南诸道行御史台的简称。张起岩（1285—1354年），字梦臣，元代著名政治家、史学家、文学家。

[7]　百骸：指人的各种骨骼或全身。

[8]　经，经络。

[9]　选自《全元文·吴澄文集》，凤凰出版社1999年版。吴澄（1255—1330年），字幼清，晚字伯清，学者称草庐先生，抚州崇仁（今江西省崇仁县）人。元代杰出的思想家、教育家。
《诊脉指要》，姚宜仲所著。姚宜仲，元代建昌路（治所在今江西省南城县）医家。

[10]　《脉诀机要》《脉经》，均为医籍名，西晋医家王叔和所著。

[11]　王氏，指王叔和（201—280年），名熙，魏晋间著名的医学家，著有《脉经》《脉诀机要》等。

[12]　旴江，河流名，流经建昌府，故又以旴江代指建昌府（治所在今江西省南城县）。

世医，周秋阳、周嘉会，儒流之最也，亟[1]称其善脉，其进于工巧可知。增补《断病提铜》，殆与钱闻礼《伤寒百问歌》[2]同功。《诊脉》一编，父经子诀者也。为医而于医之书、医之理博考精究如此，岂俗医可同日语哉？

余不治医，而好既其文。脏腑之脉各六，三在手，三在足。医家所诊一寸九分，乃手太阴肺经一脉尔，于肺之一脉而并候五脏六腑之气。其部位也，《脉要精微论》[3]言之，下部候两肾，中部左肝右脾，上部左心右肺。心包与心同位，所谓左内以候膻中[4]是也，而不寄诸右尺命门之部。陈无择"脉偶"[5]盖十得八九，而未之尽，何也？脉书往往混牢革[6]为一，有牢则无革，有革则无牢。夫牢者，坚也。经[7]云："紧牢为实"。又云："寒则牢坚。"革者，寒虚相博之脉也，而可混乎？脉之名状、浮流、实虚、紧缓、数迟、滑涩、长短[8]之相反也。弦弱[9]犹弓之有张弛，牢濡[10]犹物之有坚硬[11]，匹配自不容易，抑有难辨者焉。洪散[12]俱大，而洪有力；微细[13]俱小，而微无力。芤类浮也[14]，而边有中无；伏类沉也[15]，而边无中有。若豆粒而摇摇不定者，动也；若鼓皮而如如不动[16]者，革也。洪，微也；散，细也。芤之与伏也，动之与革也，亦其对也。二十四者之外，促、结、代[17]皆有止之脉。疾而时止曰促，徐而时止曰结。虽有止，非死脉也，代真死脉矣。故促、结为对，而代无对。总之凡二十七。宜仲有"脉位""脉偶"二条，因附鄙说。其然欤？其不然欤？裁之可也。

---

[1] 亟：屡次。

[2] 钱闻礼，南宋医家。绍兴年间任建宁府（治所在今福建省建瓯）通判。通晓医术，尤精伤寒，撰《伤寒百问歌》四卷，共九十三首。

[3] 《脉要精微论》，《黄帝内经·素问》第十七卷。

[4] 膻中，人体部位名，指胸部两乳之间正中部位，为宗气所聚之处。

[5] 陈无择（1131—1189年），名言，以字行，居温州，行医济世。他精于方脉，医德高尚，医技精良，著有《三因极一病证方论》。脉偶，指陈无择《三因极一病证方论》卷一《脉偶名状》篇。

[6] 牢，指牢脉，脉象为脉来实大弦长，坚牢不移。革，指革脉，脉象为浮而搏指，中空外坚，如按鼓皮。

[7] 经，这里指《难经》。此句出自《难经·四十八难》。

[8] 实虚、紧缓、数迟、滑涩、长短均为脉象。

[9] 弦，弦脉，脉象为端直而长，指下挺然，如按琴弦。弱，弱脉，脉象为细软而沉，柔弱而滑。

[10] 牢，即牢脉。濡，濡脉，脉象为浮而细软，轻按可得，重按反不明显。

[11] 硬，像美玉一样的石头。

[12] 洪，洪脉，脉象为脉体宽大，充实有力，来盛去衰，状若波涛汹涌。散，散脉，脉象为浮散无根，轻按分散零乱，中按渐空，重按则无之。

[13] 微，微脉，脉象极细极软，按之欲绝，若有若无。细，细脉，脉细如丝，脉起落搏指明显，能分清次数。

[14] 芤，芤脉，脉象为宽大而中间有空虚感。浮，浮脉，脉象为举之有余，按之不足。

[15] 伏，伏脉，脉象为脉来伏隐，重按推筋着骨始得。沉，沉脉，脉象为脉位低沉，轻取不应指，重按始得。

[16] 如如不动，事物常在，这里是没有变化的意思。

[17] 促，促脉，脉来急数而有不规则的间歇。结，结脉，脉来迟缓而呈不规则间歇。代，代脉，脉来缓慢而有规则的歇止。

# 《内经指要》序[1]

## 吴 澄

医家《内经》与儒家六经[2]准，其三才[3]之奥、诸术之原乎？然其辞古，其旨深，医流鲜能读。儒流谓非吾事，亦不暇读，何望其能探奥而究源也哉？吾兄李季安，自为举子时，博洽群书，纂事记言，细字大帙[4]，堆案盈笈，余尝叹其用心之密、用力之勤。中岁[5]从事于医，其心力之悉又有加焉。所辑诸家方论靡不该备[6]，抑其末耳。若《素问》，若《灵枢》，若《难经》《伤寒论》[7]，所谓医家六经者，融液贯彻[8]。取《素问》二经纲提类别，较然著明，一览可了，名曰《内经指要》。余夙嗜此经，每欲与人共论而莫可。

今获见此，能不抵掌称快！是篇布濩[9]乎天下，俾[10]观者有径可寻，有门可入，人人能读《内经》而得其奥，而得其源，则于儒家穷理尽性之方、医家济人利物之务，其不大有所裨[11]欤？季安应人之求不择贵富，虽贫贱不能自存，必拯其危急，皇皇惟恐后，盖以儒者之道行医者之术。此其实行也，非止善著书而已。

---

[1]　选自《全元文·吴澄文集》，凤凰出版社 1999 年版。吴澄（1255—1330 年），字幼清，晚字伯清，学者称草庐先生，抚州崇仁（今江西省崇仁县）人。元代杰出的思想家、教育家。
《内经指要》，李季安所著。李季安，元代盱江医家。

[2]　《内经》，即《黄帝内经》，相传为黄帝所著。六经，儒家的六部经典，分别为《诗》《书》《礼》《易》《乐》《春秋》。

[3]　三才：天、地、人。

[4]　帙：书、卷。

[5]　中岁，中年。

[6]　该备：完备。

[7]　《素问》《灵枢》，均为古医经，合称为《黄帝内经》。《难经》，原名《黄帝八十一难经》，传说为秦越人（扁鹊）所作。该书以问答解释疑难的形式编撰而成，共讨论了 81 个问题，故又称《八十一难经》。《伤寒论》，东汉末年张仲景所著，被誉为"方书之祖"。

[8]　融液，融为一体。贯彻，一以贯之。

[9]　布濩：遍布、布散。

[10]　俾：使。

[11]　裨：增添、补助。

# 《运气新书》序[1]

## 吴 澄

天地阴阳之运往过来续，木、火、土、火、金、水[2]始终终始，如环斯循。六气相生之序也，岁气起于子[3]中，尽于子中，故曰："冬至子之半，天心无改移。"子午之岁始冬至燥金[4]，三十日然后禅于寒水，以至相火[5]，日各六十者五，而小雪[6]以后，其日三十复终于燥金。丑未之岁始冬至寒水，三十日然后禅于风木，以至燥金，日各六十者五，而小雪以后，其日三十复终于寒水。寅申以下皆然。如是六十年至千万年，气序相生而无间，非小寒之末无所于授，大寒之初无所于承，隔越一气不相接续，而截自大寒，为次年初气之首也。此造化之妙，《内经》秘而未发，启玄子[7]阙而未言。近代杨子建[8]仿推而得之。夫医家运气之说，惟《阴阳大论》[9]七篇具存，而启玄子取以补《内经》，医流之究竟及此者盖鲜。邓焱景文贯通儒书，精专医伎[10]，纯厚谨审[11]，而笃于学。演绎七论，条分类别，目曰《运气新书》，经文注义采拾靡遗。凡著书欲以明运气者，未有能若是赅[12]且悉也。予又因杨氏所推，特表古圣先贤未发未言之奥于其篇端。邓氏此书之行于世也，可无毫发罅漏矣。

---

[1] 选自《全元文·吴澄文集》，凤凰出版社 1999 年版。吴澄（1255—1330 年），字幼清，晚字伯清，学者称草庐先生，抚州崇仁（今江西省崇仁县）人。元代杰出的思想家、教育家。
《运气新书》，元代盱江医家邓焱著。邓焱，字景文，生平不详。
[2] 中医认为，天地万物无不由厥阴风木、少阴君火、少阳相火、太阴湿土、阳明燥金、太阳寒水。六气化生而成。每年气运变化，运气交替。
[3] 子，子月，农历十一月，为冬至所在月。
[4] 子午岁，子岁和午岁。下文丑未、寅申类推。冬至在冬季，五行属金。
[5] 相火，中医学术语，六气之一。
[6] 小雪，二十四节气之一。
[7] 启玄子，王冰，唐代著名医学家，自号启玄子。曾官太仆令，后人因称王太仆。对《黄帝内经》研究至深，用 12 年时间，编次、注释《黄帝内经·素问》，颇有发挥。
[8] 杨子建，也作扬子建，生卒年不详，字康候，号退修，北宋青神县（今四川省青神县）人，著名妇产科专家。著有《通神论》《难经续演》《护产方》《十产论》等。
[9] 《阴阳大论》，《黄帝内经》第五篇，全称《阴阳应象大论》。
[10] 伎，同"技"。
[11] 审：周密。
[12] 赅：完备。

# 《运气考定》序[1]

## 吴 澄

　　邵子谓《素问》《密语》[2]之类得术之理，郓城曹君大本彦礼父[3]嗜邵子书，而尤究意于《素问》《密语》运气之说，裒集[4]《大论》三卷、《密语》七卷，亦勤矣。吾乡有医士邓氏所编《运气新书》，相近而微不同，予尝为之序。

　　噫！世之言运气者，率以每岁大寒节[5]为今年六之气所终、来年一之气所始，其终始之交隔越一气，不相接续，予尝疑于是。后见杨子建《通神论》[6]，乃知其论已先于予。彦礼父好邵学，予请以先天、后天卦[7]明之。夫风木，冬春之交，北东之维，艮、震[8]也；君火，春夏之交，东南之维，震、巽[9]也；相火，正夏之时，正南之方，离也[10]；湿土，夏秋之交，南西之维，坤、兑[11]也；燥金，秋冬之交，西北之维，兑、乾[12]也；寒水，正东之时，正北之方，坎[13]也。此主气之定布者也。地初正气，子中而丑

---

[1]　选自《全元文·吴澄文集》，凤凰出版社1999年版。吴澄（1255—1330年），字幼清，晚字伯清，学者称草庐先生，抚州崇仁（今江西省崇仁县）人。元代杰出的思想家、教育家。
　　《运气考定》，曹大本著。曹大本，字彦礼，元代医家，郓城（今属山东）人。精医理，尤究意于《素问》《密语》运气之说。

[2]　邵子，即邵雍，字尧夫，谥号康节，自号安乐先生、伊川翁，后人称百源先生，北宋哲学家、易学家，有内圣外王之誉。《素问》，古医经名，与《灵枢》合称《黄帝内经》，相传为黄帝所著。《密语》，全称《素问六气玄珠密语》，又称《玄珠密语》，唐代医家王冰著。

[3]　郓城，县名，今属山东省菏泽市。父，古代用于人字后面表示敬称。

[4]　裒集：辑集。

[5]　大寒，二十四节气之一，为一年中最后一个节气。故而说为六之气之所终，来年一之气所始。

[6]　杨子建，也作扬子建，生卒年不详，字康候，号退修，北宋青神县（今四川省青神县）人，著名妇产科专家。著有《通神论》《难经续演》《护产方》《十产论》等。

[7]　先天八卦，相传来自于河图。以乾坤定南北，坎离定东西。故先天八卦数是：乾一、兑二、离三、震四、巽五、坎六、艮七、坤八。它的中间数为0，以代表五或十。
　　后天八卦，相传来自于洛书。以坎离定南北，震兑定东西。故后天八卦数是：坎一、坤二、震三、巽四、中五、乾六、兑七、艮八、离九。它的中间数为五，与对宫纵横相加之和为十五数。

[8]　风木，中医学术语，六气之一。艮、震，八卦名，用以代表方位。后天八卦中，艮为东北；震为正东。

[9]　君火，中医学术语，六气之一。巽，八卦名，用以代表方位。后天八卦中，巽为东南。

[10]　相火，中医学术语，六气之一。离，八卦名，用以代表方位。后天八卦中，离为正南。

[11]　湿土，中医学术语，六气之一。坤、兑，八卦名，用以代表方位。后天八卦中，坤为西南；兑为正西。

[12]　燥金，中医学术语，六气之一。乾，八卦名，用以代表方位。后天八卦中，乾为西北。

[13]　寒水，中医学术语，六气之一。坎，八卦名，用以代表方位。后天八卦中，坎为正北。

中[1]，震也；地后间气，丑中而卯中[2]，离也；天前间气，卯中而巳[3]中，兑也；天中正气，巳中而未[4]中，乾、巽也；天后间气，未中而酉[5]中，坎也；地前间气，酉中而亥[6]中，艮也；地中正气，亥中而子中，坤也。此客气之加临者也。主气土居二火之后，客气土行二火之间。终艮始艮，后天卦位也；始震终坤，先天卦序也。世以岁气起大寒者，似协后天"终艮始艮"之文，然而非也。子建以岁气起冬至者[7]，冥契先天"始震终坤"之义。子午[8]岁之冬至起燥金，而生丑中之寒水；丑未岁之冬至起寒水，而生丑中之风木；寅申岁起风木；卯酉岁起君火；辰戌岁起湿土；已亥岁起相火；皆肇端于子半[9]。六气[10]相生，循环不窥，岂岁岁间断于传承之际哉？然则终始乎艮者可以分主气所居之位，而非可以论客气所行之序也。彦礼父于经传之所已言采拾详矣，惟此说乃古今之所未发，敢为诵之，以补遗阙。彦礼父天资淳实，于书无不读，而慕邵子甚至。昔司马公[11]与邵子同时，而师尊之，注《太玄》[12]，撰《潜虚》[13]，笃学清修。吾彦礼父之资，其几乎？予忝与之聚处国学[14]，获睹其书，遂为志其卷首。

---

[1]　子，即子月，农历十一月。丑，即丑月，农历十二月。

[2]　卯，即卯月，农历二月。

[3]　巳，即巳月，农历四月。

[4]　未，即未月，农历六月。

[5]　酉，即酉月，农历八月。

[6]　亥，即亥月，农历十月。

[7]　子建，即建子之月，古代把子月放在哪个月份。夏历把子月放在冬至所在的月份，即农历十一月。

[8]　子午岁，子岁和午岁。下文丑未、寅申、卯酉、辰戌、已亥类推。

[9]　子半，子月月中。

[10]　六气，中医学术语，指厥阴风木、少阴君火、少阳相火、太阴湿土、阳明燥金、太阳寒水。

[11]　司马公，即司马光，字君实，号迂叟，世称涑水先生。北宋政治家、史学家、文学家。

[12]　《太玄》，汉代扬雄撰，也称《扬子太玄经》，简称《太玄》《玄经》。扬雄将源于老子之道的玄作为最高范畴，并在构筑宇宙生成图式、探索事物发展规律时，以玄为中心思想。

[13]　《潜虚》，北宋司马光仿汉代扬雄的太玄而作。以"虚"为万物的本原，取名《潜虚》，有探索隐秘本原之意。

[14]　国学，指国子监。吴澄于1308年至1313年间曾任职国子监。

# 《易简归一》序[1]

## 吴 澄

近代医方惟陈无择议论[2]最有根底，而其药多不验。严子礼[3]剿取其论，而附以平日所用经验之药，则既兼美[4]矣。王德肤[5]学于无择，《易简三十方》盖特为穷乡僻原医药不便之地一时救急而设，非可通于久远而语于能医者流也，是以不免于容易苟简，其有以来，施、卢之攻[6]也宜。且如瘅痢[7]之证，病源不一，治法自殊。世有执"无痰[8]不成瘅、无积不成痢"之说而概用一药者，或验于甲而不验于乙。人但咎[9]其药之不灵，而孰知由其辨之不明哉？数见病瘅者对证依施氏用药，又数见病痢者对证依严氏用药，证各不同，无不应手愈。信夫，辨证之明而处方之当者，其效如此。德肤局以四兽[10]，断下二药，岂可不笑也邪？德肤以来，增补其书者凡三，曰孙[11]，曰施，曰卢。豫章徐若虚，昔以进士贡，儒而工于医。又取四《易简》而五之[12]，名曰《易简归一》。其论益微密，其方益该备[13]。施、卢且当避席，而况王若孙乎？虽然，微密非易

---

[1] 选自《全元文·吴澄文集》，凤凰出版社1999年版。吴澄（1255—1330年），字幼清，晚字伯清，学者称草庐先生，抚州崇仁（今江西省崇仁县）人。元代杰出的思想家、教育家。
《易简归一》，徐若虚著。徐若虚，元代豫章医家。

[2] 陈无择（1131—1189年），名言，以字行，长期居住温州，行医济世。他精于方脉，医德高尚，医技精良，著有《三因极一病证方论》。议论，指《三因极一病证方论》。

[3] 严子礼，即严用和，南宋医家。字子礼，江西古代十大名医之一，著有《济生方》《济生续方》。

[4] 兼美，完善。

[5] 王德肤，即王硕，字德肤，南宋永嘉（今浙江温州）。为名医家陈无择门徒，曾编著《易简三十方》。

[6] 施，指施发，宋代永嘉（今浙江温州）人，为陈无择门徒，著《续易简方论》。卢，名檀，字祖常，别号砥镜老人，宋代永嘉（今浙江温州）人，为陈无择门徒，著《易简方纠谬》。
攻，致力于学习、研究，这里引申为补充、纠正。

[7] 瘅，即疟，中医学病名，是感受瘴毒疟邪引起的外感热病。痢，中医学病名，古称"滞下"，以腹泻为主要症状。

[8] 痰，中医学术语，气脉闭塞，津液不通，水饮停留，结而成痰。

[9] 咎：责怪。

[10] 局，拘泥。四兽，指四兽饮，中医方剂名。组成：人参、茯苓、白术、半夏、陈皮、乌梅、草果各等分，炙甘草量减半，生姜五片，大枣三枚。具有和胃消痰，温中舒郁之功效。

[11] 孙，指孙志宁，陈无择门徒，为《简易方》增修，补充内容，增添方剂，以切合临床需要。

[12] 四《简易》，指王德肤所著《简易三十方》及孙志宁、施发、卢檀分别增补、修订的《简易方》。

[13] 该备：完备。

也，该备非简也。非易非简而犹曰易简，盖不忘其初。吾取其有功于愈疾、有德于人而已，于书之难易繁简也夫何计？

# 《活人书辩》序[1]

## 吴　澄

汉末张仲景著《伤寒论》[2]，予尝叹东汉之文气无复能如西都[3]，独医家此书渊奥典雅，焕然三代之文心，一怪之。及观仲景于序畀弱殊甚，然后知序乃仲景所自作，而《伤寒论》即古《汤液论》[4]。盖上世遗书，仲景特编纂云尔，非其自撰之言也。晋王叔和[5]重加论次，而传录者误以叔和之语参错其间，莫之别白[6]。宋朱肱《活人书括》[7]一本仲景之论，书成之初，已有纠弹[8]数十条者。承用既久，世医执为伤寒律令，夫孰更议其非？龙兴路儒学教授戴启宗同父[9]，读书余暇，兼订医书。朱氏《百问》[10]一一辩正，凡悖于《伤寒论》[11]之旨者，摘抉[12]靡遗，如法吏狱辞，只字必核，可谓精

---

[1]　选自《全元文·吴澄文集》，凤凰出版社 1999 年版。吴澄（1255—1330 年），字幼清，晚字伯清，学者称草庐先生，抚州崇仁（今江西省崇仁县）人。元代杰出的思想家、教育家。
《活人书辩》，戴启宗著。戴启宗，字同父，元代医家。曾任儒学教授，于医理钻研颇深，尤对脉学有较深造诣，撰有《脉诀刊误集解》《活人书辩》。

[2]　张仲景，名机，字仲景，东汉末年医家，著有《伤寒杂病论》，后世尊为"医圣"。相传曾任长沙太守，故后世称为张长沙。

[3]　西都，指长安，这里代指西汉。

[4]　《汤液论》，即《伊尹汤液经》，相传为商初伊尹所著。

[5]　王叔和（201—280 年），名熙，魏晋间著名的医学家，著有《脉经》《脉诀机要》等。

[6]　别白，指分辨明白。

[7]　朱肱（1050—1125），字翼中，号无求子，晚号大隐翁。吴兴（今浙江湖州人），元祐三年（1088）进士，累官至奉议郎，故后人亦称朱奉议。对《伤寒论》深有研究，值朝廷重视医学，遍求精于医术之人，朱肱遂被征为医学博士。
《活人书括》，即《活人书》，原名《伤寒百问》，又名《南阳活人书》《类证活人书》《无求子活人书》等。括，即概括。

[8]　纠弹：举发弹劾。

[9]　龙兴路，元朝行政区划名，治所在今江西省南昌。教授，学官名，以经术行义训迪诸生，主持考试及执行学规。

[10]　朱氏，指朱肱；《百问》即《伤寒百问》，又名《活人书》。

[11]　《伤寒论》，东汉末年张仲景所著，被誉为"方书之祖"。

[12]　摘抉：挑剔、剔除。

也已。然予窃有间焉，谓以吾儒之事揆[1]之，由汉以来，《大学》《中庸》混于《戴记》[2]，《孟子》七篇侪于诸子，河南程子[3]始提三书与《论语》并。当时止有汉魏诸儒所注，舛驳非一[4]，而程子竟能上接斯道之统。至章句集成，或问："诸书出，历一再传，发挥演绎，愈极详密，程学宜有嗣也。而授受《四书》[5]之家，曾[6]不异于记诵辞章之儒，书弥明，道弥晦，何哉？"然则轮扁[7]所以告桓公，殆未可视为庄生之寓言而少[8]之也。今同父于《伤寒》之书有功大矣，不知果能裨益[9]世之医人乎？

# 《脉诀刊误集解》序[10]

## 吴 澄

医流鲜读王氏《脉经》[11]，而偏熟于《脉诀》[12]。《脉诀》盖庸下人所撰，其疏缪[13]也，奚怪焉？戴同父，儒者也，而究心于医书。刊《脉诀》之误，又集古医经及诸家说为之解。予谓此儿童之谣、俚俗之谚，何足以辱通人点窜之笔[14]？况解书者，为其高深玄奥也，得不借易晓之辞以明难明之义耶？今歌诀浅近，世人能知之，而反援引

---

[1]  揆：揣测。

[2]  《戴记》有《大戴记》《小戴记》。《礼记》，是古代一部重要的中国典章制度书籍。该书是西汉礼学家戴德和他的侄子戴圣编定的。戴德选编的八十五篇本叫《大戴礼记》，戴圣选编的四十九篇本叫《小戴礼记》，即我们今天见到的《礼记》。

[3]  程子，指宋代二程，程颐、程颢，理学家。

[4]  舛：错误、错乱。

[5]  《四书》，《大学》《中庸》《论语》《孟子》合称《四书》。

[6]  曾，竟然。

[7]  轮扁，春秋时齐国有名造车工人。典出《庄子·天道》："桓公读书于堂上，轮扁斫轮于堂下。"

[8]  少：轻视。

[9]  裨益：补益、有益。

[10]  选自《全元文·吴澄文集》，凤凰出版社 1999 年版。吴澄（1255—1330 年），字幼清，晚字伯清，学者称草庐先生，抚州崇仁（今江西省崇仁县）人。元代杰出的思想家、教育家。
《脉诀刊误》，戴启宗著。戴启宗，字同父，元代医家。曾任儒学教授，于医理钻研颇深，尤对脉学有较深造诣，撰有《脉诀刊误》《活人书辨》。

[11]  王氏，指王叔和（201—280 年），名熙，魏晋间著名的医学家，著有《脉经》《脉诀机要》等。

[12]  《脉诀》，指王叔和所著《脉诀机要》。

[13]  疏缪：粗疏谬误。

[14]  通人，指学识渊博通达的人。点窜，指修整字句，润饰。

高深玄奥者为证，则是以所难明释所易晓，得无类于奏《九韶》《三夏》之音[1]以聪《折扬》《皇荂》[2]之耳乎？同父曰："此歌诚浅近，然医流仅知习此而已，窃虑因其书之误，遂以误人也。行而见迷途之人，其能已[3]于一呼哉？"予察同父之言，盖仁人用心，如是而著书，其可也。

## 《医方大成》序[4]

### 吴　澄

以一药治一病者，《本草》也；以数药治一证者，《医方》也。《医方》祖于《本草》，而其合数药以为一方也。审其五气[5]，酌其五味[6]，定其君臣佐使[7]，如乐师调律，如军师布阵，主对处置，一一得宜。非心通乎大化，智周乎小物不能也。是盖出于上古圣神之所为，而后世名医以渐增益焉者也。然上古之方，如所谓《伊尹汤液论》[8]，不复可见。今之所存，惟《伤寒论》[9]之方最古，而《千金》次之。后贤增益，以至于今多矣。公家之《圣惠》[10]则太繁，私家之《易简》则太略。上方观道士陈子靖赋质清粹[11]，务学精勤，用力于医尤专。类古今诸家之方而去取之，名曰《医方大成》，所取率皆尝试有效者。备而不繁，要而不略，实医方之至善。其可以参赞上古圣神、后世名医宏济生民之功行者夫。

---

[1]　《九韶》，古代音乐名，周朝雅乐之一，简称《韶》，为舜时的所作。三夏，古代乐曲《肆夏》《韶夏》《纳夏》的总称。《九韶》《三夏》之音，代指高雅艺术。

[2]　《折扬》《皇荂》，古代两种通俗乐曲名。

[3]　已：止。

[4]　选自《全元文·吴澄文集》，凤凰出版社1999年版。吴澄（1255—1330年），字幼清，晚字伯清，学者称草庐先生，抚州崇仁（今江西省崇仁县）人。元代杰出的思想家、教育家。
《医方大成》，陈子靖所著。陈子靖，元代抚州崇仁（今江西省崇仁县）上方观道士，生平缺考。

[5]　审：判定。五气，指药物温、凉、平、寒、热五种药性。

[6]　五味，指酸、苦、甘、辛、咸。

[7]　君臣佐使，方剂学术语，系方剂配伍组成的基本原则，原指君主、臣僚、僚佐、使者四种身份的人，分别起着不同的作用，后指中药处方中的各味药在组方中的不同作用。

[8]　《伊尹汤液经》，相传为商初伊尹所著。

[9]　《伤寒论》，东汉末年张仲景所著，被誉为"方书之祖"。

[10]　《圣惠》，即《太平圣惠方》，简称《圣惠方》，为北宋官修方书，共100卷。

[11]　上方观，在抚州崇仁（今江西省崇仁县），始建于晋朝，吴澄、虞集均有题咏。
清粹：清高纯正。

# 《古今通变仁寿方》序[1]

## 吴 澄

世之医方不一，唯有所传授，得之尝试者多验。予最喜严氏《济生方》[2]之药，不泛不繁，用之则有功。盖严师于刘[3]，其方乃平日所尝试而验者也。淮南张道中学脉法于朱链师永明[4]，朱之师刘君名开，刘之师崔君名嘉彦[5]。伤寒一科专学于李，祖李氏意，集诸家所用药，分门类证，名之曰《古今通变仁寿方》。观其中风、伤寒二部，药皆精当，视《济生方》加详焉。是亦有所传授，得之尝试，岂苟然也哉？其所学于崔、刘者，深探本原，别有编纂，又不止药方而已。

# 《医说》序[6]

## 吴 澄

盱江名医黎民寿尝著《论辑方》[7]，至今盛行于世。医学教授[8]严寿逸亦盱江人，

---

[1] 选自《全元文·吴澄文集》，凤凰出版社1999年版。吴澄（1255—1330年），字幼清，晚字伯清，学者称草庐先生，抚州崇仁（今江西省崇仁县）人。元代杰出的思想家、教育家。
《古今通变仁寿方》，张道中著。张道中，号玄白子，淮南人，元代医家，为崔嘉彦三传弟子，著有《西原脉诀》。
[2] 《济生方》，又名《严氏济生方》，严用和撰。严用和，字子礼，南宋医家，江西古代十大名医之一，著有《济生方》《济生续方》。
[3] 刘，指刘开，字立之，号复真先生，从崔嘉彦学习医术，精于脉学。著有《脉诀》《方脉举要》等书。
[4] 炼师，旧时以某些道士懂得养生、炼丹之法，尊称为"炼师"。朱永明，名宗白，字永明，宋元医家。
[5] 崔嘉彦（1111—1191年），字希范，号紫虚、紫虚道人，宋南康军建昌（今江西省永修县）人，江西古代十大名医之一。
[6] 选自《全元文·吴澄文集》，凤凰出版社1999年版。吴澄（1255—1330年），字幼清，晚字伯清，学者称草庐先生，抚州崇仁（今江西省崇仁县）人。元代杰出的思想家、教育家。
《医说》，严寿逸著。严寿逸（1278—1348年），字仁安，元建昌路（今江西南城）人，曾任南丰医学正、天临路（今湖南长沙）医学教授。教授，学官名，以经术行义训迪诸生，主持考试及执行学规。
[7] 盱江，河流名，流经建昌府，故又以盱江代指建昌府（治所在今江西省南城县）。
黎民寿，字景仁，号盱江水月，南宋建昌军南城（今江西省南城县）人，著有《玉函经注》《简易方论》《决脉精要》等。《论辑方》，或指《简易方论》。
[8] 医学教授，古代教授医学的官职。

用药去疾，随试则效。何盱江独多工巧之医与？观所述《原脉》《原证》《原病》《原治》[1]四篇，亦可见其伎[2]之大概矣。《周官·疾医》之职有云"参之以九藏之动[3]"，盖言察脉之巧也。又云"两之以九窍之变[4]"，盖言辨证之工也。邪气有所侵犯之谓病，正气有所亏偏之谓病；外攘以克其邪之谓治，内修以复其正之谓治。精于察脉，精于辨证，以究其病，而或短于治者有焉。脉、证、病俱善，而又善于治，此医岂易遇也哉？

# 《瑞竹堂经验方》序[5]

## 吴　澄

人有恒言："看方三年，无病可治；治病三年，无药可疗。"斯言何谓也？谓病之有方不难，而方之有验为难也。盱江[6]郡侯历仕风宪民社[7]，爱人一念随处而见。有仁心，有仁闻，人之被其惠泽者奚翅[8]百千万。而莅官余暇，犹注意于医药方书之事。每思究病之所由起，审[9]药之所宜用。或王公贵人之家，或隐逸高人之手，所授异方，率和剂三，因《易简》等书之所未载。遇有得，必谨藏之；遇有疾，必谨试之。屡试屡验，积久弥富。守盱之日，进一二医流相与钉正，题曰《瑞竹堂经验方》，爰锓[10]诸木，以博其施，一皆爱人之仁所寓也。既仁之以善政，复仁之以善药，孰有能如侯之仁者哉？

噫！世之医方甚繁，用之则效者盖鲜。今之所辑，悉已经验，则非其他方书所可同

---

[1]　这四篇应该是《医说》里的内容。

[2]　伎，同"技"。

[3]　参，再三诊察。九脏，心、肝、脾、肺、肾五脏和六腑中的胃、膀胱、大肠、小肠。

[4]　两，再次诊察。九窍，头面部耳、鼻、眼、口七窍加前、后阴两窍。

[5]　选自《全元文·吴澄文集》，凤凰出版社1999年版。吴澄（1255—1330年），字幼清，晚字伯清，学者称草庐先生，抚州崇仁（今江西省崇仁县）人。元代杰出的思想家、教育家。
《瑞竹堂经验方》，萨德弥实著。萨德弥实，又译沙图穆苏，回回人，汉姓沙，字谦斋，元代医学家。元泰定年间（1324—1327年），由御史出为建昌路（治所在今江西省南城县）总管，封盱江郡侯。为官之暇，研究中医药学。考订名家方书，博采经验诸方，于泰定三年（1326年），编著成《瑞竹堂经验方》，因其所居处为"瑞竹堂"，故名。

[6]　盱江，河流名，流经建昌府，故又以盱江代指建昌府（治所在今江西省南城县）。

[7]　风宪，古代御史掌纠弹百官，正吏治之职，故以风宪称御史。民社，指州、县等地方，亦借指地方长官。

[8]　翅，同"啻"，但、只。

[9]　审：分析、研究。

[10]　爰：于是。锓：雕刻。

也。侯名萨德弥实。瑞竹堂者，往时侯插竹为樊[1]，竹再生根，遂生枝叶，人以为瑞，而侯以扁[2]其堂云。

# 《伤寒生意》序[3]

## 吴 澄

《生意》者，崇仁熊君景先所辑医方也。熊氏世以儒科显，而景先之大父[4]业《尚书》义，专门为进士师，从之游者至自数百里外。景先得其家学，每较艺则屈辈流，几于贡而不偶[5]，于是大肆其力于医。医亦其世传也。然脉理明，治法审[6]，疗疾无不愈，进于工巧，盖其所自得多矣。暇日辑家传之方、常用之药累试而验者成此书，以公其传。夫天地之德曰生，为人立命而生其生者，儒道也。医药济枉夭，余事焉尔[7]。景先之儒未获施，而医乃有济，所以赞天地生生之意，其功为何如哉？

# 题《熊氏生意稿》[8]

## 程钜夫

天地以生为心，圣人以天地为心。然天地之大，人犹有所憾。博施济众，尧、舜其犹病诸。然则兼天地、圣人之心以为心者，其惟医乎？医之于人也，技若贱而甚贵，施

---

[1] 樊：篱笆。

[2] 扁，同"匾"。

[3] 选自《全元文·吴澄文集》，凤凰出版社 1999 年版。吴澄（1255—1330 年），字幼清，晚字伯清，学者称草庐先生，抚州崇仁（今江西省崇仁县）人。元代杰出的思想家、教育家。《伤寒生意》，熊景先著。熊景先，元抚州路崇仁县（今江西省崇仁县）医家。

[4] 大父：祖父。

[5] 贡，这里指参加科举考试。不偶，不遇、不合，引申为命运不好，这里指落榜。

[6] 审：周密。

[7] 焉尔，句末语气词，相当于而已。

[8] 选自《全元文·程钜夫文集》，凤凰出版社 1999 年版。程钜夫（1249—1318 年），初名文海，因避元武宗海山名讳，改以字行，号雪楼，又号远斋，谥"文宪"，元建昌路南城（今江西南城）人。《伤寒生意》，熊景先著。熊景先，元抚州路崇仁县（今江西省崇仁县）医家。

若狭而甚博也。俱民也，而死生独寄焉，非贵乎？身不必遍也，而其书公焉，非博乎？医之道与圣通矣。临川吴君幼清[1]，吾所敬也，熊君又幼清所敬者焉。予取熊君之书读之，其术周，其说博，信[2]乎可敬也已。况服膺唐、虞三代[3]之言以文之，益可敬也已。不达则为良医，熊君之志达已乎。惜予不早与幼清从事于斯，以达其志也。因志吾志。

# 《世医得效方》序[4]

### 危亦林

工欲善其事，必先利其器，器利而后工乃精。医者，舍方书何以为疗病之本。自《难经》《汤液》《灵枢》《伤寒论》[5]等篇出，而后之医师著述者，殆数百家。盖发纵指示，俾[6]对病而知证，因证而得药，其用心亦仁矣哉。

仆[7]幼而好学，弱冠[8]而业医，重念先世授受之难。由鼻祖自抚而迁于南丰。高祖云仙，游学东京，遇董奉[9]廿五世孙京，授以大方脉[10]，还家而医道日行。伯祖子美，复传妇人、正骨、金镞[11]等科。大父碧崖得小方科于周氏，伯熙载进学眼科及疗

---

[1]　吴幼清，即吴澄（1255—1330 年），字幼清，晚字伯清，学者称草庐先生，抚州崇仁（今江西省崇仁县）人。元代杰出的思想家、教育家。

《熊氏生意稿》，即《伤寒生意》，熊景先著。熊景先，元代抚州路崇仁县（今江西省崇仁县）医家。

[2]　信：确实。

[3]　服膺：铭记在心、衷心信奉。唐，指唐尧。虞，指虞舜。三代，即夏、商、周。

[4]　选自《世医得效方》，朝鲜洪熙 01 年春川府刊本。危亦林（1277—1347 年），字达斋，元南丰州（今江西省南丰县）人，江西古代十大名医之一。

《世医得效方》，危亦林所著。

[5]　《难经》，原名《黄帝八十一难经》，传说为秦越人（扁鹊）所作。该书以问答解释疑难的形式编撰而成，共讨论了 81 个问题，故又称《八十一难经》。《汤液》即《伊尹汤液经》，相传为商初伊尹所著。《灵枢》，古医经，与《素问》合称为《黄帝内经》，相传为黄帝所著。《伤寒论》，即《伤寒杂病论》，东汉末年张仲景所著，被誉为"方书之祖"。

[6]　俾：使。

[7]　仆，第一人称谦称。

[8]　弱冠，古代男子二十而举行冠礼。弱冠，指男子二十岁。

[9]　董奉，东汉建安时期名医，又名董平，字君异，侯官（今福建省福州市长乐区）人，隐居庐山行医，有"杏林"典故。

[10]　大方脉，古代医学分科之一，用方药治疗疾病的一个分科。

[11]　金镞，原指金属制的箭头。后引申为古代医学分科的一种，专门治疗刀、枪、箭伤等战伤的医学专科。

瘵[1]疾。至仆，再参究疮肿[2]、咽喉、口齿等科，及诸积古方，并近代名医诸方。由高祖至仆，凡五世矣，随试随效。然而方书浩若沧海，卒有所索，目不能周。乃于天历初元[3]，以十三科名目，依按古方，参之家传，昕夕[4]弗怠，刻苦凡十稔[5]，编次甫成，为十有九卷，名曰《世医得效方》。首论脉病证治，次由大方脉、杂医科[6]以发端，至于疮肿科而终编。分门析类，一开卷间，纲举而目张，由博以见约。固非敢求异于昔人，直不过欲便于观览云耳。钦惟国朝念群黎之疾苦，惠民有局[7]，设教有学[8]，于医尤切。然自愧山林鄙陋，见闻不博，妄意纂集，舛谬[9]惟多。尤欲当道缙绅医师，进而教之，订其讹，补其偏，俾绣诸梓[10]，则庶几广圣皇好生之仁于无穷，岂不韪[11]欤？

仍至元三年丁丑七月既望[12]，嘉禾[13]后学、达斋危亦林拜手谨书。

# 《世医得效方》序[14]

## 王与耕

语云：医不三世，不服其药。医何以贵世业也？谓其更尝多，而险危剧易皆得之耳闻目见，较之臆决尝试者，得失何啻倍蓰[15]。且药进医手，而方传古人，古方之行于世

---

[1] 瘵：病名，多指痨病。

[2] 疮肿，指疮疖溃疡之疾。

[3] 天历，元文宗年号，天历元年即公元1328年

[4] 昕夕，朝暮，终日。

[5] 稔，谷物成熟，古代黄河流域谷物一年一熟，故用来代指年。

[6] 大方脉，古代医学分科之一，用方药治疗疾病的一个分科。杂医科，元代治疗杂病的医学专科。

[7] 元代从中央到地方设有惠民局，掌购制药品，救济贫民。

[8] 学：学校。元代从中央到地方设有专门的医学教育机构。

[9] 舛谬：错误、谬误。

[10] 俾：使。梓，印刷用的刻板，这里引申为刊刻。

[11] 韪：是、对。

[12] 仍：后。元代有两个年号为至元。后至元为元顺帝年号，后至元三年即公元1337年。丁丑，天干地支纪年。既望，农历每月十六日。

[13] 嘉禾，江西省南丰县的雅称。

[14] 选自《世医得效方》，朝鲜洪熙01年春川府刊本。王充耘，字与耕，江西吉水人，元统元年（1333年）进士，曾任永新州同知。

《世医得效方》，危亦林所著。危亦林（1277—1347年），字达斋，元南丰州（今江西省南丰县）人，江西古代十大名医之一。

[15] 倍蓰，亦作"倍徙"，数倍。

者何算，一证而百方具，将为所适从哉？夫病者悬命医师，方必对脉，药必疗病，譬之抽关启钥，应手而决，斯善之善有矣。若中无定见，姑徐徐焉取古方历试之，以庶几一遇焉。虽非有心杀人，而人之死于其手者多矣。医所以贵专门，方所以贵经验也。

南丰危亦林，先世遇古名医董奉[1]远孙京，受医术，其后世业之。且偏[2]参诸科，至亦林五业，而学益备，技益工，所全活者益众。乃取平昔所用古方，验而无失者，并与其祖、父以来得之师授者，类萃成书，仿《圣济总录》[3]，以十三科编次，名曰《世医得效方》，将锓梓[4]以广其传。余观世之人，得一方则靳靳[5]焉莫肯示人，往往以《肘后》《千金》[6]为解。今危氏以五世所得之秘，一旦尽以公诸人，其过人远矣。昔许叔微[7]未达时，人劝以树阴德，许念贫而树德，惟医为可，乃攻医以活人。其后迄致显宦，造物之报施如此。然余以为以身种者有限，以书种者无穷。今危氏能公其术于人，使家有其书，即人无夭死，其所种者不亦多乎？阴德之报，在其身，在其子孙，余知其必有过于许氏者矣。

后至元四年八月[8]，承事郎、同知永新州事王充耘与耕书。

# 《世医得效方》序[9]

## 陈　志

达斋危先生《世医得效方》，盖以先世秘传及至于今，凡治疗所经验者，仿《圣济

---

[1]　董奉，东汉建安时期名医，又名董平，字君异，侯官（今福建省福州市长乐区）人，隐居庐山行医，有"杏林"典故。

[2]　偏，或为"徧"之误。"徧"，即"遍"。

[3]　《圣济总录》，宋太医院编。共200卷，分66门，每门又分若干病证，阐述病因病理，详述治法方药，是北宋时期搜方较多的医学全书。

[4]　锓：雕刻。梓，印刷用的刻板。

[5]　靳靳：吝啬貌，吝惜貌。

[6]　《肘后》，即《肘后备急方》，为东晋葛洪所著。《千金》，即《千金方》，为唐孙思邈所著。

[7]　许叔微（1079—1154年），字知可，宋真州（今江苏省仪征县）人，医学家。曾为翰林学士，成年后发愤钻研医学，活人甚众。所著《普济本事方》又名《类证普济本事方》。

[8]　元代有两个年号为至元。后至元为元顺帝年号，后至元四年即公元1338年。

[9]　选自《世医得效方》，朝鲜洪熙01年春川府刊本。陈志，生平不详，曾任建宁路医官提领。《世医得效方》，危亦林著。危亦林（1277—1347年），字达斋，元南丰州（今江西省南丰县）人，江西古代十大名医之一。

总录》十三科之目，类而编之，计十二帙[1]，进之本道官医提举司[2]。

先生家世江西之南丰，授本州医学教授[3]，故用心亦勤矣。岁在壬午[4]，先生过[5]予书林，因得北面师之，且以全帙[6]见授。嗟乎！千方易得，一效难求。观乎此方，则知先生家得其传，世守其学，用无不验，疾无不愈，以得效名方，迨犹影响之于形声也。活人阴德，其有涯哉？予又安敢私有？故命工绣梓[7]，以广其传。庶乎先生惠济之心得见于当世，嘉与民生同跻寿域，不亦宜乎。

至正三年岁在癸未仲夏[8]，建宁路[9]官医提领陈志顿首谨书。

# 《古今医鉴》序[10]

## 刘自强

余备员台省[11]，历事三朝，佐理庶政。以天下之民不无病于饥寒困穷颠连而无告者，思所以生养安全之，广圣天子好生之德，跻之仁寿之域焉。盖尝殚厥[12]心矣。顷以衰病，乞休林下[13]，蒙诏赐归，佩恩隆渥[14]，罔所事事，日惟掩扉，检阅方书，以求所谓调摄之宜、戒忌之法，以延修龄，以求至眷。然篇章浩瀚，论议繁冗，欲文约而事

---

[1] 帙：书、卷。

[2] 官医提举司，为元代设置的地方医政管理机构。

[3] 教授，学官名，以经术行义训迪诸生，主持考试及执行学规。

[4] 壬午，天干地支纪年，公元1342年。

[5] 过：造访。

[6] 帙：书、卷。

[7] 绣，刻。梓，印刷用的刻板。

[8] 至正，元顺帝年号，至正三年即公元1243年。癸未，天干地支纪年。仲夏，农历七月。

[9] 建宁路，治所在今福建省建瓯。

[10] 选自《龚廷贤医学全书·古今医鉴》，中国中医药出版社2015年版。刘自强（1508—1582年），字体乾，河南扶沟人。嘉靖二十三年（1544年）进士，累迁南京都察院右都御史，南京户部尚书、刑部尚书。

《古今医鉴》，龚信、龚廷贤著。龚廷贤（1522—1619年），字子才，号云林、悟真子，江西金溪人，明代著名医家，江西古代十大名医之一，有"医林状元"之誉。龚信，龚廷贤之父，号西园君，太医。

[11] 备员，凑数，谦辞。台，汉代指尚书台，唐代指御史台，这里指都察院。刘自强曾任南京都察院右都御史。省，指尚书省，刘自强曾任南京户部尚书、刑部尚书。

[12] 厥：其。

[13] 林下，指退隐或退隐之处。

[14] 隆渥：优厚。

详，辞简而义当者，艰弗能获。一日，金溪世医龚生持《古今医鉴》谒余曰："是书乃家君[1]暨廷贤所编辑，欲付诸梓[2]，幸得名言于弁首[3]。"

　　余观之，见其说祖之岐黄[4]，宗诸仓越[5]，下及刘、张、朱、李[6]历代名家。凡论辩之精详，脉方之神妙者，悉采而集之。先之以脉息，次之以病症，终之以治方。立为纪纲，列为十六卷。且游两畿[7]，历诸省，循许昌而抵于扶[8]。凡缙绅家珍藏秘录，靡不搜萃其精，逾二十载而书始就。是诚远稽[9]先圣之遗言，以绍[10]其正传；近取诸儒之确论，以示之成法。余前所谓文约而事详，辞简而义当者，舍是书其奚以也？以《医鉴》名，信[11]哉不诬。龚生不自私而与天下后世共之，则夫业医者得而宗之，将可以考古证今，察脉治病。如执鉴以照物，以起天下之昏札[12]。天下之民皆为太平考终之人，功岂浅浅哉！抑尝闻诸古曰：上医医国，其次医人。又曰：达则为良相，不达则为良医。龚生以是道举而措之天下，咸跻于仁寿之域。圣天子好生之德广矣。又何间于穷与达、次与上哉？遂书之以著其用心之仁。龚生名廷贤，字子才，别号云林，江西金溪人氏。其父西园，讳信，字瑞之。父子并以医大行于世。

　　扶沟三川[13]刘自强撰。

---

[1]　家君：家父。

[2]　梓，雕版印刷所用木板，引申为刊刻。

[3]　弁首：卷首。

[4]　岐黄，岐伯和黄帝。

[5]　仓，指仓公，原名淳于意，西汉名医，因曾任齐太仓令，故号仓公。越，指秦越人，人称扁鹊，春秋战国时期名医。

[6]　刘，指刘完素，字守真，河北河间人，世称刘河间，属寒凉派。张，指张从正，字子和，金朝睢州考城（今河南兰考）人，属攻下派。朱，指朱震亨，字彦修，号"丹溪翁"，婺州义乌（今浙江义乌），元代著名医学家，属滋阴派。李，指李杲，字明之，真定（今河北省正定）人，晚年自号东垣老人，属补土派。四人后世并称为金元四家。

[7]　两畿，即两京。明代两京指南京和北京。

[8]　扶，即今河南扶沟。

[9]　稽：考察。

[10]　绍：连续、继承。

[11]　信，确实。

[12]　昏：糊涂。札：因疫病而死。

[13]　"三川"，原作"三周"，据《济世全书·海内名公赠龚氏桥梓诗》改。刘自强，号"三川"。

# 《古今医鉴》序[1]

刘　巡

　　夫鉴以照物，妍媸见[2]焉，其形可执也。医，意也，宜不执于形。而谓之医鉴者何？以意为医，而以其精蕴形之记载，俾[3]观者因形会意，诸所疾症脉方，于焉悉达。亦如鉴之照物，妍媸[4]毕见焉，古谓医为鉴也。

　　鉴，一也，医犹夫鉴，亦一也。而谓之《古今医鉴》者何？鉴有古今，医仿诸家要诀以为卷帙[5]，亦有古今，故不徒曰医鉴，而必以古今冠也。拟医于鉴，其察症照物，诚均毫发不爽也。而为之序者何？医鉴既成，将梓[6]而行世，是不容无序也。其鉴此古今医者何？金溪云林龚子也。龚子少为儒，已以单子弃去[7]，惟雅好医，病世俗末学执偏见而源本昧也。乃祇其父西园君意[8]，取黄帝《素问》《灵枢》[9]读之，刻意研精，则识真要。

　　凡运气之标本，阴阳之升降变化，生死之由兆，既分焉晰矣。复发为论著，以释群疑，而医遂衮然名吴楚间[10]。乃龚子以名吴楚[11]为未足，由是游大梁[12]，历许昌，遂北

---

[1]　选自《龚廷贤医学全书·古今医鉴》；中国中医药出版社 2015 年版。刘巡，字水山，河南鄢陵（今河南省许昌市鄢陵县）人，曾任南康知府。
《古今医鉴》，龚信、龚廷贤著。龚廷贤（1522—1619 年），字子才，号云林、悟真子，江西金溪人，明代著名医家，江西古代十大名医之一，有"医林状元"之誉。龚信，龚廷贤父，号西园君，太医。

[2]　妍：美。媸：丑。见，同现。

[3]　俾：使。

[4]　妍：美。媸：丑。

[5]　帙：书、卷。

[6]　梓：雕版印刷所用木板，引申为刊刻。

[7]　已，不久。单子：孤单。

[8]　祇：恭敬，这里是遵从的意思。西园君，龚廷贤之父龚信，号西园。

[9]　《素问》《灵枢》，均为古医经，合称《黄帝内经》。

[10]　衮然：出众的样子。

[11]　吴楚，指江浙、湖南、湖北等先秦时期吴国、楚国的区域。

[12]　大梁，指河南省开封市周边。

如燕[1]而售其术于公孙之前。如大学士中玄高公[2]，大司寇三川刘公[3]，咸雅重龚子，授之衔以示褒嘉。而龚子之名，复盛称于燕，于梁许[4]无休已时。久之，并集周汉和、缓、淳于[5]，下至金元刘、张[6]，本朝朱、戴[7]辈诸方奇验者，隐括成帙[8]，名曰《古今医鉴》。以古今医术尽于此，如悬鉴故也。先之论说以阐其理，既之门类以悉其端，终之旁行以广其见。厘为八卷，要诀悉备，按法取用，厥[9]验如神，盖真不刊[10]。书云：凡医家者流，究论说则其理明，观门类则其端显，窥旁引则其见周，文简意博，一览无遗。辟如既型之鉴，粉之玄锡，摩之白旃[11]，而其体明也。譬玉荣石精，尘垢莫蚀，而须眉鬓毛，可得而察也。故谓医为鉴可也，谓古今之医为古今之鉴亦可也，而岂形迹之足拘哉？嗟龚子之心之仁，成是书而公于天下，又有大过人者。昔者长桑君以禁方传越人[12]，而戒以无泄，徒为越人传，不欲为天下公，狭小之见，是反鉴索照者类也，而非所以语龚子也。庄子曰：至人[13]之用心也若镜，不将不迎，应而不藏。殆龚子公是书之谓乎？其父西园君[14]，负才玄览[15]，为世儒医，嘉靖末受先少保公[16]异知，尝欲修此书，而其子云林竟成之，盖世医云。余以知西园，故因知其子。于其请也，遂为之序。

鄢陵水山刘巡书。

----

[1] 燕，今河北省北部和辽宁省南部等先秦时期燕国的区域。

[2] 即高拱（1513—1578年），号中玄，河南新郑人，嘉靖四十五年（1566）拜文渊阁大学士，隆庆五年（1571）升任内阁首辅。

[3] 三川刘公，即刘自强，字体乾，号三川，河南扶沟人，曾任南京都察院右都御史、南京户部尚书、南京刑部尚书、刑部尚书。

[4] 许，指河南许昌。

[5] 和，指秦医和；缓，指秦医缓，均为春秋时期秦国名医，见《左传》。淳于，即淳于意，西汉名医，因曾任齐太仓令，故号仓公。

[6] 刘，指刘完素，字守真，河北河间人，世称刘河间，属寒凉派。张，指张从正，字子和，金朝睢州考城（今河南兰考）人，属攻下派。

[7] 朱，指朱震亨，字彦修，号"丹溪翁"，婺州义乌（今浙江义乌），实为元代著名医学家。戴，指戴思恭（1324—1405年），字原礼，号肃斋，婺州浦江（今浙江省诸暨县）人，曾从朱丹溪学医，洪武间入为御医。

[8] 隐括，又作"隐栝"，概括、修正。帙：书、卷。

[9] 厥：其。

[10] 不刊，古代文书书于竹简，有误，即削除，谓之刊。不刊，不容更动和改变，引申为不可磨灭。

[11] 旃，指旃覆，即"旋复花"，一种中药草。

[12] 事见《史记·扁鹊仓公列传》。长桑君，扁鹊师。越人，即秦越人，人称扁鹊，春秋战国时期名医。长桑君授扁鹊禁方书。

[13] 至人，指超凡脱俗，达到无我境界的人。

[14] 西园君，即龚廷贤之父龚信，号西园，明代太医。

[15] 玄览：远见。

[16] 少保公，指刘翊，刘巡之父，号春冈，累官至刑部尚书。

# 叙《古今医鉴》弁首[1]

## 龚廷贤

余幼业儒，读张子《西铭》[2]：天下疲癃[3]残疾，皆吾兄弟。韩子《原道》[4]：为之医药，以济其夭[5]死。深叹二公之言，民胞物与[6]之心也。然膺厥[7]任，惟宰相，上佐天子，调燮[8]元气，庶足起疲癃而寿国脉。余诵之，直欲于身亲见之。殊庸劣鲁钝，为时所厄。会家君医学揭来燕豫[9]，附应中原，医之正传，已有所得。余因省焉，遂弃儒就学，绍岐黄、仓越[10]之心传，阐刘、张、朱、李[11]之秘诀，于当时云游高士有裨医教者，尤竭诚晋谒，与之上下其议论。远宗先哲，近取名公，殚精竭神，磨光刮垢，与家君相为渊源，盖有年矣。每视疾则先诊以脉息，次察其病原。而攻治之法，方药之制，又酌其脉病而投之。执是以往，影响不殊。既而以脉病治方，分门别类，以古今之确论为枢要，间[12]亦窃附已意，参互考订，遗者补之，略者详之，纂辑成帙[13]。医有十三

---

[1]　选自《龚廷贤医学全书·古今医鉴》，中国中医药出版社 2015 年版。龚廷贤（1522—1619 年），字子才，号云林、悟真子，江西金溪人，明代著名医家，江西古代十大名医之一，有"医林状元"之誉。《古今医鉴》，龚信、龚廷贤著。

[2]　张子，即张载，字子厚，号横渠先生，凤翔郿县（今陕西眉县横渠镇）人。北宋思想家、教育家、理学创始人之一。《西铭》为其所作。

[3]　疲癃：曲腰高背之疾，泛指年老多病或年老多病之人。

[4]　韩子，即韩愈，字退之，河南河阳（今河南省孟州市）人，世称"韩昌黎""昌黎先生"。唐代杰出的文学家、哲学家、政治家。《原道》为其所作。

[5]　夭：短命而亡。

[6]　民胞物与，民为同胞，物为同类，泛指爱人和一切物类。

[7]　膺：担任。厥：其。

[8]　调燮：调和、调理。] 阴阳，节宣 [ 节宣：调节和宣散。

[9]　家君，即家父。揭来：来取。燕，今河北省北部和辽宁省南部等先秦时期燕国的区域。豫，今河南东部、安徽北部一带。

[10]　岐黄，岐伯和黄帝。仓，指仓公，原名淳于意，西汉名医，因曾任齐太仓令，故号仓公。越，指秦越人，人称扁鹊，春秋战国时期名医。

[11]　刘，指刘完素，字守真，河北河间人，世称刘河间，属寒凉派。张，指张从正，字子和，金朝睢州考城（今河南兰考）人，属攻下派。朱，指朱震亨，字彦修，号"丹溪翁"，婺州义乌（今浙江义乌），元代著名医学家，属滋阴派。李，指李杲，字明之，真定（今河北省正定）人，晚年自号东垣老人，属补土派。四人后世并称为金元四家。

[12]　间：偶尔。

[13]　帙：书、卷。

科，此其粗备，厘为八卷，名以《古今医鉴》。夫医，意也。何取于鉴？鉴惟空而后无遗照，医必明而后无遗疾。是书上考诸古，古之明验者取之；下质诸今，今之明验者取之。虽隐伏沉痼[1]，罔不洞察，与鉴之照物，妍媸[2]不爽，有相类者，此之谓医鉴。此余命名意也。稿甫成，不敢自秘，爰付诸梓[3]，以公诸天下后世，俾[4]医有小补，病有救援。视医国良相，故小大不同，而疲癃可起，夭死可苏，亦宛乎张、韩二公之用心。余不佞[5]，言之无文，聊述成书之概于篇端，其订讹正误，尚有俟[6]于后之君子。

时万历己丑仲冬之吉[7]，金溪后学龚廷贤书于恒我斋。

# 《种杏仙方》序[8]

## 龚廷贤

医称王霸殊，溯古辨之。若鱼目夜光，碔砆连城，然不爽[9]也。顾霸之效也，诡驳[10]之宜；而王谓易简，曷[11]以也？医恶[12]是类乎？余自髫龀[13]，席箕裘业[14]，从家大人医寓中，家大人则以霸禁。比长，客壶京肆[15]，稍见俞诸大方[16]，若蒋定西、高使相、

---

[1] 沉痼，历时较久，顽固难治的病。

[2] 妍：美。媸：丑。

[3] 梓，雕版印刷所用木板，引申为刊刻。

[4] 俾：使。

[5] 不佞，谦辞，同"不才"。

[6] 俟：等待。

[7] 万历，明神宗年号；己丑，天干地支纪年；万历己丑即公元1589年。仲冬，农历十一月。

[8] 选自《龚廷贤医学全书·种杏仙方》，中国中医药出版社2015年版。龚廷贤（1522—1619年），字子才，号云林、悟真子，江西金溪人，明代著名医家，江西古代十大名医之一，有"医林状元"之誉。

[9] 鱼目夜光，真的和假的。语出晋卢谌《赠刘琨》："夜光报于鱼目。"夜光，指夜光珠。碔砆，似玉之石。连城，即连城璧，原名和氏璧。爽：差别。

[10] 诡驳，诡异驳杂。

[11] 曷：何。

[12] 恶，同乌，疑问词，怎么、何。

[13] 髫龀：幼年。

[14] 席：继承。箕，畚箕；裘，兽皮袄。箕裘业，父祖的事业。

[15] 壶，名词作动词，悬壶。肆：店铺。

[16] 俞，同"愈"。大方，谓识见广博或有专长的人。

刘秋堂诸老金[1]以王道医交口称矣。余窃自信，乃取家大人[2]所传方书而续其余，成《医鉴》一帙[3]，锲[4]之以便世用。第[5]方多萃味，而窭人[6]僻地，或购之难，诚杏林遗春也。乃复窃父志，括俚言，切病情，选方择味，类以一二易致者，动疗钜疴[7]。见者奇之，命曰《种杏仙方》，俾[8]家易办，人易晓，而遐陬胥靡咸在杏荫[9]中矣。第恐出奇吐秘，见者以霸术目，讵[10]知王之易简，正坐此矣。譬之夜光之珠，奚必径寸[11]？连城之璧，奚必拱把[12]？鱼目、碔砆[13]，宁得而乱之乎？书成，辱名辈序诸首帙，余故吐所怀[14]以自白云。

# 刻《种杏仙方》引[15]

## 何出图

方名"种仙"，志效也。效考如奏音，必八音[16]谐，则古为难。若一音自终始，亦

---

[1] 蒋定西，指定西侯蒋文益。高使相，即高拱（1513—1578年），号中玄，河南新郑人，嘉靖四十五年（1566）拜文渊阁大学士，隆庆五年（1571）升任内阁首辅。使相，虚衔，多于宰相退休后封，也用于对退休宰相的雅称。刘秋堂，即刘巡，河南鄢陵人，曾任南康知府。金：都。

[2] 家大人：家父。

[3] 《医鉴》，即《古今医鉴》，龚信、龚廷贤著。帙：书、卷。

[4] 锲，雕刻、刊刻。

[5] 第：但、只。

[6] 窭人：穷苦人。

[7] 钜疴：难治之症。

[8] 俾：使。

[9] 遐陬，指边远一隅。胥靡，古代服劳役的奴隶或刑徒，代指大众。杏荫：杏林荫庇。

[10] 讵：岂。

[11] 奚：何、岂。径寸，形容圆形物之细小。

[12] 拱把，指径围大如两手合围。

[13] 鱼目，鱼目夜光的简略。碔砆，似玉之石。碔砆连城的简略。鱼目碔砆，比喻真的和假的混淆。

[14] 所怀：所想。

[15] 选自《龚廷贤医学全书·种杏仙方》，中国中医药出版社2015年版。何出图（1539—1616年），字启文，号见寰，河南扶沟人，兵部职方司主事，后擢南京户部主事，再荐为兵部武选司主事。《种杏仙方》，龚廷贤所著。龚廷贤（1522—1619年），字子才，号云林、悟真子，江西金溪人，明代著名医家，江西古代十大名医之一，有"医林状元"之誉。

[16] 八音，中国古代对乐器的统称。《周礼·春官·大师》云："皆播之以八音，金、石、土、革、丝、木、匏、竹。"

可发性灵，宣和气，功将与大成埒[1]，何逸[2]也。龚氏子才，操岐黄[3]之秘而鸣诸豫[4]。尝佐而翁著《医鉴》[5]，行于世矣，为浩博而旨奥，构材备难致也。乃更择易简，投单品则效者为四帙[6]。又不为艰深语，即穷陬啬人读易解，能卒然办，譬之阮瑟嵇琴[7]，一脱囊自成韵调，又可以名家也。古有种杏识效者，莫此速，殆无几林矣，故名集而梓[8]之。何子曰"医人等国"，古记之矣。乃医国长策，若治安天人，亶亶[9]常数千言，咸切中世疴[10]，而竟莫实效，不谓用之者艰哉？或伺隙乘会，投片言悟主，乃能力转钧轴[11]而措之安，又不比于好竽操瑟之诮[12]，不逸且大耶？微键能制阖辟[13]，寸机握弩千钧[14]，是集也，功大成也。若夫备声振以考全效，则固有《医鉴》在矣。子才名廷贤，号云林，江西金溪人。

万历辛巳岁孟秋[15]，大梁进士、见寰何出图书。

---

[1]　埒：等同。

[2]　逸：卓尔不群。

[3]　岐黄，岐伯和黄帝的合称，代指医学。

[4]　豫，今河南东部、安徽北部一带。

[5]　《医鉴》，即《古今医鉴》，龚信、龚廷贤著。

[6]　帙：书、卷。

[7]　阮，指阮籍（210—263 年），三国时期魏国诗人，字嗣宗，竹林七贤之一。嵇，指嵇康，字叔夜，三国时期曹魏思想家、音乐家、文学家，竹林七贤之一。

[8]　梓，雕版印刷所用木板，引申为刊刻。

[9]　亶亶：忠厚、淳厚。

[10]　疴：病。

[11]　钧，制陶器时所用的转轮。轴，贯穿车轮中心，用以控制车轮运转的圆木。钧轴，比喻国家政务重任。

[12]　竽、瑟为两种乐器。好竽操瑟，比喻不知投人所好，见唐韩愈《答陈商书》：齐王好竽，有求仕于齐者，操瑟而往，立王之门，三年不得入，叱曰："吾瑟鼓之，能使鬼神上下，吾鼓瑟，合轩辕氏之律吕。"客骂之曰："王好竽而子鼓瑟，虽工，如王不好何？"诮：责备。

[13]　键，插在门上关锁门户的金属棍子。阖辟，闭合与开启。

[14]　寸机，很小的机关、开关。握，执持，这里引申为控制。千钧弩，千斤重的弩石。

[15]　万历，明神宗年号；辛巳，天干地支纪年；万历辛巳即公元 1581 年。孟秋，农历七月。

# 《万病回春》序[1]

## 茅 坤

　　古昔哲王御极[2]，天下熙熙焉如登春台[3]，此何由哉？太和融液沦肌理[4]、渐肠肾，其时六气[5]不侵，而灾眚[6]不作，禀气含生之属，靡不百体坚强，而相愉佚于耄耋期颐[7]。中世虐政日逞，上薄天和，而民乃有夭殇疵札[8]，自非诊脉候、治方药，霜露之恙[9]，罔所底止矣！故扁鹊曰："越人[10]非能生死人也，此自当生者，越人能使之起耳！"

　　金溪云林龚君用医术世其家，间行游大梁[11]，值疫甚，合境诸医俯首而出其下，语具洪中丞序中[12]。故尝著《古今医鉴》，其声在荐绅藉[13]甚。已而阅历益久，术益神。盖几于见垣一方[14]，而搦髓揲荒爪幕浣肠者[15]。已乃纲提胪列[16]，汇为奇方八卷，自题曰《万病回春》。夫春为生物之府，举蚑行喙息[17]，悉沐艳阳乎大造，而若其性。王者

---

[1]　选自《新编万病回春》，万历壬寅周成卯刊本。茅坤（1512—1601年），字顺甫，号鹿门，归安（今浙江吴兴）人，明代散文家、藏书家。

《万病回春》，龚廷贤著。龚廷贤（1522—1619年），字子才，号云林、悟真子，江西金溪人，明代著名医家，江西古代十大名医之一，有"医林状元"之誉。

回春，痊愈、康复。

[2]　哲王：贤明的君主。御极：登极、即位。

[3]　春台，典指春日登眺览胜之处。语出《老子》："众人熙熙，如享太牢，如登春台。"

[4]　太和，天地之间冲和之气。融液，融为一体。沦：浸润。下文"渐"同。

[5]　六气，即风、火、热、湿、燥、寒。

[6]　灾眚：灾殃、祸患。

[7]　愉佚，又作"愉逸"，意为安逸、快乐。耄耋：八九十岁；期颐：一百岁；耄耋期颐，代指高寿。

[8]　夭殇：夭折，未成年而亡。疵：毛病。札：遭疫病而死。

[9]　霜露之疾，指因风寒而引起的疾病，这里代指疾病。

[10]　越人，即秦越人，人称扁鹊，春秋战国时期名医。

[11]　大梁，指战国时魏国都城大梁故地，在今河南省开封市西北。

[12]　洪中丞

[13]　荐绅：士绅。藉，同"籍"，声名盛大。

[14]　见垣一方，垣：矮墙，这里指墙。语出《史记·扁鹊仓公列传》。

[15]　搦髓揲荒爪幕浣肠，搦，按治；髓，脑，古人以为骨髓生于脑；揲：持取；荒，同肓，中医指心下膈上的部位；爪，同抓，梳理。幕，同膜；浣：洗。语出《史记·扁鹊仓公列传》。

[16]　已乃：不久。胪列：罗列、列举。

[17]　生物之府，语出邵雍《皇极经世·观物篇》：春为生物之府，夏为长物之府，秋为收物之府，冬为藏物之府。蚑，小虫，蚑行，虫行貌。喙息，用口呼吸。

体天之元，布德广惠，以是天人合，而春意盎然，充溢六合[1]。然非得贤相提衡而调剂之，其于幽崖穷谷亦不能毕达而无壅阏[2]。士君子志蕲康济[3]，显则贤相而调元，晦则良医而已疾[4]。盖非敢必之，遇而能必之，仁心之无不遍。故曰："上医医国，其次及人。"兹按龚君所撰次，与其功施大梁，固国医也。

今天子方垂悯黎元，而万方喜更生之会，益得龚君之术行，其于春台[5]之化，不大有裨[6]哉？

梓[7]既竣，龚君之姻，对峰周君[8]千里肃匦，属[9]序于余。余喜越人之再兴，而其名不可令芜没而零落也，遂为一言弁[10]其首，以系他日太史氏[11]录方技者之采。

万历戊子秋月[12]，归安鹿门茅坤撰。

# 《万病回春》序[13]

## 舒　化

医官龚生，江西金溪人，与余有乡国之雅[14]。其父西园君[15]，尤为医林所宗，而生

---

[1]　六合，东南西北上下六方。

[2]　壅阏，指壅遏。

[3]　蕲，同祈，祈求。康济，安康救济。

[4]　调元，谓调和阴阳，执掌大政。已，病愈，治愈。

[5]　春台，典指春日登眺览胜之处。语出《老子》："众人熙熙，如享太牢，如登春台。"

[6]　裨，增添、补助。

[7]　梓，印刷用的刻板，这里引申为刊刻。

[8]　对峰，明代金陵书坊书商，名曰校，号对峰。

[9]　属，同嘱。

[10]　弁，本意是指古代一种尊贵的冠，也指掌管帝王的冕服及等制，又比喻首领、魁首。这里作动词。

[11]　太史氏，史官。

[12]　万历，明神宗年号；戊子，天干地支纪年；万历戊子即公元1588年。秋月，秋季。

[13]　选自《新编万病回春》，万历壬寅周成卯刊本。舒化（1539—1589年），字汝德，号继峰，江西临川人。官至刑部尚书，明后期诗人、刑法专家。

《万病回春》，龚廷贤著。龚廷贤（1522—1619年），字子才，号云林、悟真子，江西金溪人，明代著名医家，江西古代十大名医之一，有"医林状元"之誉。

回春，痊愈、康复。

[14]　乡国之雅，即同乡之谊。国，原指诸侯受封之地，后用来代指州府郡县。

[15]　西园君，龚廷贤之父，名信，号西园，太医。

承之，盖世传也。一日来谒，则出《古今医鉴》《种杏仙方》[1]二书示余。而又有《万病回春》集一帙[2]，颛[3]缮写未刊。余披阅一过，则见探本推标，条分缕析，有一病则次一脉，断一脉则次一方，即病者千变万态，而治法尤层见叠出。盖不必远稽[4]古籍，近搜旁门，惟按类随索，如持左券[5]。信医学之渊薮[6]，百家之囊橐[7]。视前二书，尤为切要，不可不亟[8]传也。生乃进而请曰："廷贤竭生平，卒父业，著成此书，盖愚者一得，医人本分事耳！若欲广其传，非借金玉，何以垂不朽？"余颔之，喟然[9]曰："仁哉！孝哉！龚生之用心也！"夫天之仁爱物，靡不欲其皆荣而无瘁[10]，皆息而无消[11]。顾阖辟相乘[12]，时序固然，而恃有春之回焉，则瘁者荣，消者息，天心之仁爱始见。至若人之一身，安全生养者其常，而疾病瘁疴[13]，亦势所不能必无，顾所恃者医药以救疗之、调摄之。而世多庸庸，非徒无益，反而害之。即有欲知医以事亲，研求以卫生者，犹然苦无捷径，往往不能窥堂奥于万一，坐是夭札罔济[14]，而太和[15]春温之风，不可复觏[16]，良[17]为仁人之所隐[18]也。

是书一传，则初学者得其指南，而入门有地；即素不谙[19]医，时一展卷，治方犁然[20]毕具。药无不投之剂，人无不医之疾。由是传一邑，则济一邑，煦然百里春也；传一郡，则济一郡，盎然千里春也；传之天下，则博施济众，熙熙然和气流行，四海

---

[1] 《古今医鉴》《种杏仙方》，均为龚廷贤所著医书。

[2] 帙：书、卷。

[3] 颛：善、好。

[4] 稽：考察。

[5] 左券，古代称契约为券，用竹做成，分左右两片，左片叫左券，是索取偿还的凭证。后来说有把握叫操左券。

[6] 信：确实。渊薮，比喻人或事物集中的地方。这里强调内容丰富。

[7] 囊橐：袋子。

[8] 亟：急切。

[9] 喟然，叹气的样子。

[10] 瘁：病。

[11] 息：滋息、生长。消：消耗、消灭。

[12] 阖：闭合；辟：开启。相乘：交互。

[13] 瘁疴，泛指病痛。

[14] 坐：因为。夭：未成年而死，泛指早死。札：遭疫病而死。

[15] 太和，即大和，天地冲和。

[16] 觏：遇见。

[17] 良：确实。

[18] 隐：伤痛。

[19] 谙：熟悉。

[20] 犁然：清楚明白的样子。

皆春也。

方今圣天子斡旋元气于上，贤公卿调和元气于下，而草野间又有阴翊[1]元气，助成春蔼者，若斯集焉，诚哉跻斯民于仁寿，厝万方于春台[2]，而三皇[3]如春之盛世，在今日矣。

古谓良相良医同功，非欤？然则，生虽不显遇，而博济仁泽，谅[4]不在当事者下也。溯厥[5]衣钵，盖成乃父之志，而广其仁。《诗》云："孝子不匮，永锡尔类。"[6]其龚生之谓哉！余嘉生之用心，而乐与斯世共也，遂发其所欲言者如此。若夫生之游历及父子名号，业已迲《医鉴》序[7]，兹不赘。

时万历十五年岁次丁亥仲秋吉旦[8]，赐进士第、资政大夫、刑部尚书、临川继峰舒化撰。

# 《万病回春》序[9]

### 龚廷贤

余弗类，韶龄博载籍[10]，有志效古良相佐天子调元化[11]，登生民于春台[12]和煦之境。寻以数奇[13]，谫劣弗售[14]，遂卸仕晋[15]，隐于春云林麓之滨[16]。赖家大人[17]以医学鸣世起

---

[1]　翊：辅佐、帮助

[2]　厝：安置。春台，典指春日登眺览胜之处。语出《老子》："众人熙熙，如享太牢，如登春台。"

[3]　三皇，在中国的历史上，有各种说法，其中较为权威的为伏羲氏、神农氏、黄帝三皇。

[4]　谅：确实。

[5]　厥：其。

[6]　"孝子不匮，永锡尔类"，出自《诗经·大雅·既醉》。匮：穷尽。锡：同"赐"，给予。

[7]　迲：挡、遮挡。《医鉴》，即《古今医鉴》，龚信、龚廷贤著。

[8]　丁亥，天干地支纪年。万历十五年，即公元1587年。仲秋：农历七月份。

[9]　选自《新编万病回春》，万历壬寅周成卯刊本。龚廷贤（1522—1619年），字子才，号云林、悟真子，江西金溪人，明代著名医家，江西古代十大名医之一，有"医林状元"之誉。
《万病回春》，龚廷贤著。回春，痊愈、康复。

[10]　韶龄：童年。载籍：书籍。

[11]　元化：造化、天地。

[12]　春台，典指春日登眺览胜之处。语出《老子》："众人熙熙，如享太牢，如登春台。"

[13]　数奇：指命运不好，遇事多不利。

[14]　谫劣：浅薄、低劣。售：施展；弗售，这里指没有考中科举功名。

[15]　仕晋，出仕晋朝，典出"竹林七贤"，这里代指出仕做官。

[16]　云林麓，即云林，在江西省金溪县，共三十六峰。

[17]　家大人，相当于"家父"。

家，乃世其传。思弗克[1]为良相，赞庙谟[2]以寿国脉，则为良医，诊民瘼[3]以寿苍生。虽显晦不同，而此心之春生[4]均之，有补于世道也。顾医之道大矣，医之书博矣。自轩岐出而《内经》[5]作，世之谈医者宗焉。仓越[6]而下，如刘、张、朱、李[7]，各擅专门，非不称上乘也。第[8]其书浩瀚渊微，未易窥测，且执滞者不能迎刃以中其肯綮[9]，往往投之非症，反以重其膏肓[10]。呜呼！舛[11]矣！欲其起死还生，使万病之回春，不可得也。可叹哉！

丁丑岁[12]，余惩其弊，集《古今医鉴》《种杏仙方》[13]刊行于世，稍稍传播，卫生或有取焉。频年以来，经历愈多，施济愈验。凡疾者疗之，沉疴[14]顿起，如草木之逢春，生意欣欣向荣。一得之愚，天牖其衷[15]。更有发往昔之所未发者，非敢沾沾以术自玄[16]，而一念与物同春之心，实有不容已也。于是从苦心十祀，祖轩岐，宗仓越，法刘、张、朱、李及历代名家，茹[17]其英华，参以己意，详审精密，集成此书，名曰《万病回春》，真有以收天下春于肺腑矣。盖春乃造化生育之府，在天为元，在人为仁。天以元生万物，俾物之瘁[18]者回春，而后品汇毓太和[19]；君子以仁生万民，俾民之病者回

---

[1] 克：能够。

[2] 庙，宗庙，引申为江山社稷。谟，谋略。庙谟，指稳定江山社稷的谋略。

[3] 瘼：病、疾苦。

[4] 春生，春天万物萌生。

[5] 轩，指黄帝，号轩辕氏。岐，指岐伯。《内经》，即《黄帝内经》，相传黄帝所著。

[6] 仓，指仓公，原名淳于意，西汉名医，因曾任齐太仓令，故号仓公。越，指秦越人，人称扁鹊，春秋战国时期名医。

[7] 刘，指刘完素，字守真，河北河间人，世称刘河间，属寒凉派。张，指张从正，字子和，金朝睢州考城（今河南兰考）人，属攻下派。朱，指朱震亨，字彦修，号"丹溪翁"，婺州义乌（今浙江义乌），元代著名医学家，属滋阴派。李，指李杲，字明之，真定（今河北省正定）人，晚年自号东垣老人，属补土派。四人后世并称为金元四家。

[8] 第：但是、只是。

[9] 执滞：执着、固执。肯綮，筋骨结合的地方，比喻要害或关键。

[10] 膏肓，古代医学以心尖脂肪为膏，心脏与膈膜之间为肓。代指难治之症，比喻难以解决的问题。这里仅代指疾病。

[11] 舛：错误、错乱。

[12] 丁丑，天干地支纪年，此处是指公元1577年。

[13] 《古今医鉴》《种杏仙方》，均为龚廷贤所著医书。

[14] 沉疴，指久治不愈的病。

[15] 天牖其衷，或为"天诱其衷"，指上天开导其心意。

[16] 玄，同"炫"，炫耀。

[17] 茹，吃，引申为吸收。

[18] 瘁：病。

[19] 毓：聚集。太和，即大和，阴阳冲和。

春，而后群生跻寿域。故三皇[1]之世如春，谓民物咸遂其生，此回春之义所由取也。然弗忍自秘，仍付诸梓[2]，俾[3]海内家传而户晓。凡病证之原、脉络之奥、方药之制，以至寒燥、虚实、补泻之得，宜缓急标本先后之异治，明白简要，一览无遗。万病得此，可以回生。由是颐养天和，乐享太平之春以永终。

圣天子仁寿天下之化，则举国尽在春风和气中矣。三皇如春之盛世，不将复见于今日乎？是书之作，未必无万分之一助也。此固区区草茅芹曝[4]之忠耳，敢曰医之良与良相并。

万历乙卯[5]夏月，金溪龚廷贤谨序。

# 《万病回春》后序[6]

### 朱勤烨

嘉靖丙辰岁[7]六月十有一日，世宗肃皇帝[8]遣平江伯陈王谟[9]偕诸司持节授册袭封余为王。时值溽暑[10]，祗乃事罔恤劳瘁[11]，症中痰火[12]，头眩喘嗽，膝趾肿痛，不能动履。四时疾作，苦楚莫禁。余嫡长子朝升遍延诸医，治皆罔效，诚堕痼病[13]也。万历丙戌五月复炽[14]，殆岌岌矣。长子昼夜惊怖，吁天身代，皇皇无措。天假良缘，适金溪龚

---

[1]　三皇，上古三位明君，有各种说法，较为权威的为伏羲氏、神农氏、黄帝三皇。

[2]　梓，雕版印刷所用木板，引申为刊刻。

[3]　俾：使。

[4]　草茅：草野、民间。芹曝，谦词。谓所献微不足道。

[5]　万历，明神宗年号；乙卯，天干地支纪年；万历乙卯，即公元 1615 年。

[6]　选自《新编万病回春》，万历壬寅周成卯刊本。朱勤烨，明代周藩海阳王，1556—1595 年在位。《万病回春》，龚廷贤著。龚廷贤（1522—1619 年），字子才，号云林、悟真子，江西金溪人，明代著名医家，江西古代十大名医之一，有"医林状元"之誉。
回春，痊愈、康复。

[7]　嘉靖，明世宗年号；丙辰，天干地支纪年；嘉靖丙辰即公元 1556 年。

[8]　世宗肃皇帝，即明世宗，"世宗"为其庙号，"肃"为其谥号。

[9]　陈王谟，合肥人。金书后军，出镇两广，论功加太子太保。

[10]　溽暑：潮湿、闷热。

[11]　祗：恭敬。劳瘁，因辛劳过度而致身体衰弱。

[12]　痰火，指无形之火与有形之痰煎熬胶结贮积于肺的病证。

[13]　痼病，历时较久，顽固难治的病。

[14]　万历，明神宗年号；丙戌，天干地支纪年；万历丙戌即公元 1586 年。炽，热烈，此指病情发作、加重。

生云林以应抚台洪溪衷公之聘[1]，即汴邸[2]，获与荆识[3]。叩其学术，印乃父西园公家传，儒医奕业[4]鸣世久矣。余忻然景慕，遂隆礼币，延生为入幕上宾。生感其诚，乃曰："司鼎鼎[5]者务为良相，佐圣主成雍熙[6]之世；专方脉者务为良医，跻生民登仁寿之域。余弗类，不克[7]为良相以光辅太平，愿以良医济世，保王躬享遐龄[8]，增上寿，以永国祚[9]。"复沉潜诊视，植方投剂，获效如响，不旬日[10]而渐离榻，又旬日而能履地，又旬日而康复如初。三十余祀[11]沉疴，一旦起而痊愈之。噫！亦神矣哉！生其圣于医者乎？因悉叩其生平蕴借[12]，出《古今医鉴》《种杏仙方》二帙[13]，已刊行于世。览之者，人人击节叹赏，如醉春风矣！然尤以为未展尽其底蕴，又括百家奥旨，成《万病回春》[14]一集，其精微玄妙，诸名公已序其首矣！夫复何言？顾余感其惠，深嘉其用心之仁，敢借[15]一言以续于后。夫集以《万病回春》名之者，数总于万也，病而曰万则无不该括；时和于春也，春而曰回则无不发生。如万物当严凝肃杀之余，挽之以阳春太和[16]之盛，天之造化，生斡旋之矣。行且大有补于世道，医国医民，何忝[17]于良相乎？是以售诸梓[18]以广其传云。

万历十六年岁次戊子孟秋[19]之吉，周藩海阳王昆湖勤烆撰。

---

[1] 即衷贞吉，江西南昌新建人，号洪溪，曾任河南巡抚。

[2] 汴邸：今河南开封。

[3] 荆识：相识。

[4] 奕：累。奕业，累业，世业。

[5] 司，主管、操作。鼎鼎，前"鼎"意为大，后"鼎"本意为立国重器，代指政权。

[6] 雍熙，指和乐升平。

[7] 克：能够。

[8] 遐龄：高龄。

[9] 国祚：国运。

[10] 旬日：十天。

[11] 祀，年。

[12] 蕴借，这里指履历。

[13] 《古今医鉴》《种杏仙方》，均为龚廷贤所著医书。帙：书、卷。

[14] 《万病回春》，龚廷贤所著医书。

[15] 僭，超越本分，古代指地位在下的冒用在上的名义或礼仪、器物

[16] 太和，即大和，阴阳冲和。

[17] 忝：辱，有愧于，常用作谦辞。

[18] 梓，雕版印刷所用木板，引申为刊刻。

[19] 万历，明神宗年号；戊子，天干地支纪年；万历十六年即公元 1588 年。孟秋，农历八月份。

# 《云林神彀》序[1]

## 茅 坤

夫医者，意也。切脉察色，听声审形，要在推吾意与受病者两相印而无疑。而后其阴阳荣卫[2]始克，就吾之调剂而各当，譬则射者必有彀率[3]，其中非尔力也。亦如医之以意中也。

上世岐黄、仓扁[4]无论，其在中古，所流传者，独丹溪、仲景[5]得其解，而所著述，迄今垂不朽。近代来，质愚下士，争冒医名，以殚人财，而究则不殒人之命不止，其于彀之藩篱，且大有径庭矣。太医云林龚君，少则精其业。居大梁[6]之都，名烨烨在诸荐绅[7]间。所撰有《古今医鉴》《万病回春》[8]二书，已脍炙海内。而最后有《神彀》若干卷，远近竞慕而缮写之，至涌洛阳之价[9]。其姻对峰[10]周君，图付剞劂[11]，而丐叙于不佞[12]。不佞家苕雪[13]，去龚君逴[14]远，即未亲沾药石[15]。而往岁得二书，便取方之资，真昔人所称千里深交也者。兹览是书，方脉、幼科以至内府秘方，种种收录，而

---

[1]　选自《龚廷贤医学全书·云林神彀》，中国中医药出版社2015年版。茅坤（1512—1601年），字顺甫，号鹿门，归安（今浙江吴兴）人，明代散文家、藏书家。
《云林神彀》，龚廷贤著。龚廷贤（1522—1619年），字子才，号云林、悟真子，江西金溪人，明代著名医家，江西古代十大名医之一，有"医林状元"之誉。

[2]　荣，同营，即营气；卫，即卫气。

[3]　彀率：弓张开的极限。

[4]　岐黄，岐伯和黄帝。仓，指仓公，原名淳于意，西汉名医，因曾任齐太仓令，故号仓公。扁，指扁鹊，原名秦越人，春秋战国时期名医。

[5]　丹溪，即朱震亨，字彦修，号"丹溪翁"，婺州义乌（今浙江义乌），金元四大家之一，属滋阴派。仲景，即张仲景，名机，字仲景，东汉末年医家，著有《伤寒杂病论》，后世尊为"医圣"。相传曾任长沙太守，故后世称为张长沙。

[6]　大梁，今河南省开封市一带。

[7]　荐绅：士绅。

[8]　《古今医鉴》《万病回春》，均为龚廷贤所著医书。

[9]　洛阳之价，取意"洛阳纸贵"，形容书籍畅销。

[10]　对峰，明代金陵书坊书商，名曰校，号对峰。

[11]　剞劂：刻镂的刀具，引申为刊刻。

[12]　不佞，谦辞，相当于"不才"。

[13]　苕雪，苕溪、雪溪二水的并称，在今浙江省湖州市境内，这里代指湖州。

[14]　逴：远。

[15]　药石，指治病的药物和砭石，这里泛指医药。

尤系之歌诀，能令诵习者愉心快目，尤远出前二书上久矣。龚君岂非神于医毂，而不为大言无当哉？异时，计君用是书取效当世，必且如由基之矫矢[1]而猿号，蒲且之紫缴[2]而凫下。寰宇贤愚，咸受不报之赐。而其书世世不朽，又宁在丹溪、仲景下也。对峰君曰：然，请书之，用为左券[3]。

万历辛卯[4]春月吉，归安鹿门山人茅坤撰。

# 《鲁府禁方》序[5]

朱颐坦

余自袭封以来，恒念民间疾苦，每以济人利物为心，施药活民，盖亦久矣！第[6]恨奇方未广，明医稀觏[7]，无能俾[8]天下黎民无恙，恒歉歉然[9]，愿为而未逮也。频年以来，博集奇方，迨[10]今数载，续以成帙[11]，什袭[12]珍藏，世不多有。癸巳[13]秋，缘余妃张氏遘[14]胀之恙，即以吾藩医弗瘥[15]，遂访海内明医，百药千方，曾[16]无寸效，病势垂危，

---

[1] 由基，即养由基，中国古代著名的射箭名手。《吕氏春秋》记载："养由基射兕，中石，矢乃钦羽，诚乎兕。"矫矢，矫直箭矢。

[2] 蒲且，相传是古代善于射鸟的人。《列子·汤问》："蒲且子，之弋也，弱弓纤缴，乘风振之，连双鸽于青云之际，用心专，动手均也。"紫：缠绕。缴，系在箭上的丝绳。

[3] 左券，古代称契约为券，用竹做成，分左右两片，左片叫左券，是索取偿还的凭证。这里是凭证的意思。

[4] 万历，明神宗年号；辛卯，天干地支纪年；万历辛卯即公元 1591 年。

[5] 选自《龚廷贤医学全书·鲁府禁方》，中国中医药出版社 2015 年版。朱颐坦（？—1594 年），明朝第六代鲁王。
《鲁府禁方》，龚廷贤所著。龚廷贤（1522—1619 年），字子才，号云林、悟真子，江西金溪人，明代著名医家，江西古代十大名医之一，有"医林状元"之誉。

[6] 第：但、只。

[7] 觏：遇到。

[8] 俾：使。

[9] 歉歉然：愧疚的样子。

[10] 迨：到。

[11] 帙：书、卷。

[12] 什袭，即十袭，原指把物品一层层地包起来，后形容珍重地收藏。

[13] 癸巳，天干地支纪年，这里是公元 1593 年。

[14] 遘：遭到。

[15] 瘥，病愈。

[16] 曾：竟然、简直。

仓皇无措。有荐金溪明医龚子廷贤者，余特致书币[1]，遣官抵大梁[2]聘至，询其所蕴，真儒医也。究其方脉，悉皆超迈群识。遂投一二剂，则有奇效，以后药则时时进，而恙则时时愈。历冬迨春，恙已潜瘳[3]矣。以吾藩医，余妃弗愈；俾海内诸医，余妃亦弗愈；而易龚子医，余妃则愈之。龚子之医，岂非天下医之魁乎？余嘉之以衔，奖之以扁[4]，题曰"医林状元"。举国欣羡，咸谓古之卢扁[5]不是过矣！余思穷檐蔀屋[6]，设遘斯恙，万有医若龚子者，则病无弗瘳，否则，望其生者难矣。今将所治验方，推而广之，以济天下有恙者。余闻龚子所著《医鉴》《回春》《仙方》《神彀》[7]四书，盛行于世。推其心，仁且厚矣！兹今所蓄秘方，并渠[8]素蕴珍奇，厘为四卷，题曰《鲁府禁方》，是皆百发百中者，悉附诸梓[9]，愿与斯世斯民共焉。盖以施药，限于一方，传方布于天下，欲起天下疲癃[10]之民，咸跻于仁寿之域，庶几少[11]慰余之素志云。

时万历甲午岁仲春[12]之吉，鲁王三畏书于存心殿。

# 《寿世保元》序[13]

张　位

余解绶[14]归卧林麓间，于故箧中取《医鉴》《回春》《仙方》《神彀》《鲁府禁

---

[1]　书币，泛指书札、礼单和礼品。

[2]　大梁，指河南省开封市周边。

[3]　瘳：病愈。

[4]　扁，同"匾"。

[5]　卢扁，即秦越人，人称扁鹊，又称卢医，春秋战国时期名医。

[6]　蔀：搭棚用的草席。蔀屋，草席盖顶之屋，这里代指穷苦人家。

[7]　《医鉴》，即《古今医鉴》；《回春》，即《万病回春》；《仙方》，即《古杏仙方》；《神彀》，即《云林神彀》，四书均为龚廷贤所著。

[8]　渠：他。

[9]　梓，雕版印刷所用木板，引申为刊刻。

[10]　疲癃：曲腰高背之疾，泛指年老多病或年老多病之人。

[11]　少，同"稍"。

[12]　万历，明神宗年号；甲午天干地支纪年；万历甲午即公元 1594 年。仲春，农历二月。

[13]　选自《寿世保元》，明末周文卿光霁堂刻本。张位（1538—1605 年），字明成，号洪阳，江西新建人，官至礼部尚书、武英殿大学士。

《寿世保元》，龚廷贤所著。龚廷贤（1522—1619 年），字子才，号云林、悟真子，江西金溪人，明代著名医家，江西古代十大名医之一，有"医林状元"之誉。

[14]　解绶，解下印绶，谓辞免官职。

方》[1]诸书，时披阅焉。愀然叹曰：奇哉！金溪龚子术至此乎！其用意良博，其济世之念良殷且苦也。余诚慨慕，冀昕夕[2]遇之矣。

乃一日飘飘然来谒，余辗然[3]喜甚，徐揖而进之。领略绪论，津津名理，悉皆凑底芝兰[4]也。乃龚子复出秘书十卷以示余，其命曰《寿世保元》。余反复玩视，见其立论高，著方妙，其调治疗理核实而有法，大都九折臂[5]而成，真得医门家钵[6]矣。嘻！亦大奇矣哉！曩者[7]诸书业已传世，今兹之集，思且殚矣，苦尤剧矣。方之前刻，则昔固精而此尤精之精者也，昔固详而此尤详之详者也。所谓发诸名医之所未发，传诸名医之所未传者，端不在是也邪？

夫医非仁爱不可托，非聪明理达不可任，非廉谨淳良不可信，是以古之用医，必选名世之后。知天地神祇[8]之次，明性命吉凶之数，处虚实之分，定逆顺之理，原疾量药，贯微达幽，度节气而候温冷，参脉理而合轻重，必参知而隐括[9]焉，斯善矣。云林龚子，身儒行之粹美，跻医道之圣功，固回天国手，所藉以上培圣天子之元和，而下跻斯民于仁寿之天者也。顷闻鲁藩币聘，起其元妃于九死，彼且介然却其千金。鲁藩益高其谊，复宠以御医院荣衔，锡以鞶带华饰[10]，赐以龙牌扁[11]额，题以"医林状元"，龚子盖亦有荣遇哉！

夫儒林有玉，其独步者命之曰国士，医林亦有玉，其十全[12]者命之曰国手，龚子者，得不称为国手而当国士哉？得不称为国士而实国手哉？以国手汇成国医之集，以故分门别类，靡不具悉，溯流穷源，靡不究竟，起死回生，靡不效验。将前登岐黄[13]，后

[1] 《医鉴》，即《古今医鉴》；《回春》，即《万病回春》；《仙方》，即《种杏仙方》；《神彀》，即《云林神彀》，加上《鲁府禁方》，均为龚廷贤著。

[2] 昕夕，朝暮，谓终日。

[3] 辗然，笑貌。

[4] 芝兰，这里是比喻谈吐典雅。

[5] 九，泛指多次；折，断。九折臂，多次折断胳膊，经过反复治疗而熟知医理。比喻阅历多，经验丰富。

[6] 家钵，解释为原指僧侣师传的食器，引申为家中世传的思想、学术、技能等。

[7] 曩，以往、从前。

[8] 神祇，指天神和地神，泛指神明。

[9] 隐括，又作"隐栝"，概括、修正。

[10] 锡，赐。鞶带，指皮制的大带，为古代官员的服饰。

[11] 扁，同"匾"。

[12] 十全，指全部治好。语出《周礼·医师章》："十全为上，十失一次之，十失二次之，十失三次之，十失四为下。"这是考核医生的标准。

[13] 岐黄，岐伯和黄帝。

咸刘李[1]，自俞跗、涪翁[2]而下，卓夐无与俪[3]矣。集成以付剞劂氏[4]，公诸寓内，则遵而守之，可以寿一人，亦可以寿千万人，推而广之，可以寿一世，亦可以寿千万世，其所裨益，宁以家计年算哉？

余故善龚子，喜其集成而启后，洵[5]有地也，特为之弁言简端。

赐进士第、荣禄大夫、文渊阁大学士、太子太保、户部尚书、侍经筵、新建洪阳张位撰。

# 《寿世保元》自叙[6]

### 龚廷贤

余读父书[7]，往往欲寿一世而未能也。间尝窃取岐黄、仓越、刘、张、朱、李[8]诸家之秘旨，经验之良方，汇成五书，曰《古今医鉴》，曰《万病回春》，曰《种杏仙方》，曰《云林神彀》，曰《鲁府禁方》，业已灼灼于世。虽然医妙无穷，其间标本异治，虚实瞬易，损增互换，歧中之歧，变外之变，胶古不得师，心又不得失，岂五书所能竟哉？近来倦游家居，睹闻觉日益多，谙[9]练觉日益熟，乃采掇[10]名藩之异授，

---

[1] 刘，指刘完素，字守真，河北河间人，世称刘河间，属寒凉派。李，指李杲，字明之，真定（今河北省正定）人，晚年自号东垣老人，属补土派。

[2] 俞跗，一作俞柎，黄帝时期的名医，相传擅长外科手术。涪翁，东汉初年针灸家，名姓履贯不详，常垂钓于涪水，因称。

[3] 夐：远。俪：相并、对偶。

[4] 剞劂：刻镂的刀具，引申为刊刻。

[5] 洵：实在。

[6] 选自《寿世保元》，明末周文卿光霁堂刻本。龚廷贤（1522—1619年），字子才，号云林、悟真子，江西金溪人，明代著名医家，江西古代十大名医之一，有"医林状元"之誉。《寿世保元》，龚廷贤所著。

[7] 父书：父亲读过的书。

[8] 岐黄，岐伯和黄帝。仓，指仓公，原名淳于意，西汉名医，因曾任齐太仓令，故号仓公。扁，指扁鹊，原名秦越人，春秋战国时期名医。刘，指刘完素，字守真，河北河间人，世称刘河间，属寒凉派。张，指张从正，字子和，金朝睢州考城（今河南兰考）人，属攻下派。朱，指朱震亨，字彦修，号"丹溪翁"，婺州义乌（今浙江义乌），元代著名医学家，属滋阴派。李，指李杲，字明之，真定（今河北省正定）人，晚年自号东垣老人，属补土派。四人后世并称为金元四家。

[9] 谙：熟。

[10] 采掇：搜集。

内府之珍藏，宇内士夫之所家袭，方外异人之所秘传，间亦窃附己意，发诸前人之所未发，参互勘验，百投百效者，分门别类，汇次成编，命曰《寿世保元》，以示大全，于以补诸书之缺。夫人之一身，有元神，有元气。神官于内，气充乎体，少有不保而百病生矣。余谬为《保元》云者，正欲保其元神，常为一身主之。保其元气，常为一身之辅，而后省固气完，百邪无能奸，百病无由作矣。如世道之在浇漓[1]者，则用劝世歌砭而规之，使天下后世之人咸跻于仁寿之域。敢曰《寿世保元》，即调元也。调元者，宰相之事，而窃取为名，高哉！噫嘻！余放民[2]也，遨游湖海，涉迹燕、赵、梁、豫之间[3]，辱王公缙绅，谬为恭敬，盖四十祀于兹。曩鲁藩君侯[4]与余为淮南八公之交，却其千金之酬，又颜其扁[5]而赠之，命曰"医林状元"。以余伎[6]，俩子不获，致青云居[7]。尝空语奇字，扁以荣衔。若谓经术有元，业术亦有元，余幸窥杏林[8]一斑，或者亦夺方伎之一元乎？然非余意也。书成而付剞劂氏[9]，要亦备养生之短钉[10]云尔。何敢与《青囊》《肘后》争埒[11]？而用文之以自点也。

万历四十三年岁次乙卯春王正月上浣之吉[12]，太医院吏目[13]、金溪云林龚廷贤撰。

---

[1] 浇漓，多用于指社会风气浮薄。

[2] 放民：无官无职的闲民。

[3] 燕，周代诸侯国名，今河北省北部和辽宁省南部。赵，周代诸侯国名，今河北省南部、山西省中部和陕西省东北隅。梁，周代诸侯国名，今河南开封一带。豫，今河南境内。

[4] 曩，以往、从前。鲁藩君侯，指鲁藩海阳王朱勤烄。

[5] 扁，同"匾"。

[6] 伎，同"技"。

[7] 青云居，指高官显爵。

[8] 杏林，代指医学。

[9] 剞劂：刻镂的刀具，引申为刊刻。

[10] 短钉，把零碎的东西凑在一起。

[11] 《青囊》，相传为华佗所著医书，今佚。《肘后》，即《肘后备急方》，葛洪所著医书。埒：等同。

[12] 万历，明神宗年号。万历四十三年，即公元1615年。乙卯，天干地支纪年。王正月，王朝钦定历法的正月。上浣：上旬。

[13] 吏目，明代太医院吏目跟医士同。

# 《济世全书》序[1]

## 吴道南

问之世记[2]曰："神农使岐伯尝草木之味，典[3]医疗疾。今经方《本草》《素问》[4]诸书出焉。"而济万世于无穷。后世之著方书者，皆祖之，然而未全也。金溪龚云林，盖清世之国手哉！不名名，不利利，倜傥有奇节，遨游于燕、赵、梁、豫[5]之间，灵蛤[6]所投，随试则效。阴骘人无算[7]，略不计其德，有古君子风，往来于予，予与之相得甚欢也。促膝谈衷，夜分乃寐，尝谓之曰：古人有言，不得为良相，则愿为良医。良相调燮[8]宇宙，裨[9]举世常无病。良医亦调燮宇宙，裨举世有病而无病。今公之术，其圭刀[10]足以驻衰历，其宝饵[11]足以缓童龄，洵[12]今世之国手哉！先时所著书，曰《古今医鉴》，曰《万病回春》，曰《种杏仙方》，曰《云林神彀》，曰《鲁府禁方》，曰《寿世保元》，凡六种，业已大行于世而弘济无外，然沧海之遗珠不无也。于是汇晚近之新得，总六书之大全，别类标门，条分缕析，罔不全备，因颜其额曰《济世全书》。此

[1] 选自《济世全书》，金陵书坊万卷楼存义堂刊本。吴道南（1550—1623 年），字会甫，号曙谷，江西崇仁人。万历十七年（1589 年）进士，官至礼部尚书兼东阁大学士。
《济世全书》，明龚廷贤著。龚廷贤（1522—1619 年），字子才，号云林、悟真子，江西金溪人，明代著名医家，江西古代十大名医之一，有"医林状元"之誉。

[2] 世记，即《帝王世纪》，西晋皇甫谧撰。

[3] 典：主持、主管。

[4] 《本草》，即《神农本草经》，相传神农所著，实成书于汉代，是中医四大经典著作之一，是现存最早的中药学著作。
《素问》，古医经名，与《灵枢》合称《黄帝内经》，相传黄帝所著。

[5] 燕，周代诸侯国名，今河北省北部和辽宁省南部。赵，周代诸侯国名，今河北省南部、山西省中部和陕西省东北隅。梁，周代诸侯国名，今河南开封一带。豫，今河南境内。

[6] 灵蛤，仙药名，代指灵药。《酉阳杂俎》："仙药有白水灵蛤。"

[7] 阴骘：原指上苍默默安定下民，转指阴德。无算，无法计算，形容很多。

[8] 调燮：调和、调理。

[9] 裨，增添、补助。

[10] 圭刀，或为"刀圭"，中药的量器名，这里引申为医术。

[11] 饵，药。

[12] 洵：实在。

书一出，则茅君不必受锦囊于王母[1]，李少君不必得神楼于安期[2]，周义山不必过羡门乞长生要诀[3]，而苏耽之橘[4]、董奉之杏[5]、葛洪之《肘后方》[6]，全收之矣。其博济于亿万世，宁有穷耶？昔长桑君见扁鹊[7]而奇之曰：我有药方，年老欲传于子。乃出怀中方，饮以上池之水。鹊如其言，从此视疾，具见五脏之症结[8]。然则，是书也，其长桑君怀中之方乎！即与经方《本草》《素问》诸书并传不朽可矣。

曙谷吴道南撰。

# 《济世全书》自序[9]

## 龚廷贤

不佞[10]少年时，挥毫吊古，诵爱物济人之句，不胜神往，雅意学问，期侥[11]一命之荣，无如非其分也。而意念则未已。

---

[1] 茅君，指传说中在句容句曲山修道成仙的茅氏兄弟，典出《集仙传》。王母曾向茅氏兄弟传授修炼道术的秘诀和四部宝经。

[2] 李少君，异人，道士。懂得祭祀灶神求福、种谷得金、长生不老的方术，能驱鬼神，擅用药物，能让人返老还童。神楼，即神楼散，典出《医说》：千岁公李少君太山采药，病困殆死，遇安期，安期与之神楼散，服一钱匕遂愈。安期，又称安期生、安其生，师从河上公，黄老道家哲学传人，方仙道的创始人。

[3] 周义山，字委通，紫阳真人。过：造访。羡门，又称羡门子，古仙人。典出《艺文类聚·真人周君传》：周义山入蒙山，遇羡门子乘白鹿，执羽盖，仗青毛之节，侍从十余玉女，乃再拜叩头，乞长生要诀。

[4] "耽"，原作"沈"，误，今改。苏耽，传说中的仙人，又称"苏仙公"。橘井，相传苏仙公修仙得道仙去之前对母亲说："明年天下疾疫，庭中井水，簷边橘树，可以代养。井水一升，橘叶一枚，可疗一人。"来年果有疾疫，远近悉求其母治疗，皆以得井水及橘叶而治愈。事见晋葛洪《神仙传·苏仙公》。

[5] 董奉，东汉建安时期名医，又名董平，字君异，侯官（今福建省福州市长乐区）人，隐居庐山行医，有"杏林"典故。

[6] 葛洪，晋代医药学家、炼丹师，著有《肘后备急方》，简称《肘后方》。

[7] 长桑君，扁鹊师。扁鹊，原名秦越人，春秋战国时期名医。事见《史记·扁鹊仓公列传》。

[8] 症结，这里指腹中结块。

[9] 选自《济世全书》，金陵书坊万卷楼存义堂刊本。龚廷贤（1522—1619年），字子才，号云林、悟真子，江西金溪人，明代著名医家，江西古代十大名医之一，有"医林状元"之誉。《济世全书》，龚廷贤著。

[10] 不佞，第一人称谦辞，相当于"不才"。

[11] 侥，希望得到不应该得的。

　　夫昔人云：士苟挟一策，以推及物之仁，虽不仕于时，则犹仕也。于是，取父书[1]读之，且莫[2]不辍，三年间，尽得其要领。少试之乡邑[3]，乡邑赖之，以为有父风，而予之意念犹未已也。乃著《医鉴》《仙方》《回春》《神彀》《禁方》[4]五书，行于海内，风声日籍籍[5]起，已而[6]挟策北游燕、赵、梁、豫[7]之间，有车辙马迹焉。行乐到处，王公大人倒屣投辖[8]。今倦游矣，耄逊于家[9]，而名藩省郡，聘召错道，然予之意念犹未矣也。复搜讨奇秘，总五书之大全，披寸灵之独得，汇成一书，命曰《寿世保元》，自谓生平精力殚于此矣，医家纲目簪[10]于此矣。虽不获显诸事业[11]，而家国天下庶几或有补也。第其书不啻[12]数万言，其值不下二三金，而四海争购，两京[13]为之纸贵，而富者得遂其求，贫者苦于难获，则予之意念终不能人人惬也，其能自已乎？于是披历心神，昏夜不寐，将前所出六海遗珠，择其简切精当，凡人生之所未有，古来之所罕见，奇异古怪之疾、寒暑虚实之症，分门别类，种种备载，不拾人残唾，不抄人方书。悉不佞[14]平生之履历，老父之商榷，每有所获则随录之，积数十年，然后神理凑合，随试则效。不啻庖丁之牛[15]，飞卫之虱[16]矣。海内得是书而读之，细心批阅，以病之症印予之书，一一而投剂焉。辟之星火春冰，未有不焕然欲释者，倘可以济世，而医经奥诣赖是全备焉，因名之曰《济世全书》。昔青牛道士能延垂尽之命[17]，白鹿

---

[1] 父书，父亲读过的书。

[2] 莫，同暮。

[3] 乡邑，家乡。

[4] 《医鉴》，即《古今医鉴》。《仙方》，即《种杏仙方》。《回春》，即《万病回春》。《神彀》，即《云林神彀》。《禁方》，即《鲁府禁方》。均为龚廷贤所著医书。

[5] 籍籍：形容名声盛大。

[6] 已而，不久。

[7] 燕、赵、梁、豫，均为古封国名，后世用于代指其所辖区域。燕，今北京周边地区。赵，今河北一带。梁，今河南开封一带。豫，今河南东部、安徽北部一带。

[8] 倒屣，倒穿着鞋。比喻热情迎客。典出《三国志·魏书·王粲传》："蔡邕闻粲在门，倒屣迎之。"辖，车轴，投辖，意为扔掉车轴，比喻殷勤留客。

[9] 耄，年老、高龄。逊，退避、退让。意指年老居家。

[10] 簪，用来绾住头发的一种首饰，古代亦用以把帽子别在头发上。这里引申为归纳、总结。

[11] 事业，指儒家所说的功业。

[12] 第：但是、只是。啻：异。

[13] 两京，明代指南京和北京。

[14] 不佞，谦辞，不才。

[15] 庖丁之牛，典出《庄子·养生主·庖丁解牛》，比喻经过反复实践，掌握了事物的客观规律。

[16] 飞卫，传说中射术精湛的射手，典出《列子·汤问·纪昌学射》。"虱"，纪昌学射时用来训练眼力的射击目标。飞卫之虱，与"庖丁之牛"含义相当。

[17] 青牛道士，汉方士封君达的别号，常乘青牛，故号青牛道士。《后汉书·方士传》说他"闻有病死者，识与不识，便以要闲竹管中药与服，或下针，应手皆愈。"

真人[1]顿生已枯之骨，予何人，斯敢以此自任哉？然二子以丹砂之神而展其济世之功，予将借医国之书而展其济世之心，故书成而世世共跻予之愿也。书既成，而未必尽济，亦尽予之心也。予少年时，怕怀博济之转念也，纵有笑予之狂，讥予之任者，予何暇计焉？然而，予之意念终未已也，姑植数杏于庭，以俟[2]予之后来者。

时万历丙辰夏[3]，金溪龚廷贤自叙。


# 《小儿推拿秘旨》序[4]

### 龚廷贤


余曰：育养小儿，难事也。读《康诰》"保民如保赤"[5]，诚求可知矣。盖因体骨未全，血气未定，脏腑薄弱，汤药难施。一有吐泄、惊风、痰喘、咳嗽诸证，误投药饵，为害不浅。惟推拿一法，相传上帝命九天玄女[6]，按小儿五脏六腑经络，贯串血道。因其寒热温凉，用夫推拿补泄。一有疾病，即可医治，手到病除，效验立见。洵[7]保赤之良法也。但此专用医者之精神力量，不若煎剂丸散，三指拈撮[8]，便宜从事，故习学者少而真传罕觏[9]矣。予得此良法秘书已久，历试都验，不忍私藏，意欲公世，因而手著，最为详晰，分为上下二卷。养育之家，开卷了然，随用之效。育婴妙法，尽载斯编矣。

秀谷[10]龚云林书于保仁堂。


---

[1] 白鹿真人，匡庐先生高弟，事迹未详。

[2] 俟，等待。

[3] 万历，明神宗年号。丙辰，天干地支纪年。万历丙辰，即公元1616年。

[4] 选自《龚廷贤医学全书·小儿推拿秘旨》，中国中医药出版社2015年版。龚廷贤（1522—1619年），字子才，号云林、悟真子，江西金溪人，明代著名医家，江西古代十大名医之一，有"医林状元"之誉。《小儿推拿秘旨》，龚廷贤所著。

[5] 《康诰》，即《尚书·周书·康诰》，西周时周成王任命康叔治理殷商旧地民众的命令。保赤，养育、保护幼儿。

[6] 上帝，中国古代至高无上的神。九天玄女，简称玄女，俗称九天娘娘、是中国上古神话中的的女神。

[7] 洵：确实、实在。

[8] 拈撮，用指头取物，这里代指推拿手法。

[9] 觏：遇到。

[10] 秀谷，江西金溪的别称。

# 《福寿丹书》序[1]

## 桂绍龙

予亦吏隐者，寓迹簿书，栖心滇淳[2]，退食自公，委蛇多暇，则辟静室以居，伏读养生家[3]言，恍然而悟，原与孟氏《养生篇》[4]互相发明。其所云"喉息""踵息"[5]，即孟氏旦气夜息之说是也[6]。此理不分仙凡，宁[7]分宦隐？尝偶句云：着意寻丹，静中欲动，玄犹俗；因时觅息，忙里偷闲，吏亦仙。非敢妄意神仙幻化，实欲证孟氏家法耳。忽抽架上一编阅之，为《万寿丹书》。所论精气神三宝，及内外、铅汞、吐纳、调息之说甚备。循其姓氏，则龚生应圆，且为同梓云林人[8]，随自诧云：里有异人，三十年而不遇，果藏形灭影之徒欤？而梓里不以名著，时托迹漫游秣陵、维扬[9]间，与诸名公相订正[10]。动以岁月计，多方踪迹，终不可得。迩来建南客有至自潭城者[11]，为予道：书林里一人颇崎，似儒流，亦似散人，似大医王，又似玄宗主[12]，包涵无限，莫可名状。予心知其为应圆也。已物色之，果然，爰[13]招至署中，与宾泰曲星辈纵横辨

---

[1] 选自《福寿丹书》，中医古籍出版社1989年版。桂绍龙，字允虞，江西金溪人。万历三十五年（1607年）进士，授行人，迁礼部郎中，官至福建右布政使。

《福寿丹书》，龚居中著。龚居中，字应圆，别号如虚子，江西金溪人。明代医家，江西古代十大名医之一。著《痰火点雪》《外科活人定本》《外科百效全书》《幼科百效全书》《女科百效全书》《小儿痘疹医镜》《福寿丹书》等。

[2] 滇淳：不着边际。

[3] 养生家，指道家。

[4] 孟氏，即孟子，名轲，字子舆，战国时期邹国（今山东邹城市）人，思想家、教育家，儒家学派的代表人物，与孔子并称"孔孟"。《养生篇》，或为"养气篇"。《庄子》有《养生主》。《孟子》无《养生篇》，有关于"养气"的篇章。

[5] 踵息，指凭脚后跟呼吸。喉息，指用喉咙呼吸。语出《庄子·大宗师》：真人之息以踵，众人之息以喉。

[6] 旦气夜息，语出《孟子·告子上》："其日夜之所息，平旦之气"。旦气，平旦之气，即指早晨之气，后用于指清明之气。息，呼吸。

[7] 宁：难道。

[8] 梓：桑梓，家乡。云林，江西省金溪县的别称，金溪有云林三十六峰。

[9] 秣陵，南京的旧称，秦代置秣陵县。维扬，扬州的别称。

[10] 订正，交流、切磋。

[11] 迩来：近来。建南，指明代建南道，管辖建宁府和延平府。潭城，指潭阳县城，明代建宁府建阳县（今福建省南平市建阳区）的别称。

[12] 玄宗，指道教。

[13] 爰：于是。

析，娓娓如峡泉不竭。始知应圆初习举子业[1]，能属文，髫年[2]善病，因弃而学医。医固儒术也，儒者善养气，不讳言玄门[3]，于是究心丹诀，漆叶青黏，较《黄庭内景》[4]等无有二。大率其书多根抵于儒，故识正大而说平易，不为鉴空语怪荒谬难行之事，以诳[5]世愚俗，且哀众生夭札[6]汲汲，欲引之长年，意孔[7]嘉矣。而书复朗然开涤，雅俗共晓，不必问蜩[8]与鸡，一见决是非，仁心而济以仁术者乎！夫二十三家，各有一子训同时并到[9]。为是形到，为是神到，乃知人人有仙骨，人人有真丹，自有而不自认，不得不取诸方士以证之。试按入门之法与究竟之方，则应圆其最著矣。予既喜其发覆[10]，适谐夙好，兼欲并跻一世于仁寿而无从，必假此为津梁，奚敢私诸蔡帐[11]，故为鉴定，序行之。

# 《福寿丹书》序[12]

## 郭之祥

始皇入海求神仙之药[13]，古今谬之，虽然，岂谬也哉？帝亦聪明之主也，岂智不若后人，而固漫信方士也者。盖修仙实有三等，有天仙，有水仙，有地仙。天仙之道，

---

[1]　举子业：学儒应科举考试。

[2]　髫年，指幼年、童年。

[3]　玄门：道教、道家学派。

[4]　《黄庭内景》，即《黄庭内景玉经》，相传为老子所著，道教养生修仙专著。

[5]　诳，本义指的是欺诈性言辞，蛊惑人心的言辞。引申为欺骗、迷惑。

[6]　夭札：遭疫病而早死。

[7]　孔：很。

[8]　蜩：蝉。

[9]　蓟子训，齐国临淄人，相传活了三百多年。"二十三家，各有一子训"是说蓟子训在同一时间同时出现在二十三家人家里。事载《太平广记·神仙·蓟子训》。

[10]　发覆：揭除蔽障、阐发之意。

[11]　蔡，指蔡邕（133—192 年），字伯喈，东汉时期名臣，文学家、书法家。典出《抱朴子》："时人嫌蔡邕得异书，或搜求其帐中隐处，果得《论衡》。

[12]　选自《福寿丹书》，中医古籍出版社 1989 年版。郭之祥，江西吉安人，生平不详。《福寿丹书》，龚居中著。龚居中，字应圆，别号如虚子，江西金溪人，明代医家，江西古代十大名医之一。著《痰火点雪》《外科活人定本》《外科百效全书》《幼科百效全书》《女科百效全书》《小儿痘疹医镜》《福寿丹书》等。

[13]　始皇，即秦始皇，曾派徐福到海上寻长生不老之药。

能变化飞升也，惟上士能学之。以身为铅，以心为汞，以定为水，以慧为火[1]，在片饷[2]之间，可以凝结，十月成胎，本无卦爻[3]，亦无斤两，可以心传之。水仙之道，能出入隐显也，在中士可学。以气为铅，以神为汞，以午为火，以子为水，在百日之间，可以混合，三年成象，虽有卦爻，亦无斤两，可以口传之。地仙之道，以精为铅，以血为汞，以肾为水，以心为火，在一年之间，可以融结，九年成功，既有卦爻，又有斤两，故以文字传之。善度人者，取其皆可以学者言焉，而后其说可以存久而不废其道，可以济世而不误。凡此非关吏之臆言得之泥丸所论者，如是迄今执《万寿丹书》所论而证之，实千载而一符，然后知此道原不谬妄，亦人所以求之者未得真实途径耳，请以是书告之。

辛未季春[4]，闽关首吏、里人郭之祥漫言于潭阳[5]公署。

# 《福寿丹书》序[6]

## 龚廷献

夫旗常、竹帛、都温、席厚，缘身而有也[7]，身又缘生而有者也。惟上古至人[8]，淡于一切声色、游娱，不妄作劳，以故不谙黄白抽添之旨[9]，年法亦逾期颐[10]。乃今不

---

[1] 铅、汞，化学元素。炼丹家以铅比喻肾，属水，属阴；以汞比喻心，属火，属阳。斤两，代指阴阳。《阴丹内篇》："二八为斤，三八为两。"定，即心定，道教术语，修炼方法之一。慧，道教术语，即慧观，修炼方法之一。

[2] 片饷，即片晌，片刻。

[3] 卦爻，分阳爻、阴爻。这里代指阴阳。

[4] 辛未，天干地支纪年，公元 1631 年。

[5] 郭之祥，字山父，崇祯元年（1628）进士，江西吉水人。"里人"，或为衍文。潭阳，明代建宁府建阳县（今福建省南平市建阳区）的别称。

[6] 选自《福寿丹书》，中医古籍出版社 1989 年版。龚廷献，字献夫，号鉴猩，江西金溪人。天启五年（1625 年）进士，崇祯初擢升御史。

《福寿丹书》，龚居中著。龚居中，字应圆，别号如虚子，江西金溪人。明代医家，江西古代十大名医之一。著《痰火点雪》《外科活人定本》《外科百效全书》《幼科百效全书》《女科百效全书》《小儿痘疹医镜》《福寿丹书》等。

[7] 旗常，王侯的旗帜，借指王侯，这里代指权势。竹帛，竹简和白绢，引申指书籍、史乘，这里代指功名。

[8] 至人，指超凡脱俗，达到无我境界的人。

[9] 谙，熟悉、精通。黄白，指黄白之术，古代指方士烧炼丹药点化金银的法术。抽添，针刺手法名，与纳气法类似。抽，上提；添，按纳。

[10] 期颐，一般指一百岁老人。期是期待，颐是供养，意谓百岁老人饮食起居不能自理，一切需期待别人供养或照顾。

然，以酒为浆，嗜欲如狂，七情[1]柴其内，万事梏其外，醒之以飞扬幻妄，俱属无益之伎俩，而懵懵也。是奚异青蝇嗜汁以忘溺，游蜂舐蜜以丧命，粉蝶恋花以断魂哉？又焉望其如熊之伸，鸟之导，以自引其寿考哉？无他，龙虎、汞铅、卦爻、斤两之术不明[2]，虽欲诱进，其奚从焉？龚应圆业儒攻医，于《参同》《悟真》[3]诸奥义，妙有契授，桂骧云方伯[4]尝折节之。既镌其所撰《万寿丹书》行世，复邮寄嘱予序之。夫予即序哉！展转宦途，唯是国计民生，梦寐撄宁[5]，即耳而提之曰：此夫黄白抽添也，熊伸鸟导也，龙虎、汞铅、卦爻、斤两也，茫不省为何物，毋论弗能言，即言矣，亦隔靴搔痒而已。第[6]此深信之而不疑者，自谓序应圆书独无愧，何也？尝征之于屠肆[7]矣。盛暑铄金，猪羊肉食悬已腐，醋以腌之，则经久可以不败，况于宜身益命之大道，吐纳于己，而有不令人长生久视耶？请与尊厥[8]生者共宝惜之。

鉴猩龚廷献书。

# 《红炉点雪》序[9]

## 邓志谟

昔黄帝问岐伯曰："余闻上古之人，春秋皆度百岁，而动作不衰。今时之人，年

---

[1] 七情，即喜、怒、忧、思、悲、恐、惊七种情志变化。

[2] 龙虎，道教修炼术语，外丹家以龙喻水，以虎喻火。铅、汞，化学元素。炼丹家以铅比喻肾，属水，属阴；以汞比喻心，属火，属阳。卦爻，分阳爻、阴爻，这里代指阴阳。斤两，代指阴阳。《阴丹内篇》："二八为斤，三八为两。"龙虎、铅汞、卦爻、斤两，这里都是代指阴阳，引申为阴阳调和之术、养生术。

[3] 《参同》，即《周易参同契》，又简称《参同契》，东汉魏伯阳著，被道教奉为养生经典。《悟真》，即《悟真篇》，北宋张伯端著，道教典籍，以诗、词、曲等体裁阐述内丹理论。

[4] 桂骧云，即桂绍龙，字允虞，江西金溪人。万历三十五年（1607年）进士，授行人，迁礼部郎中，官至福建右布政使。方伯，殷周时一方诸侯之长，后泛称地方长官。

[5] 撄宁，道家所追求的一种修养境界，指心神宁静，不被外界事物所扰。

[6] 第，但是、只是。

[7] 屠肆：屠宰场、肉市。

[8] 厥：其。

[9] 选自《红炉点雪》，上海科技出版社1959年版。邓志谟，生卒年均不详，字景南，号竹溪散人，亦号百拙生，饶州府安仁（今江西余江县）人，明代重要的通俗小说家和民间文学家。
《红炉点雪》，龚居中著。龚居中，字应圆，别号如虚子，江西金溪人，明代医家，江西古代十大名医之一。著《痰火点雪》《外科活人定本》《外科百效全书》《幼科百效全书》《女科百效全书》《小儿痘疹医镜》《福寿丹书》等。
红炉，指肺肾阴亏，心肝火炽的痨瘵。点雪，指滋肾清肺、柔肝降火为主的治疗原则。

半百而动作皆衰者，时世异耶？将失之耶？"[1]对曰："上古之人，法于阴阳，和于术数[2]，食饮有节，起居有常，不妄作劳，故能形与神俱，而尽终其天年，度百岁乃去。今时之人不然也，以酒为浆，以妄为常，醉以入房，以欲竭其精，以耗散其真，务快其心，逆于生乐，起居无节，故半百而衰也。"夫妄作则伤于形容，耗真则伤于神气，疾之所起，二脏先损，心肾不交，未老而赢，未赢而病，病至则重，重则必毙。

呜呼！故上士施医于未病之先，保养于未败之日。善服药，不若善保养。世有不善保养，又不善服药，病入膏肓[3]，非药石所能及也。神哉！应圆龚君，业则轩岐[4]，心则天地，囊括文雅，著述成林，于斯道得三昧[5]焉。悯二竖[6]之为祟，叹庸流之偏执，乃出其纂辑《痰火》[7]一书行世，问序于余。余阅其著论立诀，靡一不精；别门分类，靡一不详。未病之有养生却疾之术，既病之后，有调护攻治之法，深探隐微，穷尽玄变，一团生气，浮于纸上，所谓红炉飞片雪，龙虎自相随，八卦正位，二竖消灭，将寿世人，皆为井谷[8]中老矣。通家[9]弟邓志谟拜题。

# 《百代医宗》序[10]

### 张应试

自黄帝以人之生也负阴而抱阳，食味而被色，寒暑荡之于外，喜怒攻之于内，夭昏

---

[1] 此句出自《黄帝内经·素问》第一《上古天真论》。将：抑、还是。

[2] 术数：养生的方法。

[3] 膏肓，古代医学以心尖脂肪为膏，心脏与膈膜之间为肓，代指难治之症。

[4] 轩岐，黄帝与岐伯合称，代指医学。黄帝，号轩辕氏。

[5] 三昧，佛教用语，意思是止息杂念，使心神平静，是佛教重要的修行方法。亦借指事物的要领、真谛。

[6] 二竖，指疾病。典出《左传·成公十年》。

[7] 《红炉点雪》，又名《痰火点雪》。

[8] 井，橘井典故。晋葛洪《神仙传·苏仙公》记载，苏耽修仙得道仙去之前对母亲说："明年天下疾疫，庭中井水，篱边橘树，可以代养。井水一升，橘叶一枚，可疗一人。"来年果有疾疫，远近悉求其母治疗，皆以得井水及橘叶而治愈。谷，货杏得谷，典出《太平广记·神仙·董奉》。

[9] 通家，指彼此世代交谊深厚、如同一家。

[10] 选自《百代医宗》，大业堂刻本。张应试，生平不详。

《百代医宗》，涂绅著。明代江西金溪人，任太医院医官。

凶札[1]，君民代有，乃上穷下际，察五气[2]，立五运[3]，洞性命[4]，纪阴阳，咨于岐伯而作《内经》[5]，夏命俞跗、岐伯、雷公察明堂[6]，究息脉，巫彭、桐君[7]处方饵，而人得以尽年。此医书之所由始也。嗣后最著，扁鹊[8]蜚声于战国，华佗[9]垂誉于后汉，唐宋以下代各有人，不能枚举。而今时所传《丹溪心法》《东垣十书》[10]，亦《素问》《内经》[11]之羽翼也。

云林涂君，世业卢仓[12]，取古今名医书无所不读。其回痾起痀[13]，用之妙在乎一心，不泥于一方，不胶于一见，以故赖以全活者如云如雨。足迹所到，咸称为有脚阳春。余忝厕国医[14]，涂君每过[15]我质证，相视而笑，莫逆于心者有年。涂君暇日捃摭[16]诸籍，参以己意，经十余年而成一书，因持之以示余。余披阅之间，其论诸证如越人洞垣[17]，其示方饵如庖丁中解[18]。凡男、妇、小儿、内、外诸科，罔不具备。诚哉！医学之指南，百代之宗主也。是可以继《素问》《内经》而传矣。昔人有云"不得为良相，则愿为良医"者，涂君诚[19]良医。此编一出，俾习医者不南北参差[20]，恸朱公之哭[21]，其

---

[1] 夭：短命而亡。札：遭疫病而亡。

[2] 五气，即五行之气，即土气、金气、水气、木气、火气。

[3] 五运，指金、木、水、火、土五种物质的运动变化。

[4] 性命，中国古代哲学范畴，指事物的本性。

[5] 《内经》，即《黄帝内经》，相传黄帝所著。

[6] 俞跗、岐伯、雷公，三人均为传说中黄帝时期的名医。明堂，指额头。

[7] 巫彭，古代神话传说中的神医。桐君，古代传说最早的药学家。

[8] 扁鹊，原名秦越人，事见《史记·扁鹊仓公列传》。

[9] 华佗，东汉末年名医，擅长外科手术，发明了麻沸散，创制了五禽戏。

[10] 《丹溪心法》，朱震亨所著。朱震亨，字彦修，号"丹溪翁"，婺州义乌（今浙江义乌），元代著名医学家，属滋阴派。《东垣十书》，李杲所著。李杲，字明之，真定（今河北省正定）人，晚年自号东垣老人，属补土派。

[11] 《素问》，古医经名，与《灵枢》合称《黄帝内经》。《黄帝内经》，简称《内经》，相传黄帝所著。

[12] 卢仓，代指医学。卢，即扁鹊，又被称为卢医，春秋战国著名医家，原名秦越人。仓，即仓公，西汉著名医家淳于意，号仓公。

[13] 痾、痀，均指病。

[14] 忝，谦辞，有愧于。厕，谦辞，参与其中。国医，指太医院。

[15] 过：造访。

[16] 捃摭：采取、采集。

[17] 越人，即秦越人，春秋战国时期名医，人称扁鹊。垣：矮墙。典出《史记·扁鹊仓公列传》。

[18] 庖丁中解，典出《庄子·养生主》"庖丁解牛"，比喻游刃有余。

[19] 诚：确实。

[20] 俾：使。参差：不齐。

[21] 朱公之哭，典出《淮南子·说林训》："杨子见逵路而哭之。"意思是杨朱在一个四通八达的路口，不知道该往哪走而哭泣。

功岂不与良相埒[1]哉？因付剞人[2]，乃为之序于简端。

万历丁未冬月[3]，吴郡张应试撰。

# 《医学六要》序[4]

## 王肯堂

余讲性命[5]学，每究心生生之理，检校方书，古逸[6]新凿，莫适准也。于是物色韩康辈[7]，又不能效世俗眼，以鲜裘怒马者当之[8]。惟游白下获偶医曹张叔承氏[9]，容与[10]书生也，风流骚客也，倜傥剑侠也。名山幽壑间有叔承焉，五侯七贵[11]座上有叔承焉，平康小曲[12]有叔承焉，杏仓橘井[13]，董奉之门有叔承焉。第见征歌选伎，刻烛裁诗，叵

---

[1]　埒：等同。

[2]　剞：雕刻、刻书。

[3]　万历，明神宗年号；丁未，天干地支纪年；万历丁未即公元1607年。冬月，农历十一月。

[4]　选自《医学六要》，上海科学技术出版社2004年版。王肯堂（1549–1613年）金坛（今江苏金坛）人，字宇泰，号念西居士，别号损庵，明万历十七年（1589）进士，官至福建参政。肆力医学，著有《六科证治准绳》，又称《证治准绳》。
《医学六要》，张三锡著。张三锡，字叔承，别号嗣泉，原为建昌府（治所在今江西省南城县）人，后居应天府（今江苏南京）。行医三十年，博采群书，著成《医学六要》。

[5]　性命，中国古代哲学范畴，指事物的本性。

[6]　古逸，指未加纂辑的古诗文等。

[7]　韩康，字伯休，东汉人士，皇甫谧著《高士传》中人物，因卖药三十多年从不接受还价而为世人得知。遂以韩康借指隐逸高士。亦泛指采药、卖药者。

[8]　鲜裘怒马，指美服壮马，谓服饰豪奢。

[9]　白下，古县名，在今江苏省南京市，后代指南京。医曹，医官。

[10]　容与，悠闲自得的样子。

[11]　五侯七贵，泛指达官显贵。

[12]　平康，唐长安丹凤街有平康坊，为妓女聚居之地。小曲，指娼女居处。平康小曲，这里代指市井之间。

[13]　杏仓，典出"杏林春暖"。东汉末年名医董奉隐居庐山行医，不索取酬金，以栽杏作为医酬。杏子成熟后，想吃杏者以米谷换取，而董奉则把换来的谷米用来救济贫民。
橘井，典出晋葛洪《神仙传·苏仙公》。据记载，苏耽修仙得道仙去之前对母亲说："明年天下疾疫，庭中井水，簷边橘树，可以代养。井水一升，橘叶一枚，可疗一人。"来年果有疾疫，远近悉求其母治疗。皆以得井水及橘叶而治愈。

罗流金，尘尾捉玉[1]，而《青囊》伎俩[2]，敛尽若无。及叩四气、五味、六化、七方[3]，殆若倾天河而东注，入琅嬛[4]而纵观，悬秦镜[5]以毕照。颐指仓公淳于意[6]诸人，供吐咳而左右奔走也。余始肃然而兴曰：叔承，壶隐[7]哉！想其容与之致，风流倜傥之襟，总属自性妙明，自然疏通百脉。所谓诵而能解，解而能明，明而能彰。足以治群寮，足以佐王侯，足以补造化之偏，端属若人哉。交欢久之，出《医学六要》示我，且自谓：每从短檠棐几[8]，苦心三十年而竣。余何幸得从安期、羡门[9]游，且僭发《金匮》《玉函》[10]之秘也。受而卒业，复肃然而兴曰：叔承，医圣哉！想其自性妙明，疏通百脉。因具知考经络之为要，《素》《难》[11]《灵枢》表章羽翼，铎醒矇聋[12]，俾[13]不夭人于针砭。至于四诊有法[14]，病有机，治法有汇，本草有选，运气有转，望闻问切，原百病之愈，河间、东垣[15]融一偏之倚；如兵有律，据《汤液》之胜场[16]；

---

[1] 第：只、但。征歌选伎，即挑选歌伎，这里比喻歌舞升平，纵情声色。刻烛裁诗，典出《南史·王僧孺传》："竟陵王子良尝夜集学士，刻烛为诗，四韵者则刻一寸，以此为率。"这里比喻吟诵风月。巵罗流金，指镶金的酒杯。巵罗：古代饮酒用的一种敞口的浅杯。尘尾捉玉，玉做的尘尾，这里比喻生活奢华。尘尾，是一种于手柄前端附上兽毛或丝状麻布的工具或器物，用作扫除尘迹或驱赶蚊蝇之用。

[2] 《青囊》，相传为华佗所著的医书，已佚。伎俩：方法、手段。

[3] 叩，问。四气，指四种药性，即温、凉、寒、热。五味，指酸、苦、甘、辛、咸。六化，指风、寒、暑、湿、燥、火六气的变化。七方，指七类方剂，即大方、小方、急方、缓方、奇方、偶方、复方。

[4] 琅嬛，神话中天帝藏书的地方，也作嫏嬛。

[5] 秦镜，亦作秦鉴，传说秦始皇宫里有一方镜，能照见人的五脏六腑，鉴别人心的邪正。

[6] 颐指，以下巴的动向示意而指挥人，形容指挥别人时的傲慢态度。仓公，西汉著名医家淳于意，号仓公。

[7] 壶，取悬壶之意。壶隐，以医隐的意思。

[8] 短檠，泛指夜晚所用之灯。棐几，用棐木做的几桌，泛指几桌。

[9] 安期，又称安期生、安其生，师从河上公，黄老道家哲学传人，方仙道的创始人。羡门，又称羡门子，古仙人。

[10] 僭，超越身份的言行。《金匮》，即《金匮要略》。张仲景著《伤寒杂病论》，不久散佚。西晋王叔和进行整理，一分为二，即《伤寒论》和《金匮要略》。《玉函》，即《玉函经》，又名《广成先生玉函经》，为脉学著作，原题唐杜光庭撰，或认为是托名。

[11] 《难》，即《难经》，原名《黄帝八十一难经》，传说为秦越人（扁鹊）所作。该书以问答解释疑难的形式编撰而成，共讨论了81个问题，故又称《八十一难经》。

[12] 铎，大铃，古代宣布政教法令用的，亦为古代乐器。这里作动词，摇醒、唤醒。醒，喝醉了神志不清。矇聋，目不见，耳不闻，比喻糊里糊涂。

[13] 俾：使。

[14] 四诊法，望闻问切。

[15] 河间，即刘完素，字守真，河北河间人，世称刘河间，属寒凉派。东垣，即李杲，字明之，真定（今河北省正定）人，晚年自号东垣老人，属补土派。

[16] 《汤液》，即《伊尹汤液经》，相传为商初伊尹所著。

若注无讹，称羲轩[1]之良辅。直令人于天地如鱼于水，而不参赞两间，握玄工[2]之第一乎？噫嘻！宝陈言者燕石十袭[3]，矜世传者敝帚千金，益觉博中之要，谈何容易。医道，相道也，仙道也，得一万毕，谈何容易。叔承三十年之苦心，人寰[4]千百世之仁寿也。厥[5]功茂哉！得《六要》而悬《肘后》[6]。嗟嗟叔承，予其弦韦子[7]耶？嗟嗟若叔承者，岂第[8]余之弦韦子耶。

万历己酉七月朔日[9]，念西居士王肯堂书。

# 《小儿推拿活婴秘旨》序[10]

## 王大卿

余专心慈幼，几二十余年。每患药饵为小儿之所苦，思得是术以佐理之。然博采群书，俱繁冗沓杂，茫不知所从事。今幸逢洪都舒时卿[11]手授兹集，在龚云林先生当日，已经三刻，其书大行。慨自我清定鼎[12]，兵燹[13]屡经之余，是集概不见传，书版久废。余与舒时老暨张友开翁[14]，因旧本次序紊淆，三面订定，重刻行世，亦以志周先生[15]之

---

[1]　羲，即伏羲氏，中国医药鼻祖之一；轩，即轩辕氏（黄帝），著《黄帝内经》。

[2]　玄工，又作玄功，指自然界的力量。

[3]　燕石十袭，比喻把不珍贵的东西当宝贝。燕石，燕山所产的一种类似玉的石头。十袭，把物品一层又一层地包裹起来，以示珍贵。

[4]　人寰：人间、人世。

[5]　厥：其。

[6]　《肘后》，即《肘后备急方》，晋葛洪所著医书。

[7]　弦韦，典出《韩非子·观行》："西门豹之性急，故佩韦以自缓；董安于之心缓，故佩弦以自急。"后借指用以警勉自己的人或物。弦韦子，这里代指用以警勉自己的人。

[8]　第：只、但。

[9]　万历，明神宗年号；己酉，天干地支纪年；万历己酉，即公元1609年。朔日，农历每月的最后一天。

[10]　选自《龚廷贤医学全书·小儿推拿秘旨》，中国中医药出版社2015年版。《小儿推拿活婴秘旨》即《小儿推拿秘旨》。王大卿，江西省铅山县人，清代医家，生平缺考。
《小儿推拿秘旨》，龚廷贤所著。龚廷贤（1522—1619年），字子才，号云林、悟真子，江西金溪人，明代著名医家，江西古代十大名医之一，有"医林状元"之誉。

[11]　洪都，即今江西南昌。舒时卿，名邦俊，字时卿。

[12]　定鼎，新王朝定都建国的意思。

[13]　兵燹，指因战乱而遭受焚烧破坏的灾祸。

[14]　舒时老，即舒时卿。张友开，生平缺考。

[15]　周先生，名曰校，号对峰，明代金陵书商，曾多次刊刻龚廷贤医学著作。

功亏不朽，而见舒氏之世传为非虚云。

康熙五十年辛卯[1]秋，鹅湖王大卿题。

# 《本草求真》序[2]

## 秦承恩

维乾隆三十有七年[3]，恭逢圣天子稽古右文[4]，特诏征购遗书用储乙览[5]。而余以向任馆职，奉上游委以汇核之任，凡江右诸书所得见者几千百种，其间纯驳互出，固不尽为不朽之业，然巨编单帙[6]盈积箱案，固已显晦无遗矣，得与寓目者，洵[7]洋洋乎大观也哉！宜黄黄太学宫绣[8]，以其故父为鹗所著《理解体要》二卷，并所自著《医学求真录》数卷，并《本草求真》数卷来上兼请叙。余惟义理之学，至宋儒而大明，发明宋儒之蕴，更元明诸儒而大备。

宜黄，古临川郡也。计是郡之谈理者，宋有象山、元有草庐、明则康斋[9]，皆以绝人之资，发其自得之学。黄君之书，其资既与数先哲相若，且能于章句、训诂之余，不溺于口耳词华之习，荟萃儒家者流，以为此书可不谓能自拔于流俗之外者欤？太学于敬读父书余暇，肆力轩岐[10]。夫古人以良医之功，比方良相。盖古仁者及人利物之心，类

[1] 康熙五十年，即公元1711年。辛卯，天干地支纪年。

[2] 选自《本草求真》，中国中医药出版社2008年版。秦承恩，江宁（今江苏省南京市）人，曾任翰林院侍讲、翰林院编修、江西分巡广饶九南兼管水利兵备道。
《本草求真》，黄宫绣著。黄宫绣（1720—1817年），字锦芳，江西省宜黄县棠阴镇人，清代乾隆时代宫廷御医，江西古代十大名医之一。

[3] 乾隆三十七年，即公元1772年。

[4] 右文，崇尚文治。

[5] 乙览，于乙夜观看的书，后代指皇帝看的书。乙，指乙夜，二更时候，约为晚上十点。

[6] 帙：书、卷。

[7] 洵：确实。

[8] 黄宫绣曾为国子监监生，故称太学。

[9] 象山，即陆九渊（1139—1193年），字子静，江西省金溪县人，南宋哲学家、官员，陆王心学的代表人物。因讲学于象山书院，被称为象山先生、陆象山。草庐，即吴澄（1255—1330年），字幼清，晚字伯清，学者称草庐先生，抚州崇仁（今江西省崇仁县）人。元代杰出的思想家、教育家。康斋，即吴与弼（1391—1469年），号康斋，明抚州府崇仁县莲塘小陂（今江西省崇仁县东来乡）人。崇仁学派创立者，著名理学家、教育家。

[10] 轩岐，黄帝与岐伯合称，代指医学。黄帝，号轩辕氏。

如是耳。否则博施惠众，其事靡穷，而良相良医厥[1]人有数。矢愿固竑[2]，恐反于仁之术隘矣。今太学之为此书也，于史为方技家言，而能归重立品正情，则不独藉以寄其良相之思，亦将自溥[3]其近譬之念，固迥与世之鹜技者殊矣。爰[4]不却其请，以所上二书邮申书局，以备采择，而并叙其概如此云。

# 《本草求真》序[5]

## 王光燮

岐黄[6]一术，小之虽为技业之精，大之即为参赞之道，其功甚巨，其理甚微。自非有真学问真识见者出而为医，亦乌[7]能博极群书，探本穷源，而得其真于不谬哉。盖天下有真儒，则始有真医。必为真儒以为真医，则其医始真而不伪；必求真读医书以为真医，则其医尤真而不伪。顾世之医者不然，或读书而止记数方，或临症而偶忆一说，拘牵附会，害不胜言。其幸而济，则以自鸣其术，而不知求其精；不幸而不济，则且同委诸命，而不复知其失。呜呼！以千万人之死生，系一人之工拙，而固若是以术尝哉！然此非独攻医者之过，即古诸书亦与有责焉。

余向习举业[8]，未谙医理，承简命[9]以来，簿书刑钱，日夕不遑。间或公事稍暇，考诸《本草》所载药品气味[10]，非不既繁且备，然多以隔一隔二为言，推说反说见意，徒令人茫乎不知其津涯，浩乎不知其畔岸，则欲以求真，适以乱真，无怪乎寡见渺闻之士，终不能得其真也。宜川太学姓黄讳宫绣号锦芳者[11]，其父讳为鹗，曾以《理解体

---

[1]　厥：其。

[2]　竑，本指空间大，引申为大。

[3]　溥：广大。

[4]　爰：于是。

[5]　选自《本草求真》，中国中医药出版社2008年版。王光燮，晋陵（今江苏省常州市）人，乾隆年间曾任宜黄知县。

《本草求真》，黄宫绣著。黄宫绣（1720—1817年），字锦芳，江西省宜黄县棠阴镇人，清代乾隆时代宫廷御医，江西古代十大名医之一。

[6]　岐黄，岐伯和黄帝的合称，代指医学。

[7]　乌：不。

[8]　举业，又称举子业，指学儒应科举。

[9]　简命，简任、选派任命。

[10]　《本草》，指历代本草学著作。气味，药物的四气五味属性。四气：温凉寒热。五味：甘苦酸辛咸。

[11]　宜川，即宜黄。黄宫绣曾为国子监监生，故称太学。

要》问世，知生本为儒家子，其渐渍于儒者久矣。一日手示《本草求真》请序于予。予阅是书，即已了如指掌，判若日星，更知于医研究有素，故能阐真摘要，订伪辨讹，发前人所未发。俾[1]习为儒而未学夫医者，固一览而知其道；即素未为儒而始学夫医，亦甫读而得其要，斯岂庸医浅儒所能道其万一者乎？

方今圣天子嘉惠元元[2]，万物一体，痌瘝[3]恒切，蔀屋[4]皆春。倘得是书而广布之，将见济世无穷，活人甚众，其功非止见于方隅，自必及于四海而皆被其效，非止垂于一时，自必绵于万古而不替也。是为叙。

时乾隆己丑季冬[5]，知宜黄县事晋陵王光燮书于凤岗[6]公署。

# 《锦芳医案》自序[7]

## 黄宫绣

余读《中庸》之书有曰：君子之道费而隐[8]。此道字是贯天地人物而言，非一技之微、一物之细所可得而拟也。至医之一途，为人诊疾病、起沉疴[9]，其道小矣。然道虽小，而理未尝不与天地之道相通。浅之病止皮毛，庸夫俗子亦得以伸其技；大之伤及脏腑，即名医诸公亦有智所不能、力所不及，而叹医道之难，亦不啻[10]费而隐者矣。夫医司人命，其中义理不可不细讲求，其讲求之法，要在先通文艺，次博医书，明其人身阴阳，通其脏腑经络，熟其经隧脉道，识其药性气味[11]，别其风土异宜，分其气味厚

---

[1]　俾：使。

[2]　元元，即百姓。

[3]　痌瘝，病痛、疾苦。痌：痛苦、恐惧；创伤、溃烂。瘝：疾病、疾苦。

[4]　蔀屋：草席盖顶之屋，泛指贫家幽暗简陋之屋。

[5]　乾隆，皇帝年号；己丑，天干地支纪年；乾隆己丑，即公元1769年。季冬，即农历十二月。

[6]　凤岗，宜黄县治所所在地，代指宜黄县。

[7]　选自《锦芳太史医案求真初编》，中国中医药出版社2015年版。《锦芳医案》，全名《锦芳太史医案求真初编》。黄宫绣（1720—1817年），字锦芳，江西省宜黄县棠阴镇人，清代乾隆时代宫廷御医，江西古代十大名医之一。
《锦芳医案》，黄宫绣著。

[8]　《中庸》，儒家四书之一。费：广大。隐：精微。

[9]　沉疴，指久治难愈的病。

[10]　啻：异。

[11]　气味，药物的四气五味属性。四气：温凉寒热。五味：酸苦甘辛咸。

薄，去其书之肤廓，求其书之真奥，然后详病以究病根、审食之多寡以定治法。其有脉与症殊、症与脉异，非真异也，实由考症、考脉不实而自异耳。凡此胸无只字、涉猎数方、妄为轻试，固属罔济。即使文艺精深，自少至壮至老，非不历尽寒暑，广搜医书，加意揣摩，去成见，辟谬妄，融会贯通，由博返约，归于一理。又或历练不多，临症稀少，与夫人情有乖，世味鲜熟，偏执不化，亦未有治克臻效，而致一无所失者矣。至于痨伤蛊膈，此最困医，其在诸书，已言莫治，但其病根未深，谷食未绝，口腹维慎，尚可挽回，否则难救。正如君子之道，大则圣人天地尚有未尽，而为人憾，岂有庸夫俗子鲜有知识而尚可言治乎？余生也晚，未得与诸先哲议论讲贯一堂，聆其指训，仅窃其书而私淑之，或谓可以入室。目今年已衰迈，起视诸医，舛错[1]实甚，并以沙参[2]之寒，改作扎参[3]，以补肺气之虚，尤属大谬。爰[4]取余昔治验方案，除一切真热真火，时医熟识，不得尽赴余治外。至于假热假火，及或胃气不舒、谷食减少，治之甚多。所详治法，皆是先明脏气，以分是阴是阳、是偏是平，次究胃腑虚实，以分危险顺逆，而尤审其脉与症符、症与药合，不得各为一说以致自相矛盾。第[5]篇幅甚繁，又难刻布，因择经验之案与时医不相侔[6]者，共计一百六十首，分为五卷，既以表余一生研究之苦，又以示余儿辈，因应之用。际今圣天子御世，光协重华，德洽海宇，复奉颁发《御制医宗金鉴》[7]，万民悦服，中外钦承。余著《医学求真》已于乾隆四十年[8]十一月十七日，经先任巡抚部院海[9]进呈御览，感激靡尽。兹集治略，凡属名公巨卿，医道素娴，谅可共质。至于篇内语多嫉俗，或訾[10]余论之偏、余言之谬，特彼之先自锢蔽[11]，又非鄙论所能使其顿释者。是为序。

时嘉庆四年夏五中浣七日之申酉[12]，抚[13]黄宫绣寿正八旬书府公舍。

---

[1] 舛错：错误。

[2] 沙参，中药名，有养阴清肺、化痰、益气功效，用于肺热燥咳、阴虚劳嗽、干咳痰黏、气阴不足、烦热口干。

[3] 扎参，在参根上扎排针灌糖炮制后的药材。

[4] 爰：于是。

[5] 第：但是、只是。

[6] 相侔：相等、同样。

[7] 《御制医宗金鉴》，是清乾隆帝敕命宫廷御医编纂的大型综合性医学丛书，全书共九十卷，收书十五种。

[8] 乾隆四十年，即公元 1775 年。

[9] 巡抚部院，本指巡抚办公场所，常代指巡抚。海，即海成，满洲正黄旗人，乾隆三十七年（1772）任江西巡抚。

[10] 訾：诋毁、指责。

[11] 锢蔽：禁锢、蔽塞。

[12] 嘉庆四年，即公元 1799 年。夏五，夏季五月。中浣，中旬。申酉，天干地支纪日。

[13] 抚，指抚州，今江西省抚州市。

# 《锦芳医案》序[1]

## 何致培

黄翁名宫绣，字锦芳，凤岗[2]八十叟也。其先人邃[3]于理学，著有《理解体要》。游寓羊城[4]，时得览其书，谓足以接先儒之踵、启后学之蒙，诚儒望也。翁少承家学，攻举子业[5]。先人[6]病多，遂弃制艺[7]，专岐黄[8]，且谓：人生天地，不可汶汶[9]，上不能黼黻皇猷[10]，建功立业，下亦当调燮斯人[11]，扶危救困。惟医之一道，其庶几焉！然而其术虽仁，其害亦大。非数十年研精覃思[12]，揣摩印证，未易道也。翁自《内经》以下凡专门名家之书不啻汗牛充栋，而无不博考以会其变通，采撷[13]以收其粹美。乾隆四十年[14]，已著《医学求真》若干卷，进呈御览，刊以寿世。迄今廿余年，历症愈多，人所束手无措者，莫不转危为安。因思庸医少学之辈误人不胜痛指，凡诊法、辨法、断法之疑似，阳脏、阴脏、平脏之分详，细为论列，俾后学可奉为津梁[15]。且将平日所治，叙其脉与症之异同、药与病之投合，或因辨论而申明，或因触类而阐发，无不条条款款，令人了然而后止，颜曰《锦芳医案》。此翁之婆心如此，即至造次颠沛[16]，而翁

---

[1]　选自《锦芳太史医案求真初编》，中国中医药出版社出版 2015 年版。《锦芳医案》，全名《锦芳太史医案求真初编》。何致培，字退思，江西省黎川县人，生平不详。
《锦芳医案》，黄宫绣著，（1720—1817 年），字锦芳，江西省宜黄县棠阴镇人，清代乾隆时代宫廷御医，江西古代十大名医之一。

[2]　凤岗，宜黄县的别称。

[3]　邃：精。

[4]　羊城，广东省广州市的别称。

[5]　举子业，学儒应科举考试。

[6]　先人：已故的先辈，这里指已故的父亲。

[7]　制艺，指八股文。

[8]　岐黄，岐伯和黄帝的合称，代指医学。

[9]　汶汶，玷污、辱没。

[10]　黼黻皇猷，指辅佐朝廷。黼黻，泛指礼服上所绣的华美花纹。皇猷，本意是帝王的谋略或教化。

[11]　调燮：调和协和。

[12]　覃思：深入思考。

[13]　采撷：收取、收录。

[14]　乾隆四十年，即公元 1775 年。

[15]　俾：使。津梁，渡口和桥梁，比喻能起引导、过渡作用的事物或方法。

[16]　造次颠沛：流离失所，生活困顿。

之心仍不释也。昔文正公[1]遇一善相士，问曰："吾能做宰相否？"相者久未答。复即问："既不能宰相，还可为名医否？"相者笑曰："欲为相，志何大也！转即问医，何遽小若是？请言其故。"文正公曰："宰相可仁及天下，否则惟医为仁术，亦可济时。士君子不此则彼，总宜有所建白[2]于世，安可汶汶以终身也？"相者惊服而退。吾于翁亦云，因问序，爰引以为赠。

岁嘉庆四年夏月[3]，新城[4]何致培退思氏书于羊城旅次。

# 《锦芳医案》弁言[5]

## 黄省吾

吾父名宫绣，号锦芳，所集自己治验医案约六百余种，久已藏贮私箧[6]，以示吾辈。中因吾父先父母两棺未葬，暂置医书而师青囊[7]，无奈是书义理较医更深，功废八载而志未遂。偶于羊城[8]留寓治病，每见诸医与父所治，觉有不同。因谓医以诸书所论为本，而《内经》[9]之书，尤为诸书之最。按《经》[10]所载"肾恶燥"句，时医知用地、茱[11]滋润，天冬、麦冬[12]以滋化源，俾[13]得转燥为润，洵[14]属合法。而《内经》所载

[1] 文正公，指范仲淹，北宋著名的政治家、思想家、军事家和文学家，谥"文正。"
[2] 建白：提出建议，陈述主张。
[3] 嘉庆四年，即公元1799年。
[4] 新城，今江西省黎川县。
[5] 选自《锦芳太史医案求真初编》，中国中医药出版社出版2015年版。《锦芳医案》，全名《锦芳太史医案求真初编》。黄省吾，黄宫绣之子，江西省宜黄县人，生平不详。弁言：前言、序言。刻本原无标题，编者加。
《锦芳医案》，黄宫绣著，（1720—1817年），字锦芳，江西省宜黄县棠阴镇人，清代乾隆时代宫廷御医，江西古代十大名医之一。
[6] 私箧，私人的书箱，引申为私人的藏书。
[7] 青囊，是风水术的俗称。
[8] 羊城，广东省广州市的别称。
[9] 《内经》，即《黄帝内经》，相传黄帝所著。
[10] 《经》，指《黄帝内经》。
[11] 地，即地黄，中药名，性凉，味甘苦，具有滋阴补肾、养血补血、凉血的功效。茱，即山茱萸，中药名，有补益肝肾、收敛固涩、固精缩尿、止带止崩、止汗等功效。
[12] 天冬，又名天门冬，中药名，具有养阴清热、润肺滋肾的功效。麦冬，又名麦门冬，小块根可入药，有生津解渴、润肺止咳之效。
[13] 俾：使。
[14] 洵：确实。

"脾恶湿"句，其人委是命门火衰[1]、寒湿深重、饮食不思、嗳饱呕恶，则地、茱、二冬自应暂置。胡为脾之恶湿，竟不思及，仍将地、茱、天冬、麦冬倍用，以致饱恶、泄泻诸证俱备而毙。此实深可痛恨，惜无一人共为力救。并云诸医治病，脏体不分，真伪不辨，兼症不考，尤属不合。爰[2]命儿辈将己新旧治验方案，内选四分之一作为初集，以救近地时医固执之偏。余则分为二集、三集再刻，但此止可传诸异地，与父素未睹面，忌心悉泯，并有文理精深，或谓此书于世有补。至于近地偏浅，识见未广，沟腔忌克[3]，及或文理不深，目此大有所拂，则父又未之何。

# 《医宗备要》自序[4]

## 曾 鼎

古云神圣工巧[5]，切则为巧，世爰以切为四诊之末，不知切乃医之所最重。脉理渊源本《内经》《灵》《素》十八卷[6]，阐发天人之秘旨，盖医必求之脉，斯能通经络、识表里而如见其脏腑。然当世医家别具聪明，若以诊脉为故事，间有有心求脉学者，又苦前人立说纷纭，争论是非，见出歧墙，不得切要者而宗主之。喻君嘉言[7]有云：苦病之毫厘千里，动罹颠踬[8]，方难凭[9]，脉难凭，师传难凭，而以人之性命为尝试，大抵

---

[1] 命门火衰，中医的一个病症名称，肾阳虚衰之症，就是比较严重的肾阳虚。

[2] 爰：于是。

[3] 忌克，泛指为人妒忌刻薄。

[4] 选自《医宗备要》，中国中医药出版社 2015 年版。《医宗备要》，曾鼎著。曾鼎，号香田，生活于清代嘉庆年间，建昌府南城县（今江西省南城县）人，著有《医宗备要》三卷，《幼科指归》二卷，《妇科指归》四卷，《痘疹会通》五卷。

[5] 神圣工巧，中医对望、闻、问、切四种方法的别称。

[6] 《内经》，即《黄帝内经》。《灵》，即《灵枢》，共九卷；《素》，即《素问》，共九卷；《灵枢》《素问》合称《黄帝内经》。

[7] 喻嘉言，名昌，字嘉言，明末清初著名医学家，江西南昌府新建（今属江西南昌）人。因新建古称西昌，故晚号西昌老人。与张路玉、吴谦齐名，号称清初三大名医，江西古代十大名医之一。著有《寓意草》《尚论篇》《尚论后篇》《医门法律》等。

[8] 罹，指遭受苦难或不幸。颠踬：败亡、倾覆。

[9] 凭：依靠、仗恃。

如斯。李君濒湖[1]，世贯医者也。先世著《四诊发明》八卷[2]，其书不多觏[3]，而精诣奥室，诚非吾能窥造。濒湖复申绎[4]李言，词简法备，洵[5]足为医学指南。余于妇幼两科，凡所经验各疾，既已论症辨方，虽不敢自矜[6]为一得，然亦不敢以人之性命为尝试耳。复虑治病之人，岂能剖腹而治，必洞澈[7]脉理而后可，故刊列李君脉学，并及伤寒大旨与岁气风淫等法，撮[8]其要以附刻，以公同好共相宗主。写是为序。

嘉庆十九年岁在甲戌夏月[9]，南城香田曾鼎撰。

# 《医宗备要》序[10]

## 何国琛

治病之切脉，犹治水之辨九河[11]也。九河辨而后疏瀹决排[12]，各当其可，不至有壅遏冲溃之虞[13]。南城曾香田鼎辑《医宗备要》一书，原本《李濒湖脉学》[14]，并及伤寒大旨与夫岁气风淫等法，掇拾[15]精要，洵医法之权舆也[16]。顾其书刊于嘉庆季年[17]，板已

---

[1]　李濒湖，即李时珍（1518—1593 年），字东璧，晚年自号濒湖山人，湖北省蕲春县人，明代著名医药学家，著有《本草纲目》《奇经八脉考》《濒湖脉学》等。

[2]　先，表示已死，用于敬称地位高的人或年长的人。先世，指已故的父亲，这里指李时珍父亲李言闻。《四诊发明》，李言闻著。

[3]　觏：遇到。

[4]　申：陈述、说明。绎，演绎。

[5]　洵：确实、实在。

[6]　自矜：自夸。

[7]　洞澈，即洞彻，指清澈见底，通达事理，深入透彻了解事物规律。

[8]　撮，聚起。

[9]　嘉庆十九年，即公元 1814 年。甲戌，天干地支纪年。

[10]　选自《医宗备要》，中国中医药出版社 2015 年版。何国琛，字宝田，号白英，浙江省海宁人，道光二十一年（1841 年）进士，曾任襄阳知府。
《医宗备要》，曾鼎著。曾鼎，生活于清代嘉庆年间，建昌府南城县（今江西省南城县）人，著有《医宗备要》三卷、《幼科指归》二卷、《妇科指归》四卷、《痘疹会通》五卷。

[11]　九河，是古代黄河下游许多支流的总称。

[12]　疏瀹：疏导。

[13]　壅遏：阻塞、阻止。虞：忧虑。

[14]　李濒湖，即李时珍（1518—1593 年），字东璧，晚年自号濒湖山人，湖北省蕲春县人，明代著名医药学家，著有《本草纲目》《奇经八脉考》《濒湖脉学》等。

[15]　拾掇：收集、整理。

[16]　洵：确实、实在。权舆：起始。

[17]　嘉庆，清仁宗年号。季年，晚年。

漫漶，多讹脱。余尝往来于吴、越、齐、鲁、燕、赵[1]间，西逾晋岭[2]，南浮粤海[3]，且居系师最久，遍购是书不可得。所到之区，遇号称名医者，与谈脉理，言人之殊。甚有谓脉为四诊之一，非所重者，不知望色、闻声、问症之余，而终之以切脉，犹吾儒于博学、审问、慎思之后，而极之以明辨也。昨岁来鄂，以是书之有裨[4]于医病两家，爰属喻朵庵大令[5]、诸啸笙臬司狱[6]详加校勘，重付剞劂[7]以广流传。喻、诸二君，能不河汉[8]余言者。世有扁鹊，其人洞见垣一方五脏症结[9]，夫固可以诊脉为名耳。不然指才及脉，而曰病在是矣，岂非以人之性命为尝试？而医之溺人不尤甚于水之溺人哉？是书其曷[10]可废乎！

同治己巳[11]中秋，浙西何国琛序。

# 《得心集医案》序[12]

## 姜 演

映庐谢先生，父执也[13]，实余心交。忆自先君[14]弃世，先生悯余贫，重余守，每当燕坐倾谈，必出佳酿相饷，酒酣耳热，肝胆相示，先生常以箸击案呼曰："读书能如吾子，吾友有子矣。"由今思之，謦咳[15]如新，何世易沧桑，风流云散，先生遂不可复

---

[1] 吴、越、齐、鲁、燕、赵，均为先秦诸侯国名，后世用于代指其所辖区域。吴，在今江苏省南部和浙江省北部。越，今浙江东部一带。齐，今山东省北部、东部和河北省的东南部。鲁，今山东西南部一带。燕，今河北省北部和辽宁省南部。赵，今河北省南部、山西省中部和陕西省东北隅。

[2] 晋岭，即秦岭。

[3] 粤海，指广东沿海一带。

[4] 裨：补助。

[5] 属，同嘱。大令，古代县官多称令，后以大令为对知县的敬称。

[6] 诸啸笙，名淦，字啸笙，杭州府仁和县（今浙江省杭州）人。臬司，明清提刑按察使司的别称。臬司狱，主管臬司监狱的官职。

[7] 剞劂：刻镂的刀具，引申为刊刻。

[8] 河汉，比喻浮夸而不可信的空话，转指不相信或忽视某人的话。

[9] 扁鹊，原名秦越人，春秋战国时期名医，事见《史记·扁鹊仓公列传》。垣：矮墙。症结，腹中结块。

[10] 曷：何。

[11] 同治，清穆宗年号；己巳，天干地支纪年；同治己巳，即公元1869年。

[12] 选自《得心集医案》。姜演，字真寄，江西省金溪县人，生平不详。
《得心集医案》，谢星焕著，谢甘澍辑。谢星焕，清代医家，字映庐，江西南城人，江西古代十大名医之一。子甘澍（字杏园）继其业，辑其父验案《得心集医案》六卷。

[13] 父执：父亲的朋友。

[14] 先，表示已死，用于敬称地位高的人或年长的人。先君：已故的父亲。

[15] 謦咳，指咳嗽声，引申为言笑。

见。然不得见先生，得见先生著述如见先生也。先生自幼读祖、父书，以医道济世，阅历近五十余年，所治验各症，存案不下千余条，题曰《得心集》。得乎心，斯应乎手，固先生本意也。近岁叠遭播迁[1]，案多遗失，诸嗣君亟为纂集，而嘱勘定于余。余受而读之，益知先生医学，俎豆《内经》[2]，鼓吹仲景[3]，襟带李刘[4]，炉冶喻薛[5]，几于有书皆我，无古非今。以余浅识，独不虑买椟还珠，佛头着粪[6]耶？虽然，精于理者意境毕呈，达于道者智愚共喻。夫以先生之医，匠心独运，故其案妙手写生，洞然秩然，需于余者无多。顾曩者先生不鄙不才[7]，尝授笔砚序家乘[8]，记祭产，碑传、题赞出予一手。今先生殁，而于是集垂成，作袖手观，无以对先生，更何以谢诸嗣君？况杏园[9]所编，动中肯綮[10]，法律谨严，予惟赞成之耳。乌[11]乎辞？于是夜以继日，孜孜评点，以冀其成。亦既成矣，杏园又能出己所著《一得集》[12]附于后，予甚乐之。因即以先生当日称予者，转为先生颂曰：谢公有子矣。惜也予则守如故，贫亦如故，无可慰先君于九京[13]者，遂无可慰先生。而先生乃以嗣君力，得成遗集，予亦幸共肩斯任，则即此报父执印心[14]交也，奚而不可？是为序。

咸丰辛酉仲冬上澣[15]，世愚侄金溪姜演谨撰并书。

---

[1]　播迁，迁徙、流离。

[2]　俎、豆，古代祭祀、宴会时盛肉类等食品的两种器皿，引申为崇奉。《内经》，即《黄帝内经》，相传黄帝所著。

[3]　仲景，指张仲景，名机，字仲景，东汉末年医学家，著有《伤寒杂病论》，后世尊为“医圣”。相传曾任长沙太守，故后世称为张长沙。

[4]　李，指李杲，字明之，真定（今河北省正定）人，晚年自号东垣老人，金元四大家之一，属补土派。刘，指刘完素，字守真，河北河间人，世称刘河间，金元四大家之一，属寒凉派。

[5]　喻，指喻昌，字嘉言，明末清初著名医学家，江西南昌府新建（今属江西南昌）人。因新建古称西昌，故晚号西昌老人。与张路玉、吴谦齐名，号称清初三大名医，江西古代十大名医之一。著有《寓意草》《尚论篇》《尚论后篇》《医门法律》等。
薛，指薛雪，字生白，号一瓢，江苏吴县人，清代温病学派代表人物，所著有《湿热条辨》等。

[6]　买椟还珠，买下木匣，退还珍珠。比喻没有眼力，取舍不当。椟：木匣；珠：珍珠。佛头着粪，原指佛性慈善，在他头上放粪也不计较。后多比喻不好的东西放在好东西上面，玷污好的东西。着：放置。

[7]　曩：先前。不才，谦辞，我。

[8]　家乘：家谱、族谱。

[9]　杏园，谢星焕子谢甘澍字杏园。

[10]　肯綮，筋骨结合的地方，比喻要害或关键。

[11]　乌：哪、何。

[12]　《一得集》，谢甘澍所著医书。

[13]　九京：九泉。

[14]　印心，佛家谓印证于心而顿悟，这里是指心意相通。

[15]　咸丰，年号；辛酉，天干地支纪年；咸丰辛酉，即公元1861年。仲冬，农历十一月。上澣，上旬。

# 《得心集医案》序[1]

## 赵承恩

医之道，玄矣哉！自神农氏[2]尝百草以兴斯道，后之宗岐黄[3]者千百家，而得其传以不朽者盖数十人，医学之难，自古然矣。顾近代聪明之士，苟心通其意，每得其不传之绪，出所学以活人，且有非古成法所能拘者。世固时有其人，而医学之传，亦时赖其人以不绝于世。善夫明喻子嘉言[4]之自名其书有曰《寓意草》者，盖亦本乎医吉意之说也，喻子真善言医者矣。我旴南映庐谢先生[5]，少业儒，以贫故弃学，肆力于医，遂通其术。其治病无常法，方投则应。暇时则又取所治之已效于世者，具书于册，名曰《得心集》。先生之心，盖欲以医一时者医天下后世矣，今夫学问之道公天下者也。而世之一二善诗能文之士，往往私其所学，家有传书，非其子弟不得观焉。降而至于方技术数者流，苟能神明其法，终将秘之不以授人。而先生独以活人之具为人言之，且著为成书以示天下，视世之私其子弟、秘不示人者，相去何远也。先生季子杏园能读父书，克[6]世其业。惧先生之书泯灭不传，亟为别类分门，授诸梓人[7]。杏园可谓善继先人之志，而克述其事者矣。书成，嘱序于予。予惟世之览是编者，得先生以意医人之法，推而广之，知医之不尽可以成法拘也，则读先生之《得心集》，即以为明喻子之《寓意草》也可。

金溪世愚侄赵承恩谨撰。

---

[1] 选自《得心集医案》。赵承恩，号省庵，江西省金溪县浒湾镇人。咸丰、同治、光绪朝三次被荐为举人，皆不就，以著书授徒终老，主讲章山书院。

《得心集医案》，谢星焕著，谢甘澍辑。谢星焕，清代医家，字映庐，江西南城人，江西古代十大名医之一。子甘澍（字杏园）继其业，辑其父验案《得心集医案》六卷。

[2] 神农氏，即炎帝。

[3] 岐黄，岐伯和黄帝。

[4] 喻嘉言，名昌，字嘉言，明末清初著名医学家，江西南昌府新建（今属江西南昌）人。因新建古称西昌，故晚号西昌老人。与张路玉、吴谦齐名，号称清初三大名医，江西古代十大名医之一。著有《寓意草》《尚论篇》《尚论后篇》《医门法律》等。

[5] 旴，也作盱。旴，旴江的简称，这里代指建昌府，治所南城县。南，南城县。旴南，即建昌府南城县。

[6] 克：能够。

[7] 梓，雕版印刷所用木板，引申为刊刻。梓人，即刻工。

# 《得心集医案》序[1]

黄春魁

　　人生悲欢离合，如梦幻泡影，无从端倪，亦莫能超脱，顾当其时不觉也。由后追思，则感慨系之，甚且涕泣随之。余年四十后，叠遭大故。又值东南寇起，亲朋徂谢[2]过半，屈指人琴[3]，渺若山河。惟于后嗣继述，得瞻手泽[4]，遂不啻謦咳[5]亲聆，颜色相对。此余读《得心集医案》，所为往复嘘欷于映庐谢先生不置也[6]。先生于余为世交，以精于医，余家老幼男妇无弗乐就其诊。而于余姊与妇[7]，尤有起死回生之恩，盖至是而交情益深矣。窃[8]尝计之，自余髫龄[9]以至既壮，二十余年中，余年鼎盛，而先生年未老，彼此家世更恬熙康乐，其间离合久暂，视为泛常，无容悲欢者。迨庚戌春[10]，先君弃养[11]，先生与汪伟堂世丈来吊，悯余孤苦，潸然出涕，则悲之矣。后二年余归自武宁，晋谒先生。先生久病初起，萧萧白发，步履蹒跚，余知为老景也，亦隐悲之。又四年，余至自粤东为先慈介寿[12]，先生饮余家，旋招余饮寓室，平安聚晤，则又欢甚。越岁[13]，兵陷郡城，余随李观察次青先生入大营奔走局务。先生朝夕惴惴，惧余为其害。

---

[1]　选自《得心集医案》。黄春魁，字补之，江西金溪人，生平不详。著有《诗经鸟兽草木考》一卷。《得心集医案》，谢星焕著，谢甘澍辑。谢星焕，清代医家，字映庐，江西南城人，江西古代十大名医之一。子甘澍（字杏园）继其业，辑其父验案《得心集医案》六卷。

[2]　徂谢，死亡。

[3]　人琴，指亲朋好友去世。典出《世说新语·伤逝》。

[4]　手泽，多用以称先人或前辈的遗墨、遗物等。

[5]　啻：异。謦咳，指咳嗽声，引申为言笑。

[6]　映庐谢先生，即谢星焕。不置，不舍、不止，放不下。

[7]　妇，这里指妻子。

[8]　窃，第一人称谦辞，相当于"我私下"。

[9]　髫龄：幼年。

[10]　迨：到。庚戌，天干地支纪年，这里是指公元1850年。

[11]　先，表示已死，用于敬称地位高的人或年长的人。先君，指已故的父亲。弃养，过世。

[12]　先，表示已死，用于敬称地位高的人或年长的人。先慈，指已故的母亲。介寿，祝寿。

[13]　越岁，过了一年。

是冬，兵复张，余奔信州[1]，先生亦避匿盱南[2]故里。居[3]半载，有客自故乡来河镇者，传言先生以忧愤病卒。余为大恸，悲莫能已。其时地棘天荆[4]，只鸡斗酒，无从致奠。幸再岁[5]而全省肃清，余以秋试报罢[6]，归省先慈。虽不得见先生，而与先生哲嗣杏园日夕燕聚[7]，于是悲欢交集矣。今年秋，余方司铎高安[8]，逆氛[9]又大至吾邑，先慈见背，先姊、先内[10]同时殉孝，家人相继亡者三口。余匍匐归里，勉营窀穸[11]，苫块[12]之次，念先生如在，当不知如何悲余也。未几，杏园出先生医案相示，余心如眢井[13]，不能匡赞一字。惟追念曩[14]者先君病越月，兹先慈病四越月，均蒙先生暨杏园诊视，而余瞀乱[15]，俱未能一志信从，致有今日。捧读遗案，夜阑感泣不能成声，盖继悲而痛且为之恨，此余与先生数十载离合悲欢历历可数者，梦幻耶，泡影耶？俱不得而知也。至先生是集审症之确，处方之良，与夫杏园编集校雠[16]之妥，善观者知之，诸序详之，无待余言。

咸丰辛酉十月既望[17]，世愚侄金溪黄春魁补之谨序并书。

---

[1] 信州，清代广信府，治所在今江西省上饶市广信区。

[2] 盱，也作旴。盱，盱江的简称，这里代指建昌府，治所南城。南，南城县。盱南，即建昌府南城县。

[3] 居，过了。

[4] 地棘天荆，指到处布满荆棘，比喻环境恶劣。

[5] 再岁，两年。

[6] 秋试，即乡试，因在秋季举行，故名。报罢，指科举考试落第。

[7] 哲嗣，对他人的儿子的美称。燕聚：.相聚宴饮。

[8] 司铎，指掌管文教。相传古代宣布教化的人必摇木铎以聚众，故称。高安，即今江西省高安市。

[9] 逆氛，指叛军。

[10] 见背，谓父母或长辈去世。先，表示已死，用于敬称地位高的人或年长的人。先姊，已故的姐姐。先内，已故的妻子。

[11] 窀穸，本意是墓穴，这里作埋葬之意。

[12] 苫块，寝苫枕块的略语，这里指守孝。苫，草席；块，土块。古礼，居父母之丧，孝子以草荐为席，土块为枕。

[13] 眢井，废井、无水的井。

[14] 曩：先前。

[15] 瞀乱：昏乱。

[16] 校雠：校勘、校对。

[17] 咸丰，皇帝年号；辛酉，天干地支纪年；咸丰辛酉即公元1861年。既望，农历每月十六日。

# 《得心集医案》序[1]

## 李　霖

吕东莱先生[2]曰：不忧算之不多，而徒忧敌之难胜，天下之庸将也；不忧术之未精，而徒忧病之难治，天下之庸医也。医之道难言矣哉！

夫医有医于未病，有医于将病，有医于已病，又或视有病若无病，见不病而实病。病之端多，即医之道大，医诚难言矣哉。得斯旨者，其谢映庐先生[3]乎。先生少颖慧，嗜读书，士林[4]每乐与之游。旋以境窘，弃举子业[5]而就医。医于谢氏，固世精其业者也。先生既能自力其学，而又得先世心法之传，于是教人节饮食、慎寒暑、戒嗜欲，此则医人之病于未然。亢阳者抑之，纯阴者化之，阴阳驳杂者调之，此则医人之病于将然。辨症之表里虚实，审[6]脉之浮沉迟数，且证以色之生旺休衰，而后拟方奏效，此则医人之病于已然。又或谵语颠狂[7]，趋炎赴冷，人多仓皇失措，先生独声色不惊，应手而立愈。又神光外铄[8]，坚匿膏肓[9]，人每玩忽轻之，先生独深思竭虑，多方乃瘥，此则医夫病如不病，不病而病之病。噫！先生之医，其良矣哉。若夫望五色[10]，听五声[11]，辨五行[12]，度

---

[1] 选自《得心集医案》，李霖，字云岩，江西新建人。
《得心集医案》，谢星焕著，谢甘澍辑。谢星焕，清代医家，字映庐，江西南城人，江西古代十大名医之一。子甘澍（字杏园）继其业，辑其父验案《得心集医案》六卷。

[2] 吕东莱，即吕祖谦，字伯恭，世称东莱先生，婺州（今浙江金华）人，南宋著名理学家、文学家。

[3] 谢映庐先生，即谢星焕。

[4] 士林，指文人士大夫阶层、知识界。

[5] 举子业：学儒应科举考试。

[6] 审：诊察。

[7] 谵语，中医症状名，指神志不清，胡言乱语，语无伦次，声高气粗的表现。颠狂，又作癫狂，中医病名，是一种精神失常疾病。由七情内伤，饮食失节，禀赋不足，致痰气郁结，或痰火暴亢，使脏气不平，阴阳失调，闭塞心窍，神机逆乱。

[8] 外铄，外耗，外泄。

[9] 膏肓，古代医学以心尖脂肪为膏，心脏与膈膜之间为肓。代指难治之症。

[10] 五色，指反映五脏病变及各种证候的五种病色：青、赤、黄、白、黑。

[11] 五声，指呼、笑、歌、哭、呻。

[12] 五行，指金、木、水、火、土。

五候[1]，因以定五气[2]所由病，五病[3]所由发，五邪[4]所由乱，五劳[5]所由伤。由是而调其五脏，顺其五气，固其五精[6]，和其五味[7]。此又先生数十年中精心苦志，济人之准绳也。夫至病必穷源，症必对方，以故疾无弗瘳[8]，药无弗效，亦如兵家之战必克，攻必胜。此邑侯[9]所以有"妙手仁心"之赠，而先生所以有得心应手之篇也。噫！先生之医，诚良矣哉。先生哲嗣杏园克[10]承父志，医人亦多奇效，家学渊源，后先辉映，汇其先人手泽[11]，辑而成书，并附己所见效数十则于后，亦继志述事之意也。梓[12]成而问序于余，余素不文，且不知医，以日与杏园游，谊不获辞，因即杏园平日所述先生之薪传独得者，撮[13]其大要，而著之于篇。

咸丰十一年岁辛酉孟冬月上浣[14]，南州云岩李霖谨撰并书。

# 《得心集医案》序[15]

## 王敬遵

古之不朽者三：太上贵德，次立功，次立言。医之为道大，其济人也普，以云功德

---

[1] 五候，指五种气候，与四季时令对应为春风、夏署、长夏湿、秋燥、寒冬。

[2] 五气，指五行之气，即金、木、水、火、土气。

[3] 五病，指五气所病。《素问·宣明五气篇》："五气所病：心为噫；肺为咳；肝为语；脾为吞；肾为欠为嚏；胃为气逆、为哕、为恐；大肠、小肠为泄；下焦溢为水；膀胱不利为癃，不约为遗溺；胆为怒，是谓五病。"

[4] 五邪，指五脏受邪。

[5] 五劳，指五脏劳伤，即肺劳、肝劳、心劳、脾劳、肾劳。见《诸病源候论·虚劳候》。

[6] 五精，指心、肺、肝、脾、肾五脏所藏的精气。

[7] 五味，指酸、苦、甘、辛、咸五种味道。

[8] 瘳：病愈。

[9] 邑侯，知县的别称，这里指金溪知县胡惺夫。

[10] 克：能够。

[11] 手泽，多用以称先人或前辈的遗墨、遗物等。

[12] 梓，雕版印刷所用木板。

[13] 撮：聚集。

[14] 咸丰，皇帝年号；辛酉，天干地支纪年；咸丰十一年辛酉，即公元 1861 年。孟冬月，即农历十月。上浣，即上旬。

[15] 咸丰，皇帝年号；辛酉，天干地支纪年；咸丰十一年辛酉，即公元 1861 年。孟冬月，即农历十月。上浣，即上旬。

无涯涘[1]矣。而非立言以阐发之，后之人又乌[2]能测其端倪，取法而推行之也。然则立言，乌容已哉，此先生之案所由立与。先生姓谢氏，映庐其别字也。予于甲寅[3]秋一获见之，状貌清癯[4]，有□[5]然出世之概，知必有所得于中，而非冒为孤高所能假托。予心仪久之。今得与哲嗣[6]杏园交，因得读先生《得心集》。夫既有得于心，则表里精粗无所不至，是化裁通变，因心作则，方不外乎古人，实不囿[7]于古人。先生以数十年精力，本先人信心之端，参古贤启心之秘，原始要终，彻上彻下，而始有此得心之候。夫岂偶有一得，即自视为神明，矜[8]为创获，以欺世盗名者所得而拟耶？然则先生功德岂有涯涘[9]哉？先生季子杏园以聪明之士，学先生之学，心先生之心，取精用宏，无微不入，当世知名士皆乐就之，即名公钜卿如节相曾涤生先生[10]，亦延之为座上宾。殆以良相良医皆有调燮[11]阴阳之寄，故有相契于微者乎？昔汉丞相丙吉[12]郊行见民斗不问，见牛喘则问，惧阴阳之乖舛[13]，燮理[14]之失宜也。先生桥梓[15]，可谓先得丞相之心矣。故精益求精，而效无不著，案亦于是乎始立。犹忆赠黄静夫先生句云：救时济世具深心，天有罅漏公能补。予将以之移赠先生，即以之移赠杏园，深识者当不以余言为河汉[16]也。是为序。

咸丰辛酉仲冬月谷旦[17]，金溪小麓弟王敬遵拜撰。

---

[1]　涘：水边。

[2]　乌：哪、何。

[3]　甲寅，天干地支纪年，这里是公元 1854 年。

[4]　清癯，指清瘦。

[5]　□，刻本原脱落一字。

[6]　哲嗣，对人儿子的敬称。

[7]　囿：局限。

[8]　矜：夸耀。

[9]　涯涘，水边、河岸，引申为边界。

[10]　曾涤生，即曾国藩，字伯涵，号涤生，晚清政治家、战略家、理学家、文学家，湘军的创立者和统帅。官至两江总督、直隶总督、武英殿大学士，封一等毅勇侯，谥文正。

[11]　调燮：调和、调理。

[12]　丙吉，字少卿，西汉名臣。

[13]　乖舛：失常。

[14]　燮理：指宰相的政务。

[15]　桥梓，指父子。

[16]　河汉，比喻浮夸而不可信的空话，转指不相信或忽视某人的话。

[17]　咸丰，皇帝年号；辛酉，天干地支纪年；咸丰辛酉，即公元 1861 年。仲冬，即农历十一月。谷旦，吉日的代称。

# 《得心集医案》序[1]

## 王禹绪

　　理莫难究于阴阳，即莫难通于医理，非知[2]不能明，非仁不能任，非勇不能决。映庐谢先生[3]于斯道，余虽不敢知曰已臻夫知仁勇之神品，然而明矣，任矣，决矣。盖尝观其治病，阴阳虚实，辨之最悉而微，明也。扶正祛邪，或攻坚破结，不肯稍从因循，任也。审[4]症必确，处方无疑，决也。三善备而先生之医著，先生之案，如山之立。盖惟得之心也，乃应乎手，《得心集》岂空言无补可同语哉？夫燮理[5]阴阳，宰相事也；顺阴阳气化之流行，以愈六淫七情[6]之疾，医之良也。先生平昔谈论，恒不离夫阴阳之理。故其医竟符夫宰相燮理之妙，即以知仁勇归之，谁曰不宜？是为序。

　　咸丰辛酉十月既望[7]，东乡舜臣王禹绪顿首拜撰并书。

# 《得心集医案》跋[8]

## 刘绍基

　　基自弱冠受业映庐夫子[9]门下，学夫子学，心夫子心，宜有以传夫子也。顾赋性鲁

---

[1]　选自《得心集医案》，王禹绪，江西东乡人，生平不详。
《得心集医案》，谢星焕著，谢甘澍辑。谢星焕，清代医家，字映庐，江西南城人，江西古代十大名医之一。子甘澍（字杏园）继其业，辑其父验案《得心集医案》六卷。
[2]　知，同"智"。
[3]　映庐谢先生，即谢星焕。
[4]　审：诊察。
[5]　燮理：协和调理。
[6]　六淫，指风、寒、暑、湿、燥、火六种病邪。七情，指喜、怒、忧、思、悲、恐、惊七种情志变化。
[7]　咸丰，皇帝年号；辛酉，天干地支纪年；咸丰辛酉，即公元1861年。既望，农历每月十六日。
[8]　选自《得心集医案》，刻本原未署名，刘绍基，生平不详，谢星焕医门弟子。
《得心集医案》，谢星焕著，谢甘澍辑。谢星焕，清代医家，字映庐，江西南城人，江西古代十大名医之一。子甘澍继其业，辑其父验案《得心集医案》六卷。
[9]　映庐，即谢星焕。

钝，自少至壮，迄[1]无所成。迨夫子云亡[2]，学愈荒，心愈塞，直不啻[3]置身门外者。昨岁杏园[4]三世兄，纂集夫子医案，而以钞录委任于基。基既乐夫子医学可永其传，又乐杏园兄善为继述，有以慰夫子于地下。于是孜孜研席[5]，穷再岁[6]之力，凡其字迹剥蚀难辨者，悉为揣摩添补，八易稿而书乃成。呜呼！以夫子医学之精，治验之神，当此兵戈扰攘，而得成其书以传于后，谓是天之厚爱吾夫子固也，而岂徒厚爱吾夫子已哉？

# 《得心集医案》跋[7]

## 汪士珩

映庐夫子[8]，珩姨表叔父也。珩兄弟九，珩行二，先父特钟爱。知夫子精医理，俾[9]珩受业门下。其时夫子季弟启明者，与珩同笔砚，读《灵枢经》[10]，夜则数十行，夫子亦深夜督课，不间寒暑。珩羡启叔之敏，而感夫子之勤，益奋力于经旨，恒偕启叔挑灯彻晓，夫子为之叹甚。亡何[11]，启叔体弱肝强，因劳致疾，遂以不起。夫子大恸曰：是天丧予也。自是珩独侍门下，阅[12]三十余载。有延珩治病者，夫子示曰：病欲十全[13]，入门只先求无过；肱当三折[14]，斯时莫道学有功。呜呼！斯语也，岂独珩当永志

---

[1] 迄：始终。

[2] 迨：等到。云亡，死的委婉说法。

[3] 啻，异。

[4] 杏园，即谢星焕之子谢甘澍。

[5] 研席：砚台与坐席，借指学习。

[6] 再岁：两年。

[7] 选自《得心集医案》，汪士珩，生平不详，谢星焕医门弟子。
《得心集医案》，谢星焕著，谢甘澍辑。谢星焕，清代医家，字映庐，江西南城人，江西古代十大名医之一。子甘澍（字杏园）继其业，辑其父验案《得心集医案》六卷。

[8] 映庐，即谢星焕。

[9] 俾：使。

[10] 《灵枢经》，即《灵枢》，共九卷，与《素问》合称《黄帝内经》。

[11] 亡何，不久。亡，同无。

[12] 阅：经历。

[13] 十全，指全部治好。语出《周礼·医师章》："十全为上，十失一次之，十失二次之，十失三次之，十失四为下。"这是考核医生的标准。

[14] 肱，从肩到肘的部分，泛指胳膊。三，多次。三折肱，多次折断胳膊，就会成为治骨折的好医生。比喻阅历多，经验丰富，造诣就精深。语出《左传·定公十三年》："三折肱，知为良医。"

哉！间尝观夫子临症，始或蹙额，继乃舒颜，其慎重为何如也。迨道光辛卯[1]，始有《得心集》之著，每一临症，必书之册，置诸箧中，不下盈千累万。咸丰丁巳[2]，惨遭兵燹[3]，夫子悲愤弃世，集亦散佚过半。大嗣君时若专举子业[4]，惟三嗣君杏园[5]，侍学有年，克[6]承先业，惧夫子著述湮没，爰[7]与珩及同门绍基汇集抄出，取其已效于世堪为准绳者，编成六卷，并附杏园《一得集》数十余案于后。我夫子失之弟而得之子，天何尝丧夫子哉？珩既沐夫子训迪[8]深恩，又忝襄校[9]之末，敢附数语以志渊源一脉耳。

受业汪士珩谨跋。


# 《得心集医案》跋[10]

## 谢甘霖

窃忆丁巳[11]遭乱，先君忧愤弃世[12]，检点行囊，医案累累。呜呼！音容杳矣，手泽[13]犹存。幸耶？悲夫！夫医凡利于人者可以传，矧利人奕世[14]，宜奕世并传。霖家自先曾大父士骏公[15]，弃儒就医，兼通数学，著有《医学数学说》。先大父职夫公[16]继其业，

---

[1]　迨：到。道光，皇帝年号；辛卯，天干地支纪年；道光辛卯即公元 1831 年。

[2]　咸丰，皇帝年号；丁巳，天干地支纪年；咸丰丁巳即公元 1857 年。

[3]　兵燹，因战乱而遭受焚烧破坏的灾祸。

[4]　大嗣君时若，谢星焕长子谢甘霖，字时若。举子业，学儒应科举考试。

[5]　三嗣君杏园，谢星焕三子谢甘澍，字杏园。

[6]　克：能够。

[7]　爰，于是。

[8]　训迪，指教诲启迪。

[9]　忝，辱，有愧于，常用作谦辞。襄：辅佐、帮助。校：校对、校勘。

[10]　选自《得心集医案》，谢甘霖，江西南城人，谢星焕之子。《得心集医案》，谢星焕著，谢甘澍辑。谢星焕，清代医家，字映庐，江西南城人，江西古代十大名医之一。子甘澍（字杏园）继其业，辑其父验案《得心集医案》六卷。

[11]　丁巳，天干地支纪年，这里指公元 1857 年。

[12]　先，表示已死，用于敬称地位高的人或年长的人。先君，已故的父亲。

[13]　手泽，多用以称先人或前辈的遗墨、遗物等。

[14]　矧，况且。奕世，累世，代代。

[15]　先曾大父，已故的曾祖父，即谢士骏。

[16]　先大夫，已故的祖父，即谢职夫。

亦善卜，著有《医卜同源论》。迨先君映庐府君[1]，医阅[2]三世，著述益富，《得心集》其初稿也。先君尝谓霖曰：异日者是集可附祖、父，称医学三世录，意深远矣。亡何，兵燹叠至[3]，事时顿非。向所谓三世录者，先曾大父之《医学数学说》失矣，先大父之《医卜同源》又失矣，存者惟府君是集耳。顾亦散逸过半，棼[4]如乱丝脱并，此久而湮没，霖罪滋大。霖兄弟四，其二与四皆新故，惟三弟甘澍侍学有年，克[5]守先业。去年春，亟命纂辑编次，而请勘于金溪孝廉姜真吾[6]、明经赵省庵[7]，皆博学通医，与霖为世交，知先君深，先君亦雅契之。固知责有难谢，亦心所乐从也。十阅月[8]而稿粗定，十一阅月而门类标题告成，案计二百五十余首，兼述治答问，按类分附，缮写既竣，三弟澍亦参差附《一得集》于分类之末，以为流泽一证。呜呼，奕世医学利人多矣，即合先代并传何负！顾只此戈戈劫灰余烬，慰府君万分之一于地下，幸耶？悲夫。

男甘霖谨识。

# 《得心集医案》跋[9]

## 谢甘澍

医案者，医士据证议病，治验昭著，可为法于后世，犹老吏断狱，理法兼备，可永著为例也。先考映庐府君[10]，承先代两世医学之传，托业五十余年，临症四十余载，

---

[1] 先君，已故的父亲，即谢星焕。府君：旧时对已故者的敬称。

[2] 阅：经历。

[3] 亡何，不久。亡，同"无"。兵燹，因战乱而遭受焚烧破坏的灾祸。

[4] 棼：纷乱。

[5] 克：能够。

[6] 孝廉，汉武帝时设立的察举考试，以任用官员的一种科目，取"孝顺亲长、廉能正直"之意。明清时期作为举人的雅称。姜真吾，名演，字真吾。

[7] 明经，本义为通晓经义。隋朝科举考试设明经、进士两科，后世也多有明经科。清代也作为贡士的别称。省庵，即赵承恩，号省庵，江西省金溪县浒湾镇人。咸丰、同治、光绪朝三次被荐为举人，皆不就，以著书授徒终老，主讲章山书院。

[8] 阅月，即一个月。

[9] 选自《得心集医案》，谢甘澍，江西南城人，谢星焕之子，字杏园，继承父业，为清代名医。《得心集医案》，谢星焕著，谢甘澍辑。谢星焕，清代医家，字映庐，江西南城人，江西古代十大名医之一。子甘澍（字杏园）继其业，辑其父验案《得心集医案》六卷。

[10] 先，表示已死，用于敬称地位高的人或年长的人。先考，已故的父亲，即谢星焕。府君：旧时对已故者的敬称。

读医书三百余家，一折衷于经旨，不以偏僻任其治，不以坚执行其意。故凡经验之症，无不洞情中理，动合古法。然亦有非古法所能囿[1]者，殆所谓读书能化，因时以制其宜乎？道光辛卯[2]岁饥，时疫大作，诸医专事发表攻里[3]，多致不起。先君[4]独谓荒年肠胃空虚，何堪攻伐？宜于温补托邪，一时活人无算[5]。金溪邑侯胡惺夫[6]先生，尝亟[7]称之曰："谢公能得病情而医理通彻，故治皆合法。"厥后解组[8]，以"妙手仁心"四字榜其室，所以志爱慕者綦至。是知医贵学问，尤资通变，而又非可轻心为也。澍幼侍先君，日受望闻问切之训。及察其审[9]病决治，如士子为文，必将前后反正推勘无遗，而后直捣中坚，刊落[10]群言，用心亦良苦哉。先君座右铭云：下笔虽完宜复想，用心已到莫多疑。其自勖[11]也，正可自见。今者叠遭兵燹[12]，先代著述，遗失殆尽，惟先君《得心集》尚存，然亦散佚过半。长兄甘霖惧其久而湮没，谓澍仰承先业，略知先君医学渊源，命纂集案稿，已经裘葛再更[13]，裒然成帙[14]，固将藏之家塾以示孙子，未敢遽[15]以问世。然而道之所寄，无微弗彰；业之所成，有目共赏。是案也，其可法于后世否也？果如断狱者之可永著为例否也？当必有能辨之者。

男甘澍谨记。

---

[1] 囿：局限。

[2] 道光，皇帝年号；辛卯，天干地支纪年；道光辛卯即公元 1831 年。

[3] 发表，是通过发汗、开泄腠理，逐邪外出的一种治法。攻里，即攻逐里实，用泻下药物通导大便，消除积滞，荡涤实热，攻逐水饮的治法。

[4] 先，表示已死，用于敬称地位高的人或年长的人。先君，已故的父亲。

[5] 无算，无法算计，形容数目多。

[6] 邑侯，知县的别称。

[7] 亟：屡次。

[8] 厥：其。解组，谓辞去官职。

[9] 审：诊察。

[10] 刊落，删除。

[11] 勖，勉励。

[12] 兵燹，因战乱而遭受焚烧破坏的灾祸。

[13] 裘葛，泛指四时衣服。裘，冬衣；葛，夏衣。再更，两次变化。裘葛再更，指又过了两年。

[14] 裒然成帙：指佳作良多，集结成册。裒然：美好出众的样子。帙：书、卷。

[15] 遽：仓促。

# 《得心集医案》跋[1]

## 谢甘棠

上《得心集》六卷，先伯父映庐府君[2]遗稿也。伯父幼颖异，好读书，家落弃儒术，继先代业，遂肆力于岐黄[3]诸书，问医者日踵其门，治之则奏奇效。暇则取所得于心者悉编之册，兵燹[4]后惧散佚不复存，三兄杏园谋梓[5]于世。棠蒙伯父爱，幼善病，五六岁体尤弱。种痘[6]时，伯父多投参附[7]诸药，体为之变。尤喜棠读书，每于解馆[8]归，则课棠于诗文，其玉成[9]夫棠者盖如此。今《得心集》告成，岂可无一言哉？敢谨附数语于简末。

侄甘棠谨记。

---

[1]　选自《得心集医案》，谢甘棠，字憩亭，江西南城人，谢星焕之侄，曾任职兵部职方司。《得心集医案》，谢星焕著，谢甘澍辑。谢星焕，清代医家，字映庐，江西南城人，江西古代十大名医之一。子甘澍（字杏园）继其业，辑其父验案《得心集医案》六卷。

[2]　先，表示已死，用于敬称地位高的人或年长的人。先伯父，已故的伯父。映庐，即谢星焕。府君：旧时对已故者的敬称。

[3]　岐黄，岐伯和黄帝的合称，代指医学。

[4]　兵燹，因战乱而遭受焚烧破坏的灾祸。

[5]　梓，雕版印刷所用木板，引申为刊刻。

[6]　痘：出水痘。

[7]　参，人参。附，附子。

[8]　解馆，旧时学校休假。

[9]　玉成：成全、促成。

# 《寓意草注释》序[1]

## 赵承恩

盱南谢氏[2]，代居浒湾，其家世寝大，文章科第皆骎骎[3]有日起之势。溯其先业，实以医名世，映庐先生[4]其显著也。令子[5]遁园颇能继其志向者。映庐先生著有《得心集》，予既为序以文矣。今遁园又复以所注《寓意草》一书，促为发其所以推阐是书之意。是书，遁园盖悉取喻氏《寓意草》全帙[6]为之，引伸其文，旁通其义，字解句疏[7]，以蕲[8]彰明喻氏心法。间或踵其门类，参附其尊甫[9]映庐先生《得心集》各案，并亦举己所经验，行之著有成效者，分载于篇末，以求共相发明而大有折衷。则遁园是书之活人，亦犹尊甫先生《得心集》之济世。而尤能使《寓意草》一书，新天下后世之耳目，以垂无穷而传不朽。遁园以予为知医，手是书相与校订，并乞为之序，是不可无一言以复遁园。

光绪四年岁在戊寅既望[10]，秀谷[11]赵承恩序于双湖学舍。

---

[1]　选自《寓意草注释》，上海科学技术出版社 2000 年版。赵承恩，号省庵，江西省金溪县浒湾镇人。咸丰、同治、光绪朝三次被荐为举人，皆不就，以著书授徒终老，主讲章山书院。
《寓意草》，明末清初医家喻昌所撰医案著作。《寓意草注释》，谢甘澍著。谢甘澍，字杏园，号遁园，清代医家，江西南城人。

[2]　盱，又作"旴"，指盱江，代指建昌府，治所南城县。南，指南城县。谢氏，谢甘澍家族。其父谢星焕开始居浒湾行医。

[3]　骎骎，形容马跑得很快的样子，比喻事业进展得很快。

[4]　映庐先生，即谢星焕，清代医家，字映庐，江西南城人，江西古代十大名医之一。

[5]　令：好。令子，对对方儿子的美称。

[6]　帙：书、卷。

[7]　疏：解释、说明。

[8]　蕲，同"祈"。

[9]　尊甫：对他人父亲的敬称。

[10]　光绪，皇帝年号；戊寅，天干地支纪年；光绪四年戊寅，即公元 1878 年。既望，每月农历十六日。

[11]　秀谷，江西省金溪县的别称。

# 《寓意草注释》叙[1]

## 黄廷元

　　医以和元气，烛性理[2]，非通神明之德，达万物之情者，弗克。穷其学之广大精微，而超然自悟于意，言象数[3]之表，长沙[4]而下，代不乏人。吾乡新建喻嘉言先生发挥岐黄、仲景诸书[5]，著《医门法律》，其后集曰《寓意草》，实能穷医学之广大精微，而超然自悟于意，言象数者也。但其意深旨奥，辞精理博，令人探取不尽。盱南谢遁园先生[6]公心医学，恐才疏者囫囵[7]读过，未能领略广大精微，特注《寓意草》一书。固将喻氏所著之关键者详加小注于前，又附己所得心之处，按类申明于后，俾[8]观者一目了然，井井有径可寻，不致再蹈囫囵读过之弊。是遁园自能如喻氏领略广大精微之蕴，而欲人人共领略广大精微之蕴也。则夫遁园公心医学为何如哉？遁园儒医世其家，尊大人[9]及其祖公老前辈以医名世，活人无算[10]，迨[11]尊人著述益富。其《得心集》之著者久已公诸海内，而遁园得力于家学渊源者，益足征矣。所以注是集，发前人深奥

---

[1] 选自《寓意草注释》，上海科学技术出版社 2000 年版。黄廷元，江西金溪人，字杏村，太医院御医。《寓意草》，明末清初医家喻昌所撰医案著作。《寓意草注释》，谢甘澍著。谢甘澍，字杏园，号遁园，清代医家，江西南城人。

[2] 性理：生命之原理、规律。

[3] 象数，易学术语，是《易》的组成要素。象，指卦象、爻象，即卦爻所象之事物及其时位关系；数，指阴阳数、爻数，是占筮求卦的基础。

[4] 长沙，指张仲景，名机，字仲景，东汉末年医家，著有《伤寒杂病论》，后世尊为"医圣"。相传曾任长沙太守，故后世称为张长沙。

[5] 喻嘉言，喻昌，字嘉言，明末清初著名医学家，江西南昌府新建（今属江西南昌）人。因新建古称西昌，故晚号西昌老人。与张路玉、吴谦齐名，号称清初三大名医，江西古代十大名医之一。著有《寓意草》《尚论篇》《尚论后篇》《医门法律》等。

岐黄：岐伯和黄帝。黄帝问医于岐伯而著《黄帝内经》。仲景，即张仲景，名机，字仲景，东汉末年医家，著有《伤寒杂病论》，后世尊为"医圣"。相传曾任长沙太守，故后世称为张长沙。

[6] 盱，指盱江，代指建昌府，治所南城。南，指南城县。谢遁园，即谢甘澍，字杏园，号遁园，清代医家，江西南城人。

[7] 囫囵，完整，整个，引申为糊涂。

[8] 俾：使。

[9] 尊大人，对别人父亲的敬称。

[10] 无算，无法算计，形容数目多。

[11] 迨：到。

之旨，达前人包括之辞，诚可增医门之慧悟，而为后学之津梁[1]。元庄诵再三[2]，倾心折服，不揣鄙陋，爰[3]赘数语于集首。

光绪丁丑仲夏既望[4]，秀谷[5]弟黄廷元杏村顿首拜撰。

## 《寓意草注释》序[6]

### 钟体志

昔圣人虑人心之病于邪淫也，而垂经训典谟[7]，以端其趋向。又虑人身之病于疹疠[8]也，而阐《灵枢·玉版》[9]以救其夭伤。皆所以悯其病而医之，使即于无病乃已。世谓医心病难，医身病易。去身病之岂易言医哉？自非通三才之奥[10]，晰诸家之源流，而欲察五声、六气[11]之微，鲜有能批卻导窾[12]者矣。岐黄之书[13]，详于义理，而无方治。汉长沙著《伤寒论》[14]，脉证及方分列条辨，为众法之宗主。厥后刘河间、张

---

[1] 津梁，渡口和桥梁，比喻能起引导、过渡作用的事物或方法。

[2] 元，黄廷元自称。庄：严肃、端重。

[3] 爰：于是。

[4] 光绪，皇帝年号；丁丑，天干地支纪年；光绪丁丑即公元 1877 年。仲夏，农历五月。既望，农历每月十六日。

[5] 秀谷，今江西省金溪县的别称。

[6] 选自《寓意草注释》，上海科学技术出版社 2000 年版。钟体志，字泽生，四川省射洪县人。曾任江西金溪县丞六载，继任德化、新喻、奉新诸邑知县。凡任中均兴利除弊，施行德政。《寓意草》，明末清初医家喻昌所撰医案著作。《寓意草注释》，谢甘澍著。谢甘澍，字杏园，号遁园，清代医家，江西南城人。

[7] 典谟，《尚书》中《尧典》《舜典》和《大禹谟》《皋陶谟》等篇的并称。后世代指儒家典籍。

[8] 疹，中医证名，指疮疹。疠，强传染性疾病。疹疠，这里代指疾病。

[9] 《灵枢》，共九卷，与《素问》合称《黄帝内经》。玉版，为《黄帝内经灵枢》篇名，即第六十篇。

[10] 三才，指天地人。奥窔，室隅深处，亦泛指堂室之内，引申为奥妙精微之处。

[11] 五声，指呼、笑、歌、哭、呻。六气，即风、火、热、湿、燥、寒。

[12] 批郤导窾，比喻善于从关键处入手，顺利解决问题。

[13] 岐黄之书，指《黄帝内经》，相传为黄帝所著。岐黄：岐伯和黄帝的合称。

[14] 长沙，指张仲景，名机，字仲景，东汉末年医家，著有《伤寒杂病论》，后世尊为"医圣"。相传曾任长沙太守，故后世称为张长沙。

子和、李东垣、朱丹溪辈[1]，皆竭智殚精，各抒卓见。至西昌喻氏嘉言[2]，探长沙之义蕴，提要钩元[3]，足与刘张朱李相颉颃[4]，而精确或过之，所著《医门法律》。而论篇行世，其措诸实效者，尤在《寓意草》一书。惟运意精深，每茫然未得其解。盱南谢君遁园[5]，少工帖括[6]，连不得志于棘闱[7]，兼缵[8]家学，致力于医。综览经史百家，于喻氏《寓意草》尤往复不置[9]。爰[10]参考经旨，分类笺释之。间引前人经验之方，与己所得心之处，踵附于篇末。凡喻氏隐而未发之旨，悉抉以表著焉。玄秋，予一家八口，病者过半，延之诊治，赖以霍然[11]。以是心重遁园之学。既出是编相示，乃叹其用功湛深，无惑乎收名独远矣。夫医不得其要领，以参著[12]养人之品，有时用以杀人。犹之治世糜当，袭官礼[13]以变法，卒误苍生；传古义以舞文，徒恣刀笔。以至诙诡[14]幻怪，营便图私之祸天下者，更无论也。呜呼！古今人不死于病，而死于医者，岂可胜道哉？予少喜岐黄家[15]言，既未洞窥其蕴，读经训典谟，粗识修己治人之略。洎[16]一行作吏，频次转饷司楗[17]，复事权相左，未获一试其用。子程子[18]云："一命之士，苟存心于爱

---

[1] 厥：其。刘河间，指刘完素，字守真，河北河间人，世称刘河间，金元四大家之一，属寒凉派。张子和，指张从正，字子和，金朝睢州考城（今河南兰考）人，金元四大家之一，属攻下派。李东垣，指李杲，字明之，真定（今河北省正定）人，晚年自号东垣老人，金元四大家之一，属补土派。朱丹溪，指朱震亨，字彦修，号"丹溪翁"，婺州义乌（今浙江义乌），元代著名医学家，金元四大家之一，属滋阴派。

[2] 喻嘉言，明末清初著名医学家，江西南昌府新建县（今属江西南昌）人。因新建古称西昌，故晚号西昌老人。与张路玉、吴谦齐名，号称清初三大名医，江西古代十大名医之一。著有《寓意草》《尚论篇》《尚论后篇》《医门法律》等。

[3] 提要提，举出。要，纲要。钩，探索。元，由"玄"避讳来。

[4] 颉颃，鸟上下飞，泛指不相上下。

[5] 盱，也作旴。盱，盱江的简称，这里代指建昌府，治所南城。南，南城县。盱南，即建昌府南城县。遁园，即谢甘澍，字杏园，号遁园，清代医家，江西南城人。

[6] 帖括，唐制明经科以帖经试士。把经文贴去若干字，令应试者对答。后考生因帖经难记，乃总括经文编成歌诀，便于记诵应时，称"帖括"。后泛指科举应试类文章。

[7] 棘闱，科举时代对考场、试院的称谓。这里指科举。

[8] 缵：继承。

[9] 不置，不舍。

[10] 爰：于是。

[11] 霍然，快速。这里指很快病愈。

[12] 著，或为"耆"之讹。参耆，人参和黄耆。

[13] 官礼，指官府的礼法。

[14] 诙诡，奇异。

[15] 岐黄家，指医家。岐黄，岐伯和黄帝。

[16] 洎：到。

[17] 转饷，运送军粮。楗：渡水的横木。司楗，负责水路转运。

[18] 程子，程子，指宋代二程，程颐、程颢，理学家。

物，于人必有所济。"今遁园托业刀圭[1]，济人良博，视予幸膺一命碌碌无补者，其利钝何如也？古人比良医于良相，其所责望于医者，有燮理[2]阴阳，拯救疮痍之任。而世乃徒藉以罔利沽名之医学大病也。遁园恪承先志，恳恳以济世为心，并出其所得以公天下，使天下知吾辈抱爱物之怀，无施不可，医学之病其庶几克瘳[3]欤。

光绪庚辰重九[4]前三日，西蜀钟体志谨序。

# 《寓意草注释》序[5]

## 许廷桂

桂闻之《礼经》[6]曰："医不三世，不服其药。"向以为言之者之过，今而知其言之未为过也。盖医之道与天地神明通，可心悟不可言传。而得之心悟者，究未尝不可以言传，且可使人得其旨于言外。吾于是知世交谢氏之医人[7]，与夫谢氏之世以其书数传人者，谢氏固思以是救百世，亦将以其术帖然[8]服谢氏之医，尤必交诵谢氏之书，而谢氏之医之书殆历传而不朽矣。

谢君遁园[9]，为予世执[10]。过从于予家特密。其尊人[11]映庐先生业已克世。其医名噪甚，至遁园而三世矣，医之技愈工，医之书亦愈出而愈精。且其尊人先生久居湾地[12]，不妄与人交，而于贫不自给之士有乐就其医者，不索其资，且资以药。以医名世，实则以医济世。厚谊高风，不一时而遂见信重于远近交游间。以故予之问医于谢氏者，固

---

[1] 刀圭，中药的量器名，这里引申为医术。

[2] 燮理，协和调理。

[3] 克：能够。瘳，病愈。

[4] 光绪，皇帝年号；庚辰，天干地支纪年；光绪庚辰即公元1880年。重九，即农历九月初九。

[5] 选自《寓意草注释》，上海科学技术出版社2000年版。许廷桂（1830—1885年），江西金溪人，字柱臣，号嘉谟，官至江南道监察御史。
《寓意草》，明末清初医家喻昌所撰医案著作。《寓意草注释》，谢甘澍著。谢甘澍，字杏园，号遁园，清代医家，江西南城人。

[6] 《礼经》，儒家五经之一，原名《仪礼》，汉初被奉为儒家经典。

[7] 谢氏，指谢星焕，清代医家，字映庐，江西南城人，江西古代十大名医之一。

[8] 帖然：顺从服气、俯首收敛。

[9] 遁园，谢甘澍，号遁园。

[10] 世执：世交。

[11] 尊人，对对方父亲的尊称。

[12] 湾地，指金溪浒湾，即今江西省抚州市金溪县浒湾镇。

自髫龄[1]时始。予之获交于遁园者，亦自髫龄时始。今犹忆卅载前，予操儒术，方受业于省庵[2]门下，遁园则殚精瘁力于医，而两人心志吻合，相遇则谈竟日。后值予滞迹都门[3]，遁园仍湾居如常。异地相思，忽忽[4]非复向之聚首时矣。迨庚申[5]，予丁大母艰[6]回籍，遁园复攻举子业[7]。甲子秋闱报罢[8]，遁园忧形于色，旋怏怏[9]别矣。予亦自是挈眷入都，踪迹遂疏。每于二三知己处询问近况，知遁园以屡困场屋[10]，转为潜心医学，视曩时[11]见解愈觉融通，参彻医家玄妙。近取喻氏《寓意草》一帙[12]，力为阐发宗旨，别类分门，间亦窃[13]附己意，颜[14]其书曰《医门寓意草注释》，意欲囊括喻氏全帙，兼通上下古今诸家。绍先贤以告来者，遁园之才志大，遁园之学识亦出人远矣。至于猎取科名，屡试不售，此不足为吾遁园轻重。而遁园又何必以此区区者为足憾乎？

书成，适予奉简命[15]，出守云南临安[16]，取道回籍，问序于予。亦犹向者聚晤，谈则竟日，两人结习，历久未忘也。予之志医学者数十年矣，少居省庵门下，曾阅其书而不忍释手。省庵师亦以此为救世术、活人技也。惜以一官匏[17]系，徙倚[18]都门。此后又复碌碌宦游，靡所定处，未能谋与遁园促膝话旧，重订医学，以毕素志。兹幸见遁园此书之成，遂不辞披读，一过而漫为校阅也，爰[19]书以复。

光绪三年岁在丁丑仲冬下澣[20]，金溪许廷桂柱臣谨撰。

---

[1] 髫龄：幼年。

[2] 省庵，即赵承恩，号省庵，江西省金溪县浒湾镇人。他在清朝咸丰、同治、光绪朝三次被荐举为举人，皆不就，以著书授徒终老，主讲章山书院。

[3] 都门，京都之门，代指京都。

[4] 忽忽，倏忽时间快速飞逝。

[5] 迨：到。庚申，天干地支纪年，这里是指公元1860年。

[6] 大母：祖母。丁艰，指封建社会官员因父母或祖父母去世辞官归家居丧。

[7] 举子业：学儒应科举考试。

[8] 甲子，天干地支纪年，这里是指1864。秋闱，即乡试，因为在秋季举行，故名。报罢，指科举落第。

[9] 怏怏：不高兴，不满意。

[10] 场屋，原指科举考试的场所，引申为科举考试。

[11] 曩时：先前、从前。

[12] 喻氏，指喻昌，字嘉言，江西古代十大名医之一，著有《寓意草》。帙：书、卷。

[13] 窃，私下。

[14] 颜，作动词，书写。

[15] 简命，简任、选派任命。

[16] 云南临安府，治所在今云南省建水县。

[17] 官匏：官服。

[18] 徙倚：徘徊，流连。

[19] 爰：于是。

[20] 光绪，皇帝年号；丁丑，天干地支纪年；光绪三年，即公元1876年。仲冬，农历十一月。下澣：下旬。

# 《寓意草注释》跋[1]

## 谢甘棠

　　《寓意草注释》一书，乃三兄遁园阐发喻子嘉言所著医门法律后集《寓意草》而成也[2]。棠素不知医，必欲强附一言，稍参末议，不几如盲人评马，何所辨其妍媸[3]哉？第[4]不能无言者，忆丙辰[5]乱后，先伯父映庐中宪公弃养[6]，先大兄、二兄及四弟以次见背[7]，所存者惟三兄遁园耳。其时遭[8]家多故，抚诸幼侄，内外咸赖扶持。除治病外，更笃志于举业[9]。每于月斜人散，一灯如豆，朗诵不休。迨[10]屡入棘闱[11]，卒莫偿其素志。热血一腔，何从得雪？乃举数十年用功于各家医书，穷日继夜，孜孜不已。复因喻氏书近时泛[12]讲者多，少能窥其堂奥，遂本喻氏原帙[13]，综以名家绪论，分疏发明[14]，足以开导来学。三易寒暑，功始告成。然犹不敢自是，仍借鉴于同道诸君子。噫！兄之志已成，兄之心亦良苦矣。所著《得心集医案》时，藉留数句以灾枣梨[15]。今得再跋三兄注释喻氏书后，不禁喜愧交集也。

　　时光绪五年岁在己卯季春中浣吉日[16]，弟甘棠谨跋于新城[17]之寄园挹翠轩。

---

[1]　选自《寓意草注释》，上海科学技术出版社 2000 年版。谢甘棠，字憩亭，江西南城人，谢星焕之侄，曾任职兵部职方司。
《寓意草》，明末清初医家喻昌所撰医案著作。《寓意草注释》，谢甘澍著。谢甘澍，字杏园，号遁园，清代医家，江西南城人。

[2]　遁园，谢甘澍，号遁园。喻氏，指喻昌，字嘉言，江西古代十大名医之一，著有《寓意草》。

[3]　妍：美。媸：丑。

[4]　第：只、但。

[5]　丙辰，天干地支纪年，这里指公元 1856 年。

[6]　先：对已故长辈的尊称。弃养：去世。中宪公，中宪大夫的别称，散官名。

[7]　见背：过世。

[8]　遭：艰险。

[9]　举子业：学儒应科举考试。

[10]　迨：到。

[11]　棘闱，科举时代对考场、试院的称谓。

[12]　泛，流传广泛。

[13]　帙：书、卷。

[14]　分疏，分条说明。发明：阐发。

[15]　灾枣梨，成语"祸枣灾梨"的略写。旧时印书，多用枣木梨木刻板，后比喻滥刻无用的书。这里是谦称自己的序言对书无用。

[16]　光绪，皇帝年号；己卯，天干地支纪年；光绪五年己卯，即公元 1879 年。

[17]　新城，今江西省黎川县。

# 第三章　文人寄赠

## 送陈景初[1]

王安石

惨淡淮山水墨秋，行人不饮奈离愁。
药囊直入长安市，谁识柴车载伯休[2]。

## 送陈景初[3]

王安石

举族贫兼病，烦君药石功。
长安何日到，一一问归鸿[4]。

---

[1]　选自《临川先生文集》卷三十三，中华书局 1959 年版。王安石（1021—1086 年），字介甫，号半山，抚州临川人，北宋著名的思想家、政治家、文学家、改革家。
陈景初，河南颍川人，宋代太医。
[2]　伯休，即韩伯休。汉代隐士，以采药到长安卖为生，口不二价。事见《后汉书逸民·韩康》。本诗以韩康喻陈景初。
[3]　选自《临川先生文集》卷二十六，中华书局 1959 年版。诗原题"送陈景初金陵持服举族贫病烦君药石之功"。持服：守孝。王安石（1021—1086 年），字介甫，号半山，抚州临川人，北宋著名的思想家、政治家、文学家、改革家。
陈景初，河南颍川人，宋代太医。
[4]　归鸿，归雁，用以寄托归思。

# 赠陈景初[1]

## 王安石

昔尝奇华佗[2]，肠胃真割剖。

神膏既傅[3]之，顷刻活残朽。

昔闻今且信，绝技世常有。

堂堂颍川士[4]，察脉极渊薮[5]。

珍丸起病瘠[6]，鲙虫随泄呕[7]。

挛足四五年[8]，下针使之走。

一言倘不合，万金莫可诱。

又复能赋诗，往往吹琼玖[9]。

卷纸夸速成，语怪若神授。

名声动京洛，踪迹晦良莠。

相逢但长笑，遇饮则掩口。

独醒竟何如？无乃寡俗偶。

顾非避世翁，疑是壁中叟[10]。

安得斯人术，付之经国手[11]。

---

[1] 选自《临川先生文集》卷六，中华书局 1959 年版。王安石（1021—1086 年），字介甫，号半山，抚州临川人，北宋著名的思想家、政治家、文学家、改革家。

陈景初，河南颍川人，宋代太医。

[2] 华佗，东汉末年名医，擅长外科手术，发明了麻沸散，创制了五禽戏。

[3] 傅，同敷。

[4] 颍川士，指陈景初。

[5] 渊薮：丰富。

[6] 瘠：病。

[7] 鲙虫，指食生腥之物所生的寄生虫，语出《三国志·魏志·华佗传》。

[8] 挛，手脚蜷曲不能伸开。

[9] 琼玖，都是美玉，常用以美称礼物，这里代指贤才。

[10] 壁中叟，比喻为神仙。典出晋葛洪《神仙传·孙博》。

[11] 经国手，有经邦济世之才的人。

# 赠张康[1]

## 王安石

昔在历阳时[2]，得子初江津[3]。

手中紫团参[4]，一饮宽吾亲。

舍舟城南居，杖履日相因。

百口代起伏，呻吟聒比邻。

叩门或夜半，屡费药物珍。

欲报恨不得，肠胃盘车轮。

今逢又坎坷，令子驰风尘。

颠倒车马间，起先冰雪晨。

嗟我十五年，得禄尚辞贫。

所读漫累车，岂能苏一人。

无求愧子义，有施惭子仁。

逝将收桑榆[5]，邀子寂寞滨[6]。

---

[1] 选自《临川先生文集》卷六，中华书局 1959 年版。王安石（1021—1086 年），字介甫，号半山，抚州临川人，北宋著名的思想家、政治家、文学家、改革家。

张康，宋代医家，或居金陵，与王安石比邻。

[2] 历阳，古县名，今安徽和县。

[3] 江津，古县名，今重庆江津。

[4] 紫团参，党参的一种，因出产于壶关县东南部和陵川县交界处的紫团山而得名。

[5] 此句化用"失之东隅，收之桑榆。"

[6] 典出韩愈《答崔立之书》：犹耕于宽闲之野，钓于寂寞之滨。意思是隐居。

# 送刘医博[1]

## 曾 巩

小人久病如愁感，每叹地僻无良医。

穷居索寞俗事少，坐对荏苒风光移[2]。

深冬山城万木落，阴气荡射生寒飔[3]。

东方吐日光入户，素壁闪闪含清辉。

临汀刘君落落者[4]，六伎绝伟如天资[5]。

潜心密与造化会，布指复有精灵随[6]。

马蹄所至病魔屈，我于此时欣得之。

一来握手与我话，委曲衰王肺与脾。

囊中珍丸撮星斗，俾我嚼咀心颜怡[7]。

洒然沉疴一日解，始免未老为枯骸。

越人渧肠术已缓[8]，仲景纳饼术可卑[9]。

刘君与我德至大，拱璧巨鼎非酬禆[10]。

---

[1]　选自《全宋诗·曾巩集》，北京大学出版社 1995 年版。曾巩（1019—1083 年），字子固，宋建昌军南丰（今江西省南丰县）人，北宋散文家、史学家、政治家，唐宋八大家之一。
刘医博，北宋医家，宋临汀（今福建省长汀）人。医博，医学博士的简称，官职名，掌管医药事务。

[2]　荏苒，形容时光易逝。

[3]　寒飔：寒风。

[4]　临汀，今福建长汀。

[5]　伎，同"技"。六技，指礼、乐、射、御、书、数六种技能。

[6]　复：常常。

[7]　俾：使。

[8]　渧：洗。

[9]　仲景，指张仲景，名机，字仲景，东汉末年医学家，著有《伤寒杂病论》，后世尊为"医圣"。
相传曾任长沙太守，故后世称为张长沙。

[10]　拱璧：大璧，泛指珍贵的物品。

我嗟刘君乃士类，进退婉婉无瑕疵。

况又新承太守荐，羁靮日背东门驰[1]。

禁林侍从务周慎，君挟所有直相宜。

贵人四难真可患[2]，去去足以为时规。


# 赠杨教授[3]

### 吴　澄


　　敕授武昌路医学教授[4]杨用安存心，吾邑左港大姓也，行医出外已历三世矣。存心用药治病之外，善诊太素脉[5]，预定前程休咎、耆[6]数修短，其术尤异。因其过[7]我，诗以赠焉。

医业已三世，药功能十全[8]。

脉精平旦诊，事测数年前。

奇中嗟上巧，预知疑佛仙。

期君还旧里，共启内经玄。


---

[1]　羁，马络头。靮，牛缰绳。羁靮，这里就是指马。东门，原指东城门。这里是说刘医博要进京任职。清王鸣盛《蛾术编》卷四十："汉唐时州郡多在京师之东，士大夫游宦於京者，出入皆取道东门。"

[2]　贵人四难，是说给贵人治病有四难，贵人找医生也有四难。这里指前一种。见《友渔斋诗话》。

[3]　选自《全元文·吴澄文集》，凤凰出版社1999年版。吴澄（1255—1330年），字幼清，晚字伯清，学者称草庐先生，抚州崇仁（今江西省崇仁县）人。元代杰出的思想家、教育家。
杨用安，字存心，元抚州路崇仁（今江西省崇仁县）人，任武昌路医学教授。教授，学官名，以经术行义训迪诸生，主持考试及执行学规。

[4]　武昌路，古代行政区划名，治所在今湖北武汉武昌区。医学教授，古代教授医学科目的官职。

[5]　太素脉，是一种通过人体脉搏变化来预言人的贵贱、吉凶、祸福的方术。

[6]　耆：年。

[7]　过：造访。

[8]　十全，指全部治好。语出《周礼·医师章》："十全为上，十失一次之，十失二次之，十失三次之，十失四为下。"这是考核医生的标准。

# 赠杏隐车省医[1]

吴 澄

萤囊前哲行[2]，虎谷后身仙。

善药名三世，良医功十全[3]。

达官崇礼敬，芳问远流传。

阴德须冥报，儿孙食万钱[4]。

# 赠医家吴教授序[5]

吴 澄

儒之道无所不通，医之道一伎[6]尔，而于儒之道为近，何也？儒之道，仁而已。爱者，仁之用。而爱之所先，爱亲、爱身最大。亲者，身之本也。不知爱亲，则忘其本。身者，亲之枝也。不知爱身，则伤其枝。爱亲、爱身而使之寿且康，非医其孰能？故儒

---

[1] 选自《全元文·吴澄文集》，凤凰出版社1999年版。吴澄（1255—1330年），字幼清，晚字伯清，学者称草庐先生，抚州崇仁（今江西省崇仁县）人。元代杰出的思想家、教育家。
车省医，号杏隐，生平不详。

[2] 萤囊，萤囊映雪的略用，原是车胤用口袋装萤火虫来照书本，孙康利用雪的反光勤奋苦学的故事。后形容刻苦攻读。

[3] 十全，指全部治好。语出《周礼·医师章》："十全为上，十失一次之，十失二次之，十失三次之，十失四为下。"这是考核医生的标准。

[4] 食万钱，一食万钱的略用，指一顿饭要花掉一万钱，形容生活奢侈。典出《晋书·何曾列传》。这里代指富裕的生活，没有贬义。

[5] 选自《全元文·吴澄文集》，凤凰出版社1999年版。吴澄（1255—1330年），字幼清，晚字伯清，学者称草庐先生，抚州崇仁（今江西省崇仁县）人。元代杰出的思想家、教育家。
吴教授，名成，字山则，元代余干州医学教授。教授，学官名，以经术行义训迪诸生，主持考试及执行学规。

[6] 伎，同"技"。

者不可以不知医也，医之道赜[1]矣。炎皇[2]博物明理，而有《本草》[3]之经；黄帝为民立命，而有《灵》《素》[4]之经。今世所传虽或不无后来之所附益，要之其原必出于上古生知[5]之圣。伊尹[6]之先觉，而论《汤液》[7]，以齐量、五气、五味[8]之配合；周公之多艺，而设官职，以参两九藏、九窍[9]之动变，皆因炎黄之明物理、立民命者充之也。医之道岂可易视乎？武王[10]之养疾于亲也，常欲审[11]其力之所能胜；夫子[12]之慎疾于身也，不敢尝其心之所未达，知药之不可苟也。圣人之爱亲、爱身何如哉？惟其爱亲、爱身之至，所以重医之道与？

　　吴成，学儒道者也。少而孝于亲，慕医道，而未及学。中岁身有痼疾[13]，慨思此身为亲之遗体，有疾而不治，则非唯不爱身，是亦不爱亲也。师门讲求于善医之人，竟能已[14]其疾，由是志于医。既足以保其亲之身，而医院又官之。自新昌州医学正敕授余干州医学教授[15]，将赴官，过[16]予。予嘉其留意于医也，为述炎、黄、武王、伊、周[17]、孔

---

[1]　赜，深奥。

[2]　炎皇，即炎帝，又称神农氏。

[3]　《本草》，即《神农本草经》，相传神农氏所著。

[4]　《灵》，即《灵枢》，共九卷；《素》，即《素问》，共九卷；《灵枢》《素问》合称《黄帝内经》。

[5]　生知，生而知之的略写，语出《论语》。

[6]　伊尹，夏末商初政治家、思想家，商朝开国元勋、道家学派创始人之一、中华厨祖。辅助商汤打败夏桀，为商朝的建立做出不朽功勋，拜为尹。相传《伊尹汤液论》为其

[7]　《汤液论》即《伊尹汤液经》，相传为商初伊尹所著。

[8]　齐量：统一度量。五气，指五行之气，即金、木、水、火、土气。五味，指酸、苦、甘、辛、咸五种味道。

[9]　参，再三诊察。两，再次诊察。

九脏，心、肝、脾、肺、肾五脏和六腑中的胃、膀胱、大肠、小肠。

九窍，头面部耳、鼻、眼、口七窍加上前、后阴两窍。

[10]　武王，即周武王，姬姓，名发，西周王朝的开国君主。

[11]　审：判断。

[12]　夫子，指孔子。

[13]　痼疾，历时较久，顽固难治的病。

[14]　已：治愈。

[15]　新昌州，元行政区划名。元元贞元年（1295）升新昌县为州，治今江西省宜丰县。余干州，元元贞二年（1296）升余干县为余干州，治今江西省余干县。学正，学官名，掌考校训导，执行校规。教授，学官名，以经术行义训迪诸生，主持考试及执行学规。医学正、医学教授，均为元代参照儒学设于医学校官职名。

[16]　过：看望、拜访。

[17]　周，这里指周公。姬姓，名旦，是周文王姬昌第四子，周武王姬发的弟弟，曾两次辅佐周武王东伐纣王，后辅佐成王，并制作礼乐。因其采邑在周，爵为上公，故称周公。周公是西周初期杰出的政治家、军事家、思想家、教育家，被尊为元圣和儒学先驱。

子六圣人仁民济世、爱亲爱身之道以开光其志，且俾[1]人人知医道之重，不可视之为一伎而忽之也。

成字山则，醇谨笃厚。女弟之子[2]妻之，予是以赠之言焉。


# 赠董起潜序[3]

## 吴　澄


予虽不学医，而好观《内经》《难经》《脉经》[4]等书，颇晓人身脉理大概。然自少而老，由南而北，欲访求一明医而不可得。其下品率是意病加药，其高品亦不过对证用药而已，孰能究脉之精微、察病之原本哉？

乐安[5]云盖乡之董，宦家名族，前代以儒科仕者不翅[6]百数，文物之盛甲于一邑。逮[7]宋亡科废，舍儒而习医。有董氏起潜焉，往年初见之，未深知也。近年从孙春抱奇疾，医莫能疗，而更生于起潜之手。因为予诊脉，听其议论，通达阴阳造化，审别藏府[8]经络，井井不紊。予惊悚曰："是间乃有此明医乎？"慨相遇之晚，而未有病可以试其伎[9]也。至顺元年[10]冬，过[11]予，谓予明年夏秋之交有重病，其时当来供药。今年六月，病果作。其病日轻日剧，医以为瘴[12]。起潜至，曰："似瘴非瘴也，以瘴治之则误

---

[1]　俾：使。

[2]　女弟：妹妹。子，这里指女儿。

[3]　选自《全元文·吴澄文集》，凤凰出版社1999年版。吴澄（1255—1330年），字幼清，晚字伯清，学者称草庐先生，抚州崇仁（今江西省崇仁县）人。元代杰出的思想家、教育家。
董起潜，江西乐安人，元代医家。

[4]　《内经》，即《黄帝内经》，相传为黄帝所著。
《难经》，原名《黄帝八十一难经》，传说为秦越人（扁鹊）所作。该书以问答解释疑难的形式编撰而成，共讨论了81个问题，故又称《八十一难经》。
《脉经》，晋王叔和著，搜集后汉以前的医学著作，阐述脉象24种，并论述脏腑、经络、病证、治则、预后等。

[5]　乐安，今江西省乐安县。

[6]　翅，同音，只。

[7]　逮：到。

[8]　审：判。藏，同"脏"，指五脏。府，同腑，指六腑。

[9]　伎，同"技"。

[10]　至顺，皇帝年号。至顺元年，即公元1330年。

[11]　过：造访。

[12]　瘴，即疟，中医学病名，是感受瘴毒疟邪引起的外感热病。

矣。"诊之，六脉浮紧[1]，右寸口独浮而短[2]；外证有寒热，胸膈气滞，盖由肺气内伤。先以五膈宽中散[3]畅导其气，寒热未除，脉尚浮紧，此为客邪在表，用桂枝加附子汤[4]温散表邪。表证[5]既罢，独两尺脉弦迟[6]，为肾藏虚寒，用四柱散加姜桂[7]以暖其下部。又独脾脉[8]微弦，用治中汤加附子以理中焦[9]。继用参香饮、参苓白术散[10]相间饮之，以渐底于平复。自初服药，每进药一盂，则病退数分；再服一盂，则病又退数分。盖病势甚恶，而药力亦峻。予生平服药，未有若是其速效、速验者也。

　　史迁《仓公传》载淳于意[11]自述其为人治病名状二十五条，纤悉该备[12]，至今令人想见其医术之神。起潜于予之病凡四易药，先后伦纪毫发靡忒[13]。今仿《仓公传》所述，笔而为序以贻之，非特表起潜之明于医，亦以自许耄叟[14]之明于知医也。倘天下之医人人如起潜，天下之病人人遇起潜，则可以保身，可以尽年，而举世无枉夭[15]之患。良医之功，其博济于民，视良相奚[16]异？《周官》[17]：医师之职，十全[18]为上，失一、失二、

---

[1]　六脉，左右手寸口各有寸、关、尺三脉，合为六脉。浮，浮脉，脉象为举之有余，按之不足。紧，紧脉，脉象为脉势紧张有力，坚搏抗旨

[2]　寸口又名气口、脉口。指两手腕部腕横纹下方，桡骨茎突内侧，桡动脉搏动明显之处，是进行脉诊的部位，包括寸、关、尺三部。
短，短脉，指脉波动的幅度短，脉体不足正常的寸关尺三部位置，惟关部应指明显而寸、尺两头有不足之感的脉象。

[3]　五膈宽中散，中医方剂名。

[4]　桂枝加附子汤，中医方剂名。

[5]　表证，指病变部位在体表，病情较浅。

[6]　尺脉，寸口脉三部之一。寸口脉分寸、关、尺三部，桡骨茎突处为关，关之前（腕端）为寸，关之后（肘端）为尺。寸关尺三部的脉搏，分别称寸脉、关脉、尺脉。
弦，弦脉，脉象为端直而长、指下挺然、如按琴弦。迟，迟脉，是指每一息脉跳动不足四次，即每分钟脉跳在60次以下。

[7]　四柱散，中医方剂名。姜桂：生姜和肉桂。

[8]　脾脉，脉学名词。指脾脏脉象。

[9]　治中汤，中医方剂名。附子，中药名。中焦，中医学人体部位名。三焦之一，三焦的中部，指上腹部分。它的主要功用是助脾胃，主腐熟水谷，泌糟粕，蒸津液，化精微，是血液营养生化的来源。

[10]　参香饮、参苓白术散，均为中医方剂名。

[11]　史迁，即司马迁，西汉著名史学家，著有《史记》，故又称史迁。仓公，西汉著名医家淳于意，号仓公。

[12]　该备：完备。

[13]　伦纪：条理。忒：差错。

[14]　耄叟，指老年人。

[15]　枉：枉死。夭：早死。

[16]　奚：何、岂。

[17]　《周官》，《尚书·周书》的篇名。

[18]　十全，指全部治好。语出《周礼·医师章》："十全为上，十失一次之，十失二次之，十失三次之，十失四为下。"这是考核医生的标准。

失三为次，失四为下。所谓十全者，十病之中可治则治之，不可治则不治。或治之而生，或不治而死，十病皆中，而不失一也。起潜能于未病而言方来之有病，于已病而言此去之无病。脉之可疵[1]者病虽轻，必言其可忧；脉之无亏者病虽剧，必言其不害。有言则中，斯其可为十全之医也夫！

# 送王元直序[2]

## 吴 澄

乐安王氏之医，五世矣。一世、再世予不及识，其三世迪功君[3]端重如山，子为国学进士。迪功之弟子异甫和煦如春，未尝见其戚愠[4]之容，予异之。子诚翁造次必于儒雅，诚翁之子三人，长曰元直，往年游京师，问药者踵门，随试则效，太医院官与之相厚善，诸公贵人咸礼敬焉。盖他所谓医，或非世业，或非儒流。非世业，则于术或有不习；非儒流，则于理或有不精。王氏，世医也，儒医也，习于术而精于理，其表然出乎俗医之右[5]也固宜。予尝谓医之用药不越二端：一则扶护真元[6]，一则祛逐客邪而已。护元气者如养民，逐邪气者如御寇。养民纯以德，御寇须以兵。然汤武[7]之仁义，桓文[8]之节制，屈之以不战，遏之而使遁，岂必逞威猛，多杀伐哉？予观王氏处方，大率和平调燮[9]是务，至于猛烈攻击之剂，不得已而用之，疾除即止，不过用也，不轻用也，是以邪气去而元气无所伤。彼求快一时之意，不顾异日之害者，恶足以语此哉！因是而推昔之善医国者亦然。伊、傅、周、召[10]远矣，汉之萧、曹，唐之房、杜[11]，所以能相其君，

---

[1] 疵：病。

[2] 选自《全元文·吴澄文集》，凤凰出版社1999年版。吴澄（1255—1330年），字幼清，晚字伯清，学者称草庐先生，抚州崇仁（今江西省崇仁县）人。元代杰出的思想家、教育家。
王元直，江西乐安人，元代医家。

[3] 迪功，迪功郎，宋代散官名。古代常以曾任官职称人。

[4] 戚，忧愁。愠：怨怒。

[5] 右，上，古代以右为尊。

[6] 真元，真气、元气，这里泛指正气。

[7] 汤武，商朝建立者商汤和周朝建立者周武王的并称。

[8] 桓文，春秋五霸中齐桓公与晋文公的并称。

[9] 调燮：调和、调理。

[10] 伊，指伊尹，辅佐商汤建立商朝。傅，指傅说，殷商时期著名贤臣，先秦史传为商王武丁丞相。周，指周公，辅佐周武王东伐纣王，后辅佐成王，并制作礼乐。召，指召伯，辅佐周成王和周康王，创立了"成康盛世"，有"召伯甘棠"典故。

[11] 萧，指萧何；曹，指曹参，两人均为汉初名臣。房，指房玄龄；杜，指杜如晦，两人均为唐初名臣。

培植三四百年之基业者，往往由此。商鞅、李斯[1]强秦富秦，亦以蹙秦。医国之良相有能如王氏之良医乎？天下之福也。

# 赠医人陈良友序[2]

## 吴 澄

　　临川良医陈良友，种德[3]三世矣。医不择家之富贫，不计资之有无。一旦，其里之恶少以重役敛之，与语未及酬，则推而内[4]之沟，折两股。虽断续益损，竟不复常。至今杖而行，倚而立，不能坐。或谓："为善如此，而获报如此，施者其怠[5]乎？"良友不然，益自誓以济物为己任，至感于神明，形于梦寐。日理丹鼎药裹[6]，滋滋若不及，慊慊[7]若不足。吁，贤哉！于是肃政廉访使程公[8]作诗以美之，命其客吴某[9]同作，而又为之序。

　　直躬为惠不为贪，股折肱存幸未三。施报稍乖疑有怠，精坚自誓转无惭。人虽微疾肯坐视，药试奇功在立谈。丹候孰知消息事[10]，相逢一笑问图南[11]。

---

[1]　商鞅，战国时期政治家、改革家、思想家，法家代表人物，辅佐秦孝公实行变法。李斯，秦朝著名政治家、文学家和书法家，辅佐秦王统一六国。

[2]　选自《全元文·吴澄文集》，凤凰出版社1999年版。吴澄（1255—1330年），字幼清，晚字伯清，学者称草庐先生，抚州崇仁（今江西省崇仁县）人。元代杰出的思想家、教育家。
陈良友，江西临川人，元代医家。

[3]　种德，施布恩德，这里指行医。

[4]　内，同"纳"。

[5]　怠：懒惰、松懈。

[6]　丹鼎，炼丹用的鼎，这里泛指熬药的工具。药裹，指药包、药囊。

[7]　慊慊，心不满足，不自满。

[8]　程公，指程钜夫（1249—1318年），初名文海，因避元武宗海山名讳，改以字行，号雪楼，又号远斋，谥"文宪"，元建昌路南城（今江西南城）人。

[9]　吴某，这里是吴澄自称。

[10]　丹候，中医学症状名，指皮肤发红发热的表现。

[11]　图南，比喻志向远大，典出《庄子·逍遥游》。

# 送医士蔡可名序[1]

## 吴 澄

予家夫容山[2]之东、南山之西,北为乐安之境,蔡氏居焉。予之居与蔡之居虽有两县之分,而无二十里之远,是以声迹[3]常相闻。蔡之先曰伯珍者,名医也。传其子光叔,光叔再传其孙明德,明德又传其子可名,至于今五世矣。医之阴德,其施在人,而受报于天,家日进于饶裕,而子孙多学儒。学儒者不复为医,守其世传者,可名而已。盖其心独专,其业独不易。以其术济其乡邻,修治丹丸,以救卒[4]暴危急之证,尤为有功于人。夫蔡氏前之所施既受报矣,今可名益厚其施,则天将益厚其报。蔡氏之昌,其可量也哉?

# 送方实翁序[5]

## 吴 澄

鄱阳方实翁,儒家者流,孝于亲而学医。持脉定未来之灾祥,投药苏已往之沉痼[6]。知来,知也;救往,仁也。推其知以医国,其谋也必远;推其仁以医民,其效也必速。向年一走京师,得乡郡教授[7]而归。今当路[8]再荐举以进,其必得美官,以试医

---

[1] 选自《全元文·吴澄文集》,凤凰出版社 1999 年版。吴澄(1255—1330 年),字幼清,晚字伯清,学者称草庐先生,抚州崇仁(今江西省崇仁县)人。元代杰出的思想家、教育家。
蔡可名,江西乐安人,元代医家。

[2] 夫容,即芙蓉。芙蓉山原属抚州崇仁,今划归江西省乐安县。

[3] 声迹:声名和事迹。

[4] 卒,同"猝",突然。

[5] 选自《全元文·吴澄文集》,凤凰出版社 1999 年版。吴澄(1255—1330 年),字幼清,晚字伯清,学者称草庐先生,抚州崇仁(今江西省崇仁县)人。元代杰出的思想家、教育家。
方实翁,江西鄱阳人,元代医家。

[6] 沉痼,历时较久,顽固难治的病。

[7] 教授,学官名,以经术行义训迪诸生,主持考试及执行学规。这里是指得医学教授。

[8] 当路,执政、掌权者。

国、医民之事。然尝观世之儒，平居论国体，谈民病，非不亹亹[1]可听。一旦见于用，略不符其言。何哉？彼所言，虚言也。而翁所能，实也。噫！曾[2]谓儒之虚不如医之实乎？翁行矣，余期翁之遇急，观翁之所为，将表翁之实，以愧夫儒之虚者。

# 赠方无咎序[3]

## 吴　澄

吾里有医，日有狎习[4]者，率故常视也。一旦远方借厚搜邀迎，舆马赫奕[5]临其门，见者惊骇。又有人抱疾剧甚，族医缩手无计，病家叹慨某邑某医挟异能，恨不克[6]速致以救危急，闻者亦且悚慕。他日偶至其邑，询其能，邑人掩口大笑。余尝举此二事与客共评，客曰："人之情重所闻，忽所见，从古以然。怀才抱艺者往往名于远，不名于近。夫子[7]之圣，犹或以东家见轻，而况其他乎？今夫香材之可宝可贵者，杂生岭南山中，彼之人日樵斧以供薪爨[8]，孰知为远地所宝所贵如此？谚云'离落之苏[9]不芳'，岂真不芳哉？以其近而易得也，是以玩视之耳。"余谓客之言是也，而有未尽也。盖圣门[10]之论，曰闻曰达，各不同焉。闻者，虚名之外著；达者，实得之内充。外著者或闻于远，而不信于近；内充者先信于近，而后达于远。

鄱阳方无咎，家世儒医。年少而俊敏，名未远著也，而同里芳谷徐君[11]称之"吃吃不容口，又笔之于书，其信于近有如此者"。古之选举也，先自五家之比推之，次而

---

[1]　亹亹，缓慢流动，无止无休，形容孜孜不倦。

[2]　曾：竟然、简直。

[3]　选自《全元文·吴澄文集》，凤凰出版社 1999 年版。吴澄（1255—1330 年），字幼清，晚字伯清，学者称草庐先生，抚州崇仁（今江西省崇仁县）人。元代杰出的思想家、教育家。
方无咎，元代医家。

[4]　狎习，亲近熟习。

[5]　赫奕：显赫。

[6]　克：能够。

[7]　夫子，指孔子。

[8]　爨：烧火做饭。

[9]　离落：离散。苏，植物名，紫苏。

[10]　圣门，指孔孟之门，即儒道。

[11]　芳谷，即徐明善，字志友，号芳谷，江西鄱阳人。至元中，官隆兴教授，又为江西儒学提举。著有《芳谷集》二卷。

二十五家之庐推之，次而百家之族推之，又次而五百家之党推之，以及于乡，以达于国。实之孚于人，由近而远，岂若虚名之闻于远而不信于近者比哉？余前所见所闻二人，名胜者也，古之所谓闻也。无咎，实胜者也，古之所谓达也。名胜实盈，而立涸之沟浍[1]也；实胜名盈，而渐进之源泉也。吾未见信于近，而其将不闻于远者。无咎之选举，由乡而达于国也有日矣。若夫远方嘉羡尊敬而争相罗致，其余事也，又岂有惊骇窃笑于其侧者哉！

# 赠医士章伯明序[2]

## 吴 澄

　　昔之神医秦越人撰《八十一难》[3]，后人分其八十一为十三篇。予尝慊[4]其分为之未当，厘而正之，其篇凡六：一至二十二论脉，二十三至二十九论经络，三十至四十七论藏府[5]，四十八至六十一论病，六十二至六十八论穴道，六十九至八十一论针法。夫秦氏之书与《内经》《素》《灵》[6]相表里，而论脉、论经络居初，岂非医之道所当先明此者欤？

　　予喜读医书，以其书之比他书最古也；喜接医流，以其伎[7]之比他伎最高也。年十五六时，始与人交际，逮[8]今七十年，自神京辅畿、通都会府[9]，以放乎天下所闻有名之医，已往者不可见矣。所见可用之医，于千百人中仅得二人焉，而皆在吾郡，一曰董某起潜，一曰章晋伯明。二人皆涉猎儒术，精究医方。去秋，予在家有疾，董治之；今冬，予在城有疾，章治之。试之而有实能，用之而有实效。明脉而明于经络者，董也；

[1] 涸：水干。沟浍，泛指田间水道。

[2] 选自《全元文·吴澄文集》，凤凰出版社 1999 年版。吴澄（1255—1330 年），字幼清，晚字伯清，学者称草庐先生，抚州崇仁（今江西省崇仁县）人。元代杰出的思想家、教育家。
章伯明，名晋，字伯明，江西临川人，元代医家。

[3] 《八十一难》，即《难经》，原名《黄帝八十一难经》，传说为秦越人（扁鹊）所作。该书以问答解释疑难的形式编撰而成，共讨论了 81 个问题，故又称《八十一难经》。

[4] 慊，心不满足，不自满。

[5] 藏，同"脏"，指五脏。府，同"腑"，指六腑。

[6] 《素》，即《素问》，共九卷；《灵》，即《灵枢》，共九卷；《灵枢》《素问》合称《黄帝内经》。

[7] 伎，同"技"。

[8] 逮：到。

[9] 神京辅畿，指京城即京畿地区。通都会府，指大都会。

明经络而明于脉者，章也。初得一董，已喜；再得一章，益喜。老年遇二巧医，异事异事。然董虽奇，人未深知之，知之深自予始。章虽奇，人亦未深知之，知之深亦自予始。董之伎方今盛行于豫章[1]，章之伎此去盛行于远迩[2]可必也。盖伯明于近代中原诸名医所著述博览通贯，非特研习周、秦、汉、晋以前之医经方论而已。予以耄耋[3]中寒气，累日不粒食，其所用药三剂止八服，悉本仲景[4]，如印券勘钥[5]，不差毫厘，其验神速。倘病者人人得此医，则世岂有难愈之疾哉！予之疾既瘳[6]，将由城归乡，不能已于言，而书此以赠。

# 赠彭有实序[7]

## 吴　澄

　　彭鼎有实，三世工小儿科，擅名里中。幼幼矣，而求老老焉。受用师所传，锻炼修制丸药十数品，救急扶衰，已[8]疾延年，服之能却老而还童。取信于近，将行于远，以博其施。予嘉其伎[9]之奇，心之溥[10]也，遂言曰：篯铿[11]寿逾八百而未老，养生家祖之，谓之彭祖，子孙以彭为氏。有实岂其苗裔[12]耶？俾[13]幼者长大，以至于成人；老者少壮，

---

[1]　豫章，古郡名，后多指今江西南昌。

[2]　迩：近。

[3]　耄耋，这里泛指高龄。

[4]　仲景，指张仲景，名机，字仲景，东汉末年医学家，著有《伤寒杂病论》，后世尊为"医圣"。相传曾任长沙太守，故后世称为张长沙。

[5]　印券，指盖有官印的凭证。勘，核定。钥，开锁或上锁的用具，引申为方法。印券勘钥，比喻确定无误的方法。

[6]　瘳：病愈。

[7]　选自《全元文·吴澄文集》，凤凰出版社1999年版。吴澄（1255—1330年），字幼清，晚字伯清，学者称草庐先生，抚州崇仁（今江西省崇仁县）人。元代杰出的思想家、教育家。
彭有实，名鼎，字有实，元代医家。

[8]　已，治愈。

[9]　伎，同"技"。

[10]　溥：广大、博大。

[11]　篯铿，即彭祖，传说寿800岁，是中国长寿的象征。

[12]　苗裔：后裔。

[13]　俾：使。

以复于婴儿，厥功懋[1]哉！由此医方之丹进于仙方之丹，人得如彭祖之寿，则跻一世于寿域矣。可以上裨[2]圣朝好生之仁，奚啻[3]名里医而已，虽名国医可也。"我亦有丹君信否？用时还解寿斯民。"伊川程子[4]云然。聊举此以为行券[5]。

# 赠建昌医学吴学录序[6]

## 吴 澄

宜黄之宗人有讳霆发者，宋咸淳庚午与予同充乡贡士[7]。后五十七年，而其孙一凤为建昌路医学录。或讥儒学子而易业于医，予谓医、儒一道也。儒以仁济天下之民，医之伎[8]独非济人之仁乎？彼以称号曰儒，而瘠人以肥己，害人以利己者，不仁甚矣，恶[9]得谓之儒？盖儒之为儒，非取其有日诵万言之博也，非取其文成七步[10]之敏也，以其孝悌[11]于家，敦睦[12]于族，忠信于乡，所厚者人伦，所行者天理尔。今虽以医进，而能修孝悌、敦睦、忠信之行，是乃医其名、儒其实也，而又何讥焉？予于贡士君犹兄弟，视一凤犹孙也，故赠之以言。

---

[1] 厥：其。懋，古同"茂"，盛大。

[2] 裨：帮助。

[3] 奚：何、岂。啻：异。

[4] "我亦有丹君信否？用时还解寿斯民。"语出程颐《谢王全期寄药》。伊川程子，即程颐，字正叔，人称伊川凌先生，北宋教育家、哲学家。

[5] 行券：凭证。

[6] 选自《全元文·吴澄文集》，凤凰出版社1999年版。吴澄（1255—1330年），字幼清，晚字伯清，学者称草庐先生，抚州崇仁（今江西省崇仁县）人。元代杰出的思想家、教育家。
学录，佐学正，训导生员，专掌执行学规。吴学录，名一凤，江西宜黄人，元代医家，曾任建昌路（治所在今江西省南城县）医学录。

[7] 乡贡士，唐宋时州府、县科举考试中试者。

[8] 伎，同"技"。

[9] 恶，同"乌"，哪、何。

[10] 文成七步，典出曹植七步成诗，比喻才思敏捷。

[11] 孝悌，也作"孝弟"，孝顺父母，敬爱兄长。

[12] 敦睦，亲善和睦。

# 赠邵志可序[1]

## 吴　澄

五藏六府[2]之经分布手与足，凡十二脉，鱼际下寸内九分、尺内七分者[3]，手太阴脉经之一脉也。医者于左右寸关尺，则名之曰此心脉，此脾脉，此肝脉，此肾脉，非也。手三部[4]昏肺脏脉，而分其部位以候他脏之气焉耳。其说见于《素问·脉要精微论》[5]，而其所以然之故，则秦越人《八十一难》[6]之首章发明至矣。是何也？脉者，血之流派，气使然也。脉居五脏之上，气所出入之门户也。脉行始肺终肝，而复会于肺。故其经穴名曰气口，而为脉之大会，一身之气必于是占焉。人受天地之气以生，智愚、贤否、贵贱、贫富、寿夭系乎所受，其清浊、轻重、缓急、大小、长短悉于脉乎见，是与相形推命[7]之法同，而知之者鲜。

上饶邵君志可得其术于舅家，前知休咎穷达，人咸以为神，予讯之信[8]。盖亦于肺之一脉而并候心、脾、肝、肾之气，分属五行而配先天卦数、后天卦位[9]，其术有

---

[1] 选自《全元文·吴澄文集》，凤凰出版社1999年版。吴澄（1255—1330年），字幼清，晚字伯清，学者称草庐先生，抚州崇仁（今江西省崇仁县）人。元代杰出的思想家、教育家。
邵志可，江西省上饶县人，元代医家。
[2] 藏，同"脏"；府，同"腑"。
[3] 鱼际，位于手掌大鱼际部，当第一掌骨中点，赤白肉际处。寸口脉分寸、关、尺三部，桡骨茎突处为关，关之前（腕端）为寸，关之后（肘端）为尺。
[4] 手三部，即寸关尺。
[5] 《脉要精微论》，《素问》第十七篇篇名。《素问》与《灵枢》合称《黄帝内经》，相传黄帝所著。
[6] 《八十一难》，即《难经》，原名《黄帝八十一难经》，传说为秦越人（扁鹊）所作。该书以问答解释疑难的形式编撰而成，共讨论了81个问题，故又称《八十一难经》。
[7] 相形推命，通过观察人的状貌推知其命运。
[8] 讯，问。信，元信州路，治所在江西省上饶市信州区。
[9] 五行，指金、木、水、火、土。
先天卦数，相传来自于河图。以乾坤定南北，坎离定东西。故先天八卦数是：乾一、兑二、离三、震四、巽五、坎六、艮七、坤八。它的中间数为0，以代表五或十。
后天卦位，相传来自于洛书。以坎离定南北，震兑定东西。故后天八卦数是：坎一、坤二、震三、巽四、中五、乾六、兑七、艮八、离九。它的中间数为五，与对宫纵横相加之和为十五数。

理哉。然先天《易》自君家尧夫[1]而大明，其观物也以声、色、气、味。夫古昔神医之望、圣医之闻、工医之问，未尝以色、以声、以味也。今神、圣、工三法不存，独巧医切脉候气一法行于世。而尧夫观物以色、气、味者，其学亦无传，惟声音之数具载《皇极经世书》[2]，而所以观之之法莫可知也。或布算以起卦[3]，末矣。尧夫之学固若是其陋乎？为尧夫之学者曰："色有一万七千二十四，人之目不能尽其睹也；气有一万七千二十四，人之鼻不能尽其嗅也；味有一万七千二十四，人之口不能尽其尝也。唯一万七千二十四声可以字别，故举声之一例，而色、气、味可类推。"予尝学之，而未及竟。志可能因巧医切脉候气之法究其一，而以类例通其三，则君家观物之学有传矣，神圣工巧云乎哉！

# 送王东野序[4]

## 吴 澄

吉永新王氏世执医伎[5]，而东野始以发身，提领官医。自州而路，比至京师，因贵近上其名，遂得给事圣宫，洊膺宠锡[6]。徽政院请立广惠局[7]，以济民病，实自东野倡其议。被恩命，受同提举官，又升提举官，一时荣遇有如此者。其后局废，东野不复仕。年六十三，将其帑[8]归故乡。予观嗜进之人，舍旧者必图新，出此者必入彼；有所未厌，则顾而之它，奔走伺候，无休息时。钻刺罅缝，营求百端，以侥幸于万一，孰肯

---

[1] 先天易，指没有文字的易，是《易经》的基础，包括太极图、河图、洛书、八卦、五行、天干地支等。后天易，指有文字注辞的《易经》。
君家，本意是您家，这里是指邵志可的同姓本家。尧夫，指邵雍，字尧夫，谥号康节，自号安乐先生、伊川翁，后人称百源先生，北宋哲学家、易学家，有内圣外王之誉。

[2] 《皇极经世书》，北宋邵雍著，是一部运用易理和易教推究宇宙起源、自然演化和社会历史变迁的著作，以河洛、象数之学显于世。

[3] 起卦，使用某种方法得到八卦卦象的过程。

[4] 选自《全元文·吴澄文集》，凤凰出版社1999年版。吴澄（1255—1330年），字幼清，晚字伯清，学者称草庐先生，抚州崇仁（今江西省崇仁县）人。元代杰出的思想家、教育家。
王东野，元代医家，吉州路永新县（今江西省永丰县）人，曾任永新州官医提领及吉安路副提领，太医院御医。

[5] 伎，同"技"。

[6] 洊，古同"荐"，屡次、接连。膺，接受、承当。宠锡，恩宠恩赐。

[7] 徽政院，官署名，元代设置，掌供应皇太后。广惠局，官署名，元代设置，掌管医药。

[8] 帑，子女。

轻去名利都府而退就田里也哉？今东野未耋老[1]，而知止足[2]之分，回车复路，以修其初服[3]，脱然无所系恋，超超然有高尚肥遁之风[4]，其贤于人远矣。东野所受赐赍不资[5]，悉以置田赡其乡之医学。家藏集验方，锓[6]木以传。夫财者，人之所秘，而皆不私诸己，其用心之广为何如？儒流或未之能，而医流能之，予所以再三嘉叹，而于其归也，书以为赠。

# 赠竹隐医士序[7]

## 吴 澄

昔扁鹊秦越人得长桑君之术[8]，以医行天下，遍历诸国，往往各随国俗所尚变易其名，以售其术。或为带下医[9]，或为小儿医。吁！秦氏诚多能，然巧于售其术也亦甚哉！故一望桓侯而识其有疾[10]，可谓见病于未然者矣。桓侯之不信也，反疑其好利，而以不病者为病，竟至于死。夫孰不以桓侯为愚？噫！岂惟桓侯哉？世之安其危，利其灾，护疾而忌医者，总总而是也。医能治之而弗使，此洛阳年少[11]之所为痛哭流涕也，岂独桓侯于扁鹊为然哉？然则为越人计者宜何如？曰：深藏而不市，必俟[12]夫人之求，不得已而后应。自贵自重于己，庶乎其见信见用于人也。或曰："子为医者计则可，独不为病者计乎？且无乃杨氏为我之学，而非仁人扶危救急之心乎？"曰：然。救急扶危，仁人有是心也。危且急者不我信、不我用也，则奈之何哉？必夫人之见信见用也，

---

[1] 耋老：年老。古指七、八十岁为耋。

[2] 止足：进退。

[3] 初服，未入仕时的服装，与"朝服"相对。

[4] 肥遁，语出晋葛洪《抱朴子·畅玄》："知足者则能肥遁勿用，颐光山林。"肥遁之风，隐居山林之风。

[5] 赐赍：赏赐。不资，不可计数。

[6] 锓：雕刻。

[7] 选自《全元文·吴澄文集》，凤凰出版社1999年版。吴澄（1255—1330年），字幼清，晚字伯清，学者称草庐先生，抚州崇仁（今江西省崇仁县）人。元代杰出的思想家、教育家。
竹隐医士，元代医家。

[8] 扁鹊，春秋战国时期的名医，原名秦越人。长桑君，扁鹊师。事见《史记·扁鹊仓公列传》。

[9] 带下医，即妇科医生。

[10] 桓侯，即齐桓侯。事见《史记·扁鹊仓公列传》"扁鹊见齐桓侯"。

[11] 洛阳年少，原指西汉贾谊，亦泛指少年才士。语出《史记·贾生列传》。

[12] 俟：等待。

而后救急扶危之心得以遂。善售其术者无他，亦唯自贵自重而已矣。吾是以于竹隐医士之行，恳恳为是言也。竹隐，隐于医者也。一旦群然以诗从臾[1]之行四方，是欲显其术也。吾之意唯恐其术之不隐，愈隐则愈贵，愈贵则愈重，愈重则愈信，愈信则愈用，愈用则虽以隐自名，而其名岂终于隐哉？归觊萧令君[2]，试以吾之言问焉。

# 赠邓自然序[3]

## 吴 澄

天地间六气[4]，少阴君火之暄和不为病，阳明燥金之清肃虽能为病，而其病亦微，非如厥阴木之风、太阳水之寒、太阴土之湿、少阳相火之暑中人伤人之甚也。然寒、暑、湿之中伤也，或专一气，或合他气，其名证亦不繁杂，故治寒、治湿、治暑者曰寒、曰湿、曰暑而已。独风之一病不止曰风，而曰诸风。盖风善偏善散，不一名，不一证，必曰诸而后足以该之，寒、湿、暑之病则不曰诸也。今世医流，大率治四气中伤寒为先务，若风之多名多证，或不能一一遍治也。于是风有专科焉，有秘传焉。论者遂视风疾与劳、气、肿三疾同，谓非专科秘传之医不可也。尝见病风者，医不能治，又不遇专科秘传之人，或久而不痊，或危而不救。悲夫！青云乡祈真观道士邓自然，专科医风。其秘传有自，能愈数十年不愈之疾，吾睹闻其神验数四矣。有此奇术，而知之者犹鲜，自然亦珍重而不炫鬻[5]。因叹古之为国，每患无贤；及至有贤，不知不用，何以异于此哉？医能治病而不使，贾太傅[6]之所以痛恨也欤？乃作诗赠自然，曰：

治风遍了诸风状，论病推为百病先。林下散人他想淡，囊中秘诀此科专。屠龙不费家金学[7]，扁鹊亲逢禁药传[8]。多少世间医国手，实高名晦亦堪怜。

---

[1] 从臾，怂恿、奉承。从，同怂。

[2] 令君，指县令。

[3] 选自《全元文·吴澄文集》，凤凰出版社 1999 年版。吴澄（1255—1330 年），字幼清，晚字伯清，学者称草庐先生，抚州崇仁（今江西省崇仁县）人。元代杰出的思想家、教育家。
邓自然，元代道医。

[4] 六气，中医学术语，指厥阴风木、少阴君火、少阳相火、太阴湿土、阳明燥金、太阳寒水。

[5] 炫鬻，炫耀卖弄。

[6] 贾太傅，即贾谊，西汉初年著名政论家、文学家，曾任长沙王太傅。

[7] 此句典出《庄子·列御寇》："朱泙漫学屠龙于支离益，殚千金之家"。这里是说可以学得一门高超的技艺，缺不需要花费巨资家产。

[8] 扁鹊，原名秦越人，受禁方书与药于长桑君。事见《史记·扁鹊仓公列传》。

# 送陈景和序<sup>[1]</sup>

吴　澄

人而无恒，不可以作巫医。里中陈景和，自祖父以来有恒产，值数多奇<sup>[2]</sup>，丧其土田。虽无恒产，而有恒心，自若<sup>[3]</sup>也。以其力从事于医，资质敦厚端谨，与人言惟恐伤人意，所行惟恐有愧于天，恂恂<sup>[4]</sup>善士也。如是而为医，庶乎其有恒者矣。夫医者，伎<sup>[5]</sup>也，而景和有士行。躬士之行，执医之伎，是岂专方伎者所可等伦哉？余闻医者必有阴德，况有恒之医乎？有阴德者之受报于天也，如种之必有获，然则景和岂终困哉？

# 送范文孺痔医序<sup>[6]</sup>

吴　澄

痔之为疾最下，而痔之为医最上。何也？其方秘，其术奇，而能者鲜也。豫章<sup>[7]</sup>范文孺之于医，外父<sup>[8]</sup>家之业也七世。其父婿其门，传其业。古人称三世之医，今文孺自外氏传其父，父又传之子，凡九世矣。父子为人已<sup>[9]</sup>疾，奚啻数百人，去年疗吾友，其疾甚，三月愈；今年疗吾儿，其疾轻，一月愈。皆先攻之以毒药，去恶肉，然后养之以

---

[1]　选自《全元文·吴澄文集》，凤凰出版社 1999 年版。吴澄（1255—1330 年），字幼清，晚字伯清，学者称草庐先生，抚州崇仁（今江西省崇仁县）人。元代杰出的思想家、教育家。
陈景和，元代医家，抚州崇仁（今江西省崇仁县）人。

[2]　多奇：指命运不好，遇事多不利。

[3]　自若温，镇定自如。

[4]　恂恂，小心谨慎的样子。

[5]　伎，同"技"。

[6]　选自《全元文·吴澄文集》，凤凰出版社 1999 年版。吴澄（1255—1330 年），字幼清，晚字伯清，学者称草庐先生，抚州崇仁（今江西省崇仁县）人。元代杰出的思想家、教育家。
范文孺，元代医家。

[7]　豫章，古郡名，后多用来指今江西省南昌市。

[8]　外父：外祖父。

[9]　已：治愈。

善药，长新肉。如士之治己，去其恶疾，而养其良心；如农夫之治田，去其恶草，而长其良苗；如吏之治国，去其恶类，而养其良民。其事殊，其理一也。凡有血气之属，疾虽小，不可有于身，况痔之久为漏，漏不已则杀人。工于已此疾者，得不为上医也哉？余爱之重之，言之不足，而咏之以歌。其辞曰：

蒙庄超世外[1]，有患不到身。寓言贬秦医，托以讥时人。遑知血肉躯，微苦尤颦呻[2]。安得希文者，普救疾疢民[3]。

# 送何庆长序[4]

## 吴 澄

予生也晚，不及睹前修盛德之事，每于末俗而重慨叹焉。宋之季年，士自成童以上，能为进士程文，稍稍称雄于时，则轻扬偃蹇[5]，谓莫己若者[6]十而八九，盖不待擢科[7]入官而后骄也。偶尔贡于乡，则其骄已进。偶尔舍于太学，则其骄愈进。夸言盛气，足以撼动府县，震耀乡里。晨夕所思，始终所为，无非己私人欲之发，岂有一毫救世济物之意哉？于斯之时而能超乎流俗者，昔在乐安见何君伯玉父[8]其人也。何族之儒盛于一邑，伯玉之文高于辈俦[9]，而退然不自以为能。与贡处学，人所尊慕，而慊然[10]不自以为异。其心恬如，其行纯如。直道而行，臧否不苟，不为愿人之阉然[11]以媚，而与物为春[12]。噫！君子人也。其后泯泯，此天道之不可知，善善者恻然为之悲伤。噫！伯

---

[1] 蒙庄，即庄子。《庄子·列御寇》中记载有秦王患痔召医的故事。

[2] 颦，同颦，皱眉。

[3] 疢：疾病。

[4] 选自《全元文·吴澄文集》，凤凰出版社1999年版。吴澄（1255—1330年），字幼清，晚字伯清，学者称草庐先生，抚州崇仁（今江西省崇仁县）人。元代杰出的思想家、教育家。
何庆长，江西乐安人，元代医家。

[5] 偃蹇，骄横；傲慢；盛气凌人。

[6] 莫己若者，语出《庄子·秋水》，意思是没有谁比得上自己。

[7] 擢科，谓科举高中。

[8] 父，用于字后表示尊重。

[9] 俦：同辈。

[10] 慊然，不自满，不满足的样子。

[11] 阉然，曲意逢迎的样子。

[12] 与物为春，语出《庄子》，意思是对人对物都像春天一样和煦。

玉久不可见已。从子[1]季新工于医，从孙庆长世其学，皆以儒流业词章而兼技艺。季新既以医行于近，庆长又将以其医行于远，其必如伯玉父之立心制行，推之以救世济物，其效当有过于儒流者，予安得不于其行而深有望于庆长也哉？

# 赠陈与道序[2]

## 吴　澄

陈与道资质谨厚，其为医也详审。留洪厪十季[3]，凡台省达官、廛[4]里编户、朋友旧知、远道稀客，召诊问药者纷至。诊无不中，药无不效。廉而无所剀，人重其术而高其行。不惟亲之，而且敬之。既而自洪归乡，则昔之详审又加之以精巧，讵[5]非更历之多、试验之熟而然与？夫人之求医，喜世医，喜老医，何也？为其更历多而试验熟也。予谓其多、其熟，岂系乎世与老哉？世而荒其祖父之业者有矣；老而昏耄[6]，曾[7]不如少壮之明察也。秦越人少为舍长[8]，则非老也；遇长桑君传其禁方[9]，则非世也。彼其术之神，固无俟[10]于历试验也。然犹之齐、之晋、之秦，足迹几半天下，所适之地广，所治之疾不一，而弥多弥熟，虽神医不能不然也。予期与道之学秦越人，则其术不但可名于今而已。尚勉之哉！

---

[1]　从子，侄子。

[2]　选自《全元文·吴澄文集》，凤凰出版社1999年版。吴澄（1255—1330年），字幼清，晚字伯清，学者称草庐先生，抚州崇仁（今江西省崇仁县）人。元代杰出的思想家、教育家。

陈与道，元代医家。

[3]　厪，仅。十季，十年。

[4]　廛，古代城市平民的房地。

[5]　讵：岂。

[6]　昏耄：昏愦、糊涂。

[7]　曾：竟然、简直。

[8]　秦越人，即扁鹊，春秋战国时名医。舍长，旅馆的主管。

[9]　长桑君，扁鹊师。禁方，秘方。事见《史记·扁鹊仓公列传》。

[10]　俟：等待。

# 赠道士谢敬学序[1]

## 吴 澄

乐安招仙观提点曾法师之徒多才，而各有所嗜。其长黄大有，其仲袁天启，其少谢师程。黄嗜道书、佛书，袁嗜儒书，谢嗜医书。谢造吾门，留止过信[2]次，谈及五运六气[3]。予与言曰："医家论六气流行，丑中至卯中一，卯中至巳中二，巳中至未中三，未中至酉中四，酉中至亥中五，亥中至丑中六[4]，而一岁之气周。又自大寒节[5]起，为来岁之始，交承之际，隔越一气，不相连接。揆[6]之造化，疑若不合。宋时青神扬子建善读《内经》[7]，谓气运肇于子中，冬至后三十日在第一气之前，是为岁首之初气。冬至前三十日在第五气之后，是为岁末之终气。地气六十日判而二之，分管初终。子、午之岁燥金[8]在泉，则子中至丑中初气三十日属燥金，下生丑中寒水[9]第一气，及亥中相火[10]第五气，竟终气三十日，又与初气之燥金同。丑、未之岁寒水在泉，则子中至丑中初气三十日属寒水，下生丑中风木[11]第一气，及亥中燥金第五气，竟终气三十日，又与初气之寒水同。寅申、卯酉、辰戌、己亥之岁皆然。燥金生寒水，寒水生风木，风木生君火[12]，君火生湿土[13]，湿土生相火，相火生燥金，六十年循环，继续相生，并无间断。"

---

[1] 选自《全元文·吴澄文集》，凤凰出版社 1999 年版。吴澄（1255—1330 年），字幼清，晚字伯清，学者称草庐先生，抚州崇仁（今江西省崇仁县）人。元代杰出的思想家、教育家。

谢敬学，名师程，字敬学，江西乐安人，元代医家。

[2] 信：两晚。

[3] 五运，指金、木、水、火、土五种物质的运动变化。六气，中医学术语，指厥阴风木、少阴君火、少阳相火、太阴湿土、阳明燥金、太阳寒水。

[4] 丑、卯、巳、未、酉、亥，均为以天干地支纪月。

[5] 大寒，二十四节气之一。

[6] 揆：揣测。

[7] 扬子建，也作杨子建，生卒年不详，字康候，号退修，北宋青神县（今四川省青神县）人，著名妇产科专家。著有《通神论》《难经续演》《护产方》《十产论》等。

[8] 燥金，中医学术语，六气之一。

[9] 寒水，中医学术语，六气之一。

[10] 相火，中医学术语，六气之一。

[11] 风木，中医学术语，六气之一。

[12] 君火，中医学术语，六气之一。

[13] 湿土，中医学术语，六气之一。

谢闻吾言，欣然领会。予虽博观医书，而未尝学医也。谢既从师得医术，而于医书又肯参究，其进进不已而为良医也，盖可必矣。因笔吾言以赠焉。谢之字曰敬学云。

# 赠黄医跋[1]

## 吴 澄

月林黄季卿，三世治方药，又能推占[2]，尅[3]择埋葬，亦多技矣。吾与之淡，盖良医也。然质而无哗，诚而不伪，不炫鬻[4]以求知，而知之者鲜。有能而人不知，人之懵[5]也，己何尤[6]？

# 丹说赠陈景和[7]

## 吴 澄

丹出井中，玉质而日色，盖至阳之气所成。知丹之名，则知丹之实矣。希夷先生陈图南所传六十四卦图[8]，丹之道具。是鲁山景和非图南后人乎？好外丹。夫外者，内之景象也。如好之，有图南之图在。

---

[1] 选自《全元文·吴澄文集》，凤凰出版社1999年版。吴澄（1255—1330年），字幼清，晚字伯清，学者称草庐先生，抚州崇仁（今江西省崇仁县）人。元代杰出的思想家、教育家。
黄医，黄季卿，元代医家。
[2] 推占，推命占卜。
[3] 尅，同"克"，能够。
[4] 炫鬻，炫耀卖弄。
[5] 懵：无知。
[6] 尤：过错。
[7] 选自《全元文·吴澄文集》，凤凰出版社1999年版。吴澄（1255—1330年），字幼清，晚字伯清，学者称草庐先生，抚州崇仁（今江西省崇仁县）人。元代杰出的思想家、教育家。
陈景和，元代医家，抚州崇仁（今江西省崇仁县）人。
[8] 陈抟，字图南，号扶摇子，赐号"白云先生""希夷先生"，北宋道家学者、养生家。

# 药说赠张贵可[1]

吴 澄

人无恒，不可以作巫医，古有是言也。张贵可设药肆三十年余，自前至今如一日。其生药精，而不倦于治择；其熟药真，而不杂以伪膺。又得方外高人传授丹法、墨法，与众迥别。养命者服之而效，濡豪者用之而良，取信于远近有年矣。而敝衣羸形[2]，安守其业，恬然无欲赢食利之心，庶几乎古之所谓有恒者欤？柳子厚嘉宋清市药而不为市人之行[3]，余于贵可亦云。

# 丹说赠罗其仁[4]

吴 澄

丹也者，至阳之气所成也。似朱非朱，似赤非赤，丹之色也。似玉非玉，似石非石，丹之德也。古之真人，阳纯阴绝。方其初也，以无象有，用铅[5]非铅，用汞[6]非汞，成之而温养，使精神魂魄混合不离，可以长久者，内丹也。及其究也，以有象无，用铅为铅，用汞为汞，成之而服食，使骨肉血髓消铄俱融，可以升举者，外丹也。后之名

---

[1] 选自《全元文·吴澄文集》，凤凰出版社 1999 年版。吴澄（1255—1330 年），字幼清，晚字伯清，学者称草庐先生，抚州崇仁（今江西省崇仁县）人。元代杰出的思想家、教育家。

张贵可，元代药商。

[2] 羸：瘦弱。

[3] 柳子厚，即柳宗元，字子厚，唐宋八大家之一，唐代文学家、哲学家、散文家和思想家。

宋清，唐代长安商街西部药市的商人。事见柳宗元小品文《宋清传》。

市药：卖药。市人：商人。

[4] 选自《全元文·吴澄文集》，凤凰出版社 1999 年版。吴澄（1255—1330 年），字幼清，晚字伯清，学者称草庐先生，抚州崇仁（今江西省崇仁县）人。元代杰出的思想家、教育家。

罗其仁，江西吉安人，元代医家。

[5] 铅，化学元素，炼丹重要原料。

[6] 汞，化学元素，炼丹重要原料。

医，以药济世，为之汤以治经络，为之散以理中焦[1]，为之丸以达下部。而丸之别，或名为丹，何哉？盖以其匹配阴阳，依放造化，可以愈沉痼[2]，可以扶危急，可以救卒[3]暴，可以起死回生，可以延年益寿，虽医之用，而有仙之功焉。其名之曰丹也，不以此乎？庐陵罗其仁，克绍[4]父之业，工铅汞交媾之术[5]、鼎鑪烹炼之法。推其余为丹药，以疗未病之人。其为人慈善笃实，志于利物，不志于利己。其为丹也，既有仙之功；其为人也，又有仙之行矣。功行可仙，则丹非凡丹也。得是而服食焉者，不谓之得仙丹也欤？

# 丹说赠刘冀[6]

## 吴　澄

　　刘冀仲山通医之书，明医之理，传医之方，得医之法。其辨脉也精，其识证也决；其用药也审而不缓，奇而不险；其收功也全多而失少。又遇异师授丹法，其上之却老还童者颇秘，未暇问。其次之济世活人者嘉，与众共之。药物有交媾，火候有进退；有烹炼，有温养。宜其妙合阴阳、巧夺造化，而愈难愈之疾、长弥长之寿也。是岂可与药市市药者同日语哉。

---

[1]　中焦，中医学人体部位名。三焦之一，三焦的中部，指上腹部分。它的主要功用是助脾胃，主腐熟水谷，泌糟粕，蒸津液，化精微，是血液营养生化的来源。

[2]　沉痼，历时较久，顽固难治的病。

[3]　卒，同"猝"，突然。

[4]　克：能够。绍：继承。

[5]　铅汞交媾之术：炼丹术。

[6]　选自《全元文·吴澄文集》，凤凰出版社 1999 年版。吴澄（1255—1330 年），字幼清，晚字伯清，学者称草庐先生，抚州崇仁（今江西省崇仁县）人。元代杰出的思想家、教育家。
刘冀，字仲山，元代医家。

# 丹说赠吴生[1]

### 吴 澄

有神仙延年之丹，有神医愈疾之丹，实殊而名一。葛溪吴仁叔，丹药作效于人多矣，取信于人久矣。一门二弟，同得其法。今见其弟，如见仁叔焉。

# 赠何明之序[2]

### 虞 集

中山[3]何君，以医道行乎京师。求视病发药者，足相踵于门，旦暮不绝。何君尝以病缓急为先后，不徇富贵，不弃贫贱，与药当病，不计其资之高下。故人多趋之，衣服、币帛、货具，至于车马之馈，常常而至，君亦不甚经意也。国子伴读李生，病寒热，日且久不解。众谋可以起其疾者，咸推君焉。于是得何君治如法，良愈。生同舍为倒橐[4]中余资以谢。君曰："子去家远，姑俟[5]他日。"及生归获来，又致所以谢。则又却之曰："书生无为事此。"生思所以答何君者，来请叙其事，求歌诗于名笔以道之。嗟夫！名与实对，义与利反。今何君之为医也，不区区于一簪之获，而以活人为心，其度越等侪[6]远矣。诚有其实，虽无文字之传，犹将见称于当世。况君子知其实，而乐道其事者乎？吾知何君之道章[7]矣！

---

[1] 选自《全元文·吴澄文集》，凤凰出版社1999年版。吴澄（1255—1330年），字幼清，晚字伯清，学者称草庐先生，抚州崇仁（今江西省崇仁县）人。元代杰出的思想家、教育家。
吴生，吴仁叔，元代医家。
[2] 选自《全元文·虞集文集》，凤凰出版社1999年版。虞集（1272—1348年），字伯生，号道园，世称邵庵先生，江西崇仁人。元代著名学者、诗人。
何明之，河北人，元代医家。
[3] 中山，战国时期诸侯国名，在今河北省中部太行山东麓一带。
[4] 橐：袋。
[5] 俟：等待。
[6] 侪：辈、同辈。
[7] 章，同"彰"。

# 送医师吴益谦序[1]

## 虞　集

　　余幼时，好求古书而读之。于汉得张长沙《伤寒论》[2]，敬之如金科玉条。殆非更师之良，则不足以知其法意而行用之。刘河间[3]，旷世之异人，精思而感遇，妙悟神断，文奥法备，其书上配长沙者也。其门人用之，其效甚著。闻其风者，抵掌扼腕[4]，争起而用其说。其猛浪卒暴害[5]，不旋踵[6]者多矣。予四方交游，有真得其传，去病若流水者，二三十间曾[7]不一二人，盖亦难乎其人矣。

　　予客临川先生门人袁诚夫[8]，论儒者失道学之传，医者不足以知长沙、河间之法。斯人之生，亦殆[9]已哉。而诚夫又言郡城有章伯明者，于河间之书，审虑慎发，数奏奇效，而予未及深与之语也。贵溪湖山夏公明道贰郡行县[10]，访予山中，亦及伯明之事。云其子尝忽瘖[11]，不能言，而无他苦，群医环视，莫究其端，疑于用药。伯明视之曰：“此热证也，徐解之则愈。投热剂则大害。”从之，不半日而愈。又其仆人得寒热，医治以常用之药。伯明视之曰：“法当死今夕。”夏公使人舁[12]还。其家仆起拜辞谢，登舆而去，行未至家，果及夕而毙。如此者不一。夏公之乡，黉峰之原，有吴士恭益谦者，亦善医也。乡之大夫士民庶，大家细人，用之甚应。益谦亦谨慎端恪，思愈人

---

[1]　选自《全元文·虞集文集》，凤凰出版社 1999 年版。虞集（1272—1348 年），字伯生，号道园，世称邵庵先生，江西崇仁人。元代著名学者、诗人。
　　吴益谦，江西贵溪人，元代医家。
[2]　张长沙，即张仲景，名机，字仲景，东汉末年医家，著有《伤寒杂病论》，后世尊为“医圣”。相传曾任长沙太守，故后世称为张长沙。
[3]　刘河间，指刘完素，字守真，河北河间人，世称刘河间，金元四大家之一，属寒凉派。
[4]　抵掌扼腕：击着手掌，用手握腕，表示很激动，振奋的神态。
[5]　卒，同“猝”。猛浪：鲁莽。
[6]　旋踵：旋转脚跟。不旋踵，还没来得及旋转脚跟，比喻时间极短。
[7]　曾：竟然、简直。
[8]　临川先生，这里指吴澄。袁诚夫，即袁明善，字诚夫，号楼山，元抚州路临川县（今江西省抚州市临川区）人，吴澄弟子。
[9]　殆：危险。
[10]　夏明道，元广信贵溪（今属江西省鹰潭市）人，至正四年（1344）任抚州路判官。
[11]　瘖，同“喑”，不能说话。
[12]　舁：抬。

之疾，无所解怠。夏公曰："诚得益谦与伯明讲明古人之法，则十全[1]之缺无疑矣。"乃不远二百里，而招益谦至郡斋，与伯明游。益谦虚心而不忮[2]，伯明推诚而无隐，遂究河间之说焉，而不敢忽视妄发。夏公深喜其乡之得人，而以为告。使慎疾而敏学知所劝，轻谬于河间之法者，使有所惩焉，则予与夏公同一志也。故书以赠益谦云。

# 跋黄思顺医说[3]

## 虞 集

《传》[4]言，善养民者，必曰"如保赤子，心诚求之，不中不远矣"[5]。若思顺，保赤子于疾疢[6]而数中焉，不以诚求之，而能若是乎？孙先生，郡之师表，既亟称之。危太朴[7]，勤敏忠厚好学之士也，又往从学焉。则思顺世学，岂他人所可及哉！

# 医说赠易晋[8]

## 虞 集

医之为道，仁人之事也。因其恻隐之发，而究于其艺之成，使人得遂其生而无书焉，其学亦重矣哉！

---

[1] 十全，指全部治好。语出《周礼·医师章》："十全为上，十失一次之，十失二次之，十失三次之，十失四为下。"这是考核医生的标准。

[2] 忮：嫉妒。

[3] 选自《全元文·虞集文集》，凤凰出版社1999年版。虞集（1272—1348年），字伯生，号道园，世称邵庵先生，江西崇仁人。元代著名学者、诗人。
黄思顺，元代医家。

[4] 传，解释经书的著作，这里是指《尚书》的传。

[5] 此句出自《尚书·康诰》。

[6] 疢：疾病。

[7] 危太朴，即危素，字太朴，号云林，江西金溪人，元至明初历史学家、文学家。

[8] 选自《全元文·虞集文集》，凤凰出版社1999年版。虞集（1272—1348年），字伯生，号道园，世称邵庵先生，江西崇仁人。元代著名学者、诗人。
易晋，字用昭，元代医家。

予来居崇仁五十余年，邑有医师之良曰易小雅氏，故儒家仕族也。自其父时识之，至于今四世矣。小雅之子四人，世守其业，敏生以为养，居室怡怡，无间言。小雅甚乐之，而愚[1]亦叹夫乡党之间，罕有及之者，岂非天有以鉴其医之良也，而有以报之乎？其季用昭，好读书，能诗文。精神之有余，傍[2]通阴阳之学，取其精微以相成其业，予甚善之，无旬日[3]不从予游也。一日，其亲欲使之远游，以益其学，而来别焉。乃告之曰："古之人，安于其分而嗜欲浅，心平而气完，外邪之感无几也。风气既开，欲动情胜以伤其内[4]，外[5]之乘者入焉，而医之业始矣。圣贤之书，可考而知，可按而行也。若夫蛊惑僭妄，蟊贼于其内，而不可测，乘沴[6]淫暴，攻伐于其外，而不可穷。苟非精于其技，则纷然变怪，杂见乎其前，而知所以治之者亦难矣。况乎晦蒙顽鄙，初不闻经书之传。狠僻躁妄，谬于见闻而自用，不知邪之所在而诛伐旁及于无辜，不知病之所由起而探伺以觊[7]其侥幸。或立危论以伤孝子慈亲之心，或为大言以肆其冒袭移夺于同列。庸俗之态如此，岂复有全人哉？"易氏之为学，数世矣。父兄子弟之间，温厚而舒迟，恳款而详密，守其世传而不敢失也，考乎古论而不敢忽也，治药必精而不敢苟也，视病必审[8]而不敢率也。弟有不足，问诸其兄；子有未知，请诸其父。受病或深，闵闵然[9]求尽其心而不厌。及其成功也，未尝有一言自矜于人。以予观之，修仁术者，鲜有善于此者也。以用昭之精敏，其出也必有遇合焉。进其艺以显其亲，予于用昭有望矣。故书以遗[10]之。

---

[1] 愚，谦辞，我。

[2] 傍，同"旁"。

[3] 旬日，十日。

[4] 内，体内正气。

[5] 外，外邪。

[6] 沴，水流遇到阻碍而不顺畅，引申指相违，即互相冲突、矛盾。

[7] 觊：希望得到。

[8] 审：全面。

[9] 闵闵然：忧伤的样子。

[10] 遗：赠。

# 与易小雅[1]

虞　集

雨过横塘早击鲜，西邻宴罢到东园。醉吟明月花枝好，坐对凉风桂树繁。玉雪泛瓯留夕语，银丝分碗约晨飧[2]。寿朋总忆城南老，每采芝苓[3]过远村。

# 赠王太医序[4]

程钜夫

庐陵王君东野善为方，繇[5]郡官医提领，入为兴圣宫太医，诸贵戚、近侍、公卿大夫皆以老谨争相延致，君亦则能以效自见。延祐二年[6]春二月，予暴得末疾[7]，几不知人。君入诊曰："脉大浮盛，得之气虚而风乘之。宜服三生饮[8]，间投以小续命汤[9]，数日疾可已[10]。"嘉兴徐元善复入诊，一如君言。服之三日，手可举，足可履。服之五日，手可至发际，足可因人而行。服之七日，手可至颠[11]，足可因杖而行。服之十日，手可举物，足可去杖与人矣。惟舌本微僵，害于言，以问君。君

---

[1]　选自《道园类稿》卷八。虞集（1272—1348 年），字伯生，号道园，世称邵庵先生，江西崇仁人。元代著名学者、诗人。
易小雅，元代医家。
[2]　飧，晚饭，亦泛指熟食，饭食。
[3]　苓，药草名。茯苓、猪苓皆简称苓。
[4]　选自《全元文·程钜夫文集》，凤凰出版社 1999 年版。程钜夫（1249—1318 年），初名文海，因避元武宗海山名讳，改以字行，号雪楼，又号远斋，谥"文宪"，元建昌路南城（今江西南城）人。
[5]　繇，古同"由"。
[6]　延祐二年，即公元 1315 年。
[7]　末疾，四肢病。
[8]　三生饮，中医方剂名。
[9]　小续命汤，中医方剂名。
[10]　已：痊愈。
[11]　颠：头部。

曰："脾脉络胃[1]夹咽，上连舌本，散舌下，心之别脉，上系舌本。此心脾受风未除也。宜服解语丹[2]。"服之十日，舌不僵，语不害。若君之医，可谓良矣。而徐君不立异以为功，亦可尚也。夫始余之疾，闻君之言而喜，及得徐君益信。然当是时，君诚贤，徐君一立异，众必茫然不知为计矣，予有弗病矣乎？赖二君子皆良医，其识同，其心又同，是天以赐予也。嗟夫，方今之受病有甚于予者众矣，不知皆能得良医如东野、同心如元善者治之否乎？彼嚣嚣然忌功而害能，专欲而擅利，危人之身，绝人之命而不顾，予甚惧君之不常遇徐君以成其功也，其必审所以自处哉。他日天子诏其上所验，幸并以愚言为对。

# 赠曾文哲行医序[3]

## 李 存

疾病之于死生，亦甚大矣，而吾则以医适司其寿夭焉。苟未授以匕剂，则生死盖尔也。勺合下于咽，生吾生，死吾死矣，可不慎欤？或曰："无乃识之未至，辨之未精，更之未熟，故为若是惴惴然[4]乎？"曰：譬之于兵。兵，危事也。昔李广将律甚略疏[5]，然未尝遇败；程不识夜击刁斗[6]，治薄书及明，亦未尝遇败。然则宁为程不识，勿为李广，此余每欲为学医者言。临川曾文哲以诗礼之余而颇好方，因书以遗之。

---

[1]　脾脉，指足太阴脾经。络：连络。

[2]　解语丹，中医方剂名。

[3]　选自《全元文·李存文集》，凤凰出版社 1999 年版。李存，元代理学家，安仁（今江西余江）人。字明远，一字仲公，号俟庵。
曾文哲，江西临川人，元代医家。

[4]　惴惴，忧惧戒慎的样子。

[5]　李广，西汉时期的名将，别称"飞将军"。治军以恩信，不注重纪律。

[6]　程不识，汉武帝时的大将，别称"不败将军"，与李广齐名。治军有方，军纪严明。
刁斗，古代军中白天来烧饭，晚上用来敲击巡更的用具。

# 将医一首赠雍方叔[1]

## 危　素

　　征南都元帅述律侯为素言：广安雍方叔自其父著《伤寒类证》书行于世，故方叔以医世其业，俾[2]素为之说以赠焉。素少好读医官书，尝从通其学者以问焉。侯以战功显，请借兵家喻之。抚之以仁，结之以义，人孰从而离叛哉？诛求之无厌，刑罚之不中，乱斯起矣，乱起而兵不得不用也。犹之节其嗜欲，时其作息，当必无疾。声色夺于外，思虑挠于内，疾斯作矣，疾作而药不得不用也。故善用兵者观天时，审地利，察人事，虑无不周，发无不当。善用药者亦然。三阴三阳[3]，吾知其经络；九藏九窍[4]，吾审其变动。五运六气之孰为乘除生克也[5]，金石草木之孰为君臣佐使[6]也。如此，则岂非良医师乎？论者曰："医之说具乎书。"是固然也。兵书一耳，赵奢[7]用之成其功，括用之偾其众[8]。然则奈何？孔子曰："必也临事而惧。"吾于医家言亦若是已。敢因侯之西还，遂以质于方叔，可乎？

----

[1]　选自《全元文·危素文集》，凤凰出版社1999年版。危素，字太朴，号云林，江西金溪人，元至明初历史学家、文学家。

雍方叔，四川广安人，元代医家。

[2]　俾：使。

[3]　三阴三阳，指手足各有三阴经、三阳经。

[4]　九脏，心、肝、脾、肺、肾五脏和六腑中的胃、膀胱、大肠、小肠。

九窍，头面部耳、鼻、眼、口七窍加上前、后阴两窍。

[5]　五运，指金、木、水、火、土五种物质的运动变化。六气，中医学术语，指厥阴风木、少阴君火、少阳相火、太阴湿土、阳明燥金、太阳寒水。乘，即相乘，指五行之间相克太过，即超过正常限度的制约。除，即相侮，指反向的相克，又叫"反克"，或者"反侮"。生，即相生，五行之间互相滋生和促进。克，即相克，五行之间互相制约和排斥。

[6]　君臣佐使，方剂学术语，系方剂配伍组成的基本原则，原指君主、臣僚、僚佐、使者四种身份的人，分别起着不同的作用，后指中药处方中的各味药在组方中的不同作用。

[7]　赵奢，战国时期赵国名将。

[8]　括，即赵括，战国时期赵国名将赵奢之子，只会纸上谈兵，长勺之战被秦军坑杀赵军四十万。偾：败坏。

# 寄谢王医博高危诸医士李王诸亲友[1]

吴与弼

骥子南游学舜弦[2]，春城淹疾友琴轩。
神功深赖阳和力，青眼频烦故旧怜[3]。

# 赠王医士[4]

吴与弼

杏林春色满窗纱，好是当年董奉家[5]。
我借余光辉客邸，神功特向众人夸。

---

[1] 选自《康斋集》卷四。吴与弼（1391—1469 年），号康斋，明抚州府崇仁县莲塘小陂（今江西省崇仁县东来乡）人。崇仁学派创立者，著名理学家、教育家。

[2] 骥子，良马，比喻人才。舜弦，语出《孔子家语·辩乐解》："昔者舜弹五弦之琴，造《南风》之诗。"后用舜弦颂扬德政。

[3] 青眼，指对人的喜爱或器重。频烦，即频繁。

[4] 选自《康斋集》卷五。吴与弼（1391—1469 年），号康斋，明抚州府崇仁县莲塘小陂（今江西省崇仁县东来乡）人。崇仁学派创立者，著名理学家、教育家。
王医士，生平不详。

[5] 董奉，东汉建安时期名医，又名董平，字君异，侯官（今福建省福州市长乐区）人，隐居庐山行医，有"杏林"典故。

# 贺云林龚君荣授鲁府恩赐医林状元序[1]

## 张孟男

　　仆[2]闻昔人云：丈夫生世间，不为宰相当作名医。盖有味乎，其言之也。今观云林龚君，殆庶几焉。君讳廷贤，字子才，江右[3]金溪之世族也。乃父西园公[4]医名当世，已授太医院衔矣。君以较艺[5]不偿所怀，遂业以父医术，直欲力追乎岐黄、仓越[6]之正派也。且其事亲孝，待弟友；宗族有不给者，周之；乡邻有临难者，济之。此其谊已于口，人中求之，已然犹以未足遍天下及后世也。乃手制《医鉴》《回春》《仙方》《神彀》[7]等书，俾疲癃[8]残疾者咸藉是以更生。故君自嘉靖甲寅[9]入仆中州[10]，缙绅先生金[11]礼貌之，许昌之宪副若魏少颖、徐毅冈，鄢陵之郡守若刘水山、梁父泉[12]等，首击节之。自是扶沟大司寇刘公三川、方伯郝中岩，柱史杜西泉、何中寰，司马何见

---

[1]　选自《济世全书》，金陵书坊万卷楼存义堂刊本。张孟男（1534—1606年），今河南中牟县人，字元嗣，号震峰，累迁南京工部尚书、南京户部尚书等职，死后追封为太子太保。
龚廷贤（1522—1619年），字子才，号云林、悟真子，江西金溪人，明代著名医家，江西古代十大名医之一，有"医林状元"之誉。

[2]　仆，第一人称谦称。

[3]　江右：江西。

[4]　西园公，龚廷贤之父龚信，号西园。

[5]　较艺，竞争技艺，这里指参加科举考试。

[6]　岐黄，岐伯和黄帝。仓，指仓公，原名淳于意，西汉名医，因曾任齐太仓令，故号仓公。越，指秦越人，人称扁鹊，春秋战国时期名医。

[7]　《医鉴》，即《古今医鉴》；《回春》，即《万病回春》；《仙方》，即《种杏仙方》；《神彀》，即《云林神彀》。四书均为龚廷贤所著。

[8]　疲癃，曲腰高背之疾，泛指年老多病或年老多病之人。

[9]　嘉靖，皇帝年号；甲寅，天干地支纪年；嘉靖甲寅即公元1554年。

[10]　中州，河南的古称。

[11]　金：都。

[12]　刘水山，即刘巡，字水山，河南鄢陵（今河南省许昌市鄢陵县）人，曾任南康知府。梁父泉，即梁策，字父泉，河南鄢陵人，曾任成都知府。居官颇廉，仕终陕西按察副使。

寰[1]敦请焉，握手谈心，盖三十于兹矣。开府王儆吾、张浒东、王竹溪[2]，大参彭豫斋，又皆我省之人豪也。畴不尊君为医林巨擘哉？丙寅[3]冬，新郑高相国[4]聘君如京，京之将相咸艳羡焉，故定西侯蒋公[5]授君为左府教胄，三川刘公复为君勒太医院吏目[6]衔，盖皆以酬君之雅惠也。后君以定省南旋[7]，越数载，复由金陵抵大梁[8]。于时，周藩海阳王、安昌王、京山王、大宗正西亭[9]，俱以贤良称，翰林张玉阳、高讷轩、张明宇[10]俱以文章名，至如张都宪、王廉宪、陈宪副、王金宪[11]，又中州之当道者。见泉魏中丞、益斋成中丞、霖环李中丞、商乡张春岩、侍御崔振峰[12]者，乃燕赵之名流也。数君子者，与其君交也，异姓而骨肉。其感德也，同心如肺腑。然君之德愈茂，业愈精。初[13]不以是而移

---

[1]　刘三川，即刘自强，字体乾，号三川，河南扶沟人，曾任南京都察院右都御史、南京户部尚书、南京刑部尚书、刑部尚书。郝中岩，即郝维乔（1540-1621年），字子迁，号中岩，河南扶沟人，隆庆二年（1568）进士，任真定知县，考绩天下第一，升吏科、刑科给事中，转刑科、户科都给事中。再升江西、山东左参政，终陕西右布政使。杜西泉，即杜化中，字民孚，号西泉，河南扶沟人，生活在明隆庆至万历年间，官至广东道监察御史、巡按福建。何中寰，即何出光，何出光，字兆文，号中寰，河南扶沟人。万历十一年（1583年）进士，官至监察御史。何见寰，即何出图（1539—1616年），字启文，号见寰，河南扶沟人，兵部职方司主事，后擢南京户部主事，再荐为兵部武选司主事。

[2]　王儆吾，即王敬民，字周马，号儆吾，河南西华人。隆庆五年（1571）进士，官至都察院右金都御史、巡抚南赣。张浒东，即张卤，字召和，号浒东，河南仪封县（今河南兰考县）人。曾任南京都察院金都御史，提督操江，巡抚浙江，后加副右都御史。

[3]　丙寅，天干地支纪年，这里是指公元1566年。

[4]　高相国，即高拱（1513—1578年），号中玄，河南新郑人，嘉靖四十五年（1566）拜文渊阁大学士，隆庆五年（1571）升任内阁首辅。

[5]　定西侯蒋公，即蒋文益。

[6]　三川刘公，吏目，明代太医院吏目跟医士同。

[7]　旋：转、归。

[8]　大梁，指战国时魏国都城大梁故地，在今河南省开封市西北。

[9]　周藩海阳王，即朱勤烆，号三畏。安昌王，即朱在鉥，号静观。京山王，即朱勤炫。大宗正，宗人府官职，明代以亲王担任。这里指朱睦㰴，字灌甫，号西亭。

[10]　张玉阳，翰林学士，曾任山东巡抚。

[11]　都宪，都察院、御史台的别称，常用作都御史的别称。廉宪，廉访使的俗称。宪副，按察副使的别称。金宪，金都御史的别称。

[12]　见泉魏中丞，即魏允贞（1542—1606年），字懋忠，号见泉，明大名府南乐县（今河南南乐）人。历许州判官、右通政、右金都御史、山西巡抚、兵部右侍郎等职。卒谥"介肃"。益斋成中丞，即成逊，字惟谦，号益斋，河南长垣人。隆庆五年（1571）进士，初授南阳知县，擢升吏部主事，历山东参议，进按察使，后授巡抚顺天未赴。崔振峰，即崔景荣（1565-1631年），字自强，累官至兵部尚书、吏部尚书等。

[13]　初：完全、始终。

志焉，故侯王君公咸景慕其芳声。是以癸巳[1]冬，山东鲁王妃遭疾[2]几危，遍访海内名医，竟无寸效。闻君名，特遣官赍诏诣大梁[3]以聘君。君至，授以良剂，对证如神，未几而妃疾瘳[4]矣。国主甚得君恩，赐君医林状元，锡以仪卫[5]，馈以千金。而君且曰："医林状元世罕有也，臣沐是是亦荣矣，而千金何为哉？"竟返而不受。国主于是亦嘉君谊至高，乃为镌其秘方，名曰《鲁府禁方》，以公于世。令君之宠恩阃泽，翔洽[6]于无涯也。迨[7]今荣转大梁。环我梁之宗藩士夫若竹居登亭、田观峰、孙鲁源、柳省予、周用廷、钱鹤峰、朱太峰、陈桂林、陈云台[8]辈，素辱君爱最渥[9]者，欲藉是以称贺，乃征文于仆。仆曰："仆感龚君，未由一致谢私[10]，矧[11]医林状元名重天下，《医鉴》之书功施奕禅[12]，尤仆所喜，谭而乐道者，第[13]其生平梗概，鲁国主与世子、子诸藩与衍圣公[14]、缙绅已有旨音华褒之矣，仆何以云。"

赐进士第、资政大夫、太子太保、南京户部尚书、大梁震峰张孟男撰。

# 赠云林龚君荣历诸名公旌扬序[15]

张寿明

士之修姱[16]以自立者，非交游无以广誉，非行谊[17]无以立名。则委形[18]宇内，方目为

---

[1] 癸巳，天干地支纪年，这里是指公元1593年。

[2] 遭：遭到。

[3] 赍：捧、持。

[4] 瘳：病愈。

[5] 锡：赐。_仪卫，仪仗与卫士的统称。

[6] 翔洽：周遍。

[7] 迨：到。

[8] 田观峰，即田一麟，号观峰。

[9] 渥：浓、厚。

[10] 谢私，私人的谢意。

[11] 矧，况且。

[12] 奕：光明。禅：事物更代。

[13] 第：只、但。

[14] 衍圣公，孔子嫡长子孙的世袭封号。

[15] 选自《济世全书》，金陵书坊万卷楼存义堂刊本。张寿明，明建昌府（治所在江西省南城县）。

[16] 姱：美好。

[17] 行谊，品行、事迹。

[18] 委形：置身。

世之疣[1]，又乌[2]睹所谓士君子之自立哉？

金川有龚姓而云林号者[3]，饫经史[4]，业岐黄[5]，历诸省而游两畿[6]，寄迹中原大梁[7]间，海内人豪望风眷注者，不知其凡几。虽侯王公卿，靡不宠锡[8]，若鲁国母遭[9]恙几危复起，酬以千金，却而不受。主乃以"医林状元"褒之，衍圣公[10]以代天宣仁，高师相以当世岐黄[11]，刘尚书[12]以功同良相，张都宪、张翰林[13]以泽惠万民，缙绅颂其德而扁[14]其门，已啧啧入口吻矣。抑且著书八种，泽及天下，功垂万世。刘、张、朱、李殆有以并骤而轶驾[15]也耶？余郡益藩王、吴按院、薛兵道、韩郡守、王郡丞、董节推、葛令尹[16]，诸大夫无病非其剂，靡不神其伎[17]，又从而莫逆之。其所以怀仁抱道，未易窥测。然睹其行谊，又以百顺事亲，十由尽孝，隆恩抚弟，克笃[18]于友，损金兴祭，敦义仁宗。施棺收其暴露，解衣衣其号寒。赈饥馑[19]而济贫乏，坚桥梁而修道路，赙[20]丧以

---

[1]　疣，这里代指病。

[2]　乌：哪、何。

[3]　金川，指抚州府金溪县（今江西省抚州市金溪县）。云林，即龚廷贤（1522—1619年），字子才，号云林、悟真子，江西金溪人，明代著名医家，江西古代十大名医之一，有"医林状元"之誉。

[4]　饫：饱食。

[5]　岐黄，岐伯和黄帝的合称，代指医学。

[6]　两畿：两京。明代两京指南京和北京。

[7]　大梁，指战国时魏国都城大梁故地，在今河南省开封市西北。

[8]　宠锡：恩宠、恩赐。

[9]　遭：遭到。

[10]　衍圣公，孔子嫡长子孙的世袭封号。

[11]　高师相，即高拱（1513—1578年），号中玄，字肃卿，河南新郑人，嘉靖四十五年（1566）拜文渊阁大学士，隆庆五年（1571）升任内阁首辅。岐黄，岐伯和黄帝，这里代指名医。

[12]　刘尚书，即刘自强，字体乾，号三川。河南扶沟人，曾任南京都察院右都御史、南京户部尚书、南京刑部尚书、刑部尚书。

[13]　张翰林，即张玉阳，翰林学士，曾任山东巡抚。

[14]　扁，同"匾"。

[15]　刘，指刘完素，字守真，河北河间人，世称刘河间，属寒凉派。张，指张从正，字子和，金朝睢州考城（今河南兰考）人，属攻下派。朱，指朱震亨，字彦修，号"丹溪翁"，婺州义乌（今浙江义乌），元代著名医学家，属滋阴派。李，指李杲，字明之，真定（今河北省正定）人，晚年自号东垣老人，属补土派。四人后世并称为金元四家。并骤，比喻彼此的力量或才能不分高下。轶驾：超越、凌驾。

[16]　益藩王，就藩建昌府（治所在江西省南城县）。按院，明代巡按御史的别称。郡守，知府的别称。郡丞，府同知的别称。令尹，知县的别称。

[17]　伎，同"技"。

[18]　克笃，专一。

[19]　饥馑，灾荒，庄稼没有收成。《尔雅·释天》："谷不熟为饥，蔬不熟为馑。"

[20]　赙，拿财物帮助人办丧事。

助婚姻，还鬻[1]女以举节义。立家训，救颠连[2]，恤鳏寡[3]，拔无辜。种种德迹，倘谓之怀德抱道者，非邪？故兵宪[4]公以"仁流奕世"而旌其伎，详批其劝善戒恶之条而立其德，于是令誉鎗锽[5]，遐迩[6]褒美。即抚[7]之王郡守、陆郡倅、麦节推[8]赠之以"仁寿恩荣"，临之袁令君[9]以"上池玄镜"，信之陈郡守、陈郡丞、徐郡倅以"回天启后"[10]，金之臧令君、丁贤侯[11]以"仁孝传家"，诸有司莫不优而礼焉。汝之舒尚书、徐光禄、徐金宪[12]或序其著述，或赠之诗章，要皆旌扬其仁德之著者，是以业尊大人[13]爵儋御院，而举世之重望，孰非交游也邪？又孰非行谊之卓荣，而有以广其令闻也邪？至若光前裕后[14]而亢其宗，起死回生而神其术，天心眷德而昌其后。荐被貤恩[15]，名垂简册，诸名公若揭日月而道之矣。乌[16]容置喙哉？第盱都[17]人士因读其书而想望之，喜其来而悲其晚也。矧我同侪[18]得蒙其泽，而共享大和之仁恩者，敢不濡颖而为之效颦[19]？

前进士第、尚书郎、西江[20]张寿明撰。

---

[1] 鬻：卖。

[2] 颠连，困顿不堪、困苦。

[3] 鳏寡，泛指没有劳动力而又没有亲属供养的人。鳏：指丧妻的男子。寡：指丧夫的女子。

[4] 兵宪，兵备官，多由按察司副使或佥事充任。

[5] 令：好。鎗锽，这里是指声明响亮。鎗、锽，均为拟声词。

[6] 遐迩：远近。

[7] 抚，指抚州府（治所在今江西省抚州市）。

[8] 王郡守，即王梁，山东诸城人。郡倅，通常作为通判的别称。倅：副。陆郡倅，即陆逵，时任抚州通判。节推，节度推官的略称，后世也用以称推官，掌勘问刑狱。麦节推，即麦应中，广东番禺人。

[9] 临，指抚州府临川县。令君，知县的别称。袁令君，指袁世振，字抑之，号沧孺，蕲州（今湖北蕲春县）人，明代理财家。万历二十六年（1597）进士，二十七年任临川知县，后任金华府同知、户部郎中等职，著有《盐法纲册》。

[10] 信，指广信府（治所在今江西省上饶市）。陈郡守，即陈九韶，浙江平湖人，万历十四年进士（1586）。陈郡丞，即陈治典。徐郡倅，即徐性成。

[11] 金，指抚州府金溪县。臧令君，指臧懋中，湖广人。丁贤侯，指丁天毓，江苏宜兴人。

[12] 汝，指抚州府临川县，汉曾置临汝县。舒尚书，即舒化（1539—1589年），字汝德，号继峰，江西临川人。官至刑部尚书，明后期诗人、刑法专家。徐光禄，即徐汝阳，号敬吾，江西临川人，隆庆二年（1568）进士，历任陕西左布政使、南京光禄寺卿。

[13] 尊大人，对对方父亲的尊称。

[14] 光前：光大前业；裕后：遗惠后代。

[15] 貤恩，朝廷将本身和妻室封诰呈请朝廷移赠给先人。

[16] 乌：哪、何。

[17] 第：只、但。盱，盱江，流经建昌府。盱都，代指建昌府，治所南城。

[18] 矧：况且。侪：辈。

[19] 濡，耳闻目染的意思。颖：聪明才智。效颦，这里是模仿的意思。

[20] 西江，即江西。

# 第四章　其他

## 抚州菜园院记[1]

### 李　觏

浮屠[2]师曰可栖，居建昌[3]之交阳山，善持其佛之法，而言行不妄，且长于医，故士大夫礼之。庆历三年[4]秋八月来抵予曰："栖，临川人，母固无恙，而异父弟亦学佛，今住菜园院曰智宾者是也。兹院之废，数十年矣。宝元[5]中，其乡人请于邑大夫，愿得智宾居之。宾之来，则四顾梗莽[6]，无一瓦尺木之业。栖告之曰：吾尝患吾佛之徒将游吾州而未能进，必休于近郊之逆旅[7]，乞钱炊食杂于博徒倡女[8]间，甚污吾法。今兹院与城相望，果能兴之，以舍吾徒岂不满志？矧[9]吾弟主之，而吾母居其旁，足以躬晨夕之养。外张吾教，内便吾家，是不资他人，吾力可为。由此尽散橐[10]中凡医之所得者给之。说法者曰堂，事佛者曰殿，馆僧有位，具馔有所，大抵墙屋器用皆栖之为也。工将毕矣，幸[11]为栖志之。"予曰："浮屠人尽心于塔庙，固其职耳，能不以祸福诱胁，殚[12]吾民之力者，盖未之见。今栖以医售，其得财乃自奉其法，而不掠于人，且厚其弟以安乎母，不离吾孝友之道。言乎其党，抑可尚已。故书以授之，使揭诸石云。"

---

[1]　选自《旴江集》卷二十四，四库全书版。李觏（1009—1059 年），字泰伯，号旴江先生，宋建昌军南城县（今属江西省资溪县）人，北宋哲学家、教育家、改革家。

[2]　浮屠，又作浮图，即佛教。

[3]　建昌，宋代建昌军，治所在今江西省南城县。

[4]　庆历三年，即公元 1043 年。

[5]　宝元，宋仁宗年号，即公元 1308 年到 1039 年。

[6]　梗莽：荆棘草莽。

[7]　逆旅：客舍、旅店。

[8]　博徒：赌博之徒。倡女，以歌舞娱人的妇女。

[9]　矧：况且。

[10]　橐：口袋。

[11]　幸：希望。

[12]　殚：竭尽。

# 闻女子疟疾偶书二十四韵寄示[1]

### 李 觏

昨日家人来，言汝苦寒热。

想由卑湿地，颇失饮食节。

脾官骄不治，气马痴如绁[2]。

乃致四体烦，故当双日发。

江南此疾多，理不忧颠越。

顾汝仅毁齿[3]，何力禁喘噎[4]。

寄书诘医师，有药且嚼啜[5]。

方经固灵应[6]，病根终翦灭[7]。

但恐崇所为，尝闻里中说。

兹地有罔两[8]，乘时相罥结[9]。

嗟哉鬼无知，何于我为孽。

我本重修节，胸中掬冰雪。

祸淫虽甚苛，无所可挑抉。

---

[1] 选自《旴江集》卷三十五，四库全书版。李觏（1009—1059 年），字泰伯，号旴江先生，北宋建昌军南城（今江西资溪县高阜镇）人，北宋哲学家、思想家、教育家、改革家。

女子：女儿。

[2] 绁：绳索。

[3] 毁齿，指儿童乳齿脱落，更生恒齿。

[4] 喘噎，指因喘急而呼吸困难。

[5] 啜：吃、饮。

[6] 方经：方药类经书，这里指医药。

[7] 翦，同剪。

[8] 罔两：传说中的一种精怪。

[9] 罥：捕鸟兽的网。

疑是饕餮魂[1]，私求盘碗设。

尽室唯琴书，何路致荤血[2]。

无钱顾越巫[3]，刀剑百斩决。

徒恣彼昏邪，公然敢抄撮。

吾闻上帝灵，网目匪疏缺。

行当悉追捕，汝苦旦夕歇。

慈爱早有加，忆念今逾切。

尘劳差可畏[4]，归计又云辍。

所生能劬劳[5]，祖母矧聪哲[6]。

羸卧纵未苏，抚视谅非拙。

勉勉多自安，风来信勿绝。

# 养 疾[7]

## 李 觏

少小唯贪酒，病来才信医。

问方逋客许[8]，寻药野人疑。

夜捣全听惯，寒煎觉沸迟。

古贤曾爱死[9]，此意亦谁知。

---

[1] **饕餮**，是古代汉族神话传说中的一种神秘怪兽，比喻贪吃者或性情贪婪的人。

[2] 荤血，荤腥。

[3] 越巫，越地旧俗好巫术，"越巫"遂为巫者的代称。

[4] 尘劳，世俗事务的烦恼。

[5] 劬劳：劳累、劳苦。

[6] 矧：况且。

[7] 选自《旴江集》卷三十六，四库全书版。李觏（1009—1059 年），字泰伯，号旴江先生，北宋建昌军南城（今江西资溪县高阜镇）人，北宋哲学家、思想家、教育家、改革家。

[8] 逋客，这里指避世之人、隐士。

[9] 曾：简直、竟然。

# 使 医[1]

### 王安石

一人疾焉而医者十，并使之欤？曰：使其尤良者一人焉尔。乌[2]知其尤良而使之？曰：众人之所谓[3]尤良者，而隐之以吾心，其可也。夫能不相逮，不相为谋，又相忌也，况愚智之相百者乎？人之愚不能者常多，而智能者常少，医者十，愚不能者乌知其不九邪？并使之，智能者何用？愚不能者何所不用？一日而病且亡，谁者任其咎[4]邪？故序曰，使其尤良者一人焉尔。使其尤良者有道，药云则药，食云则食，坐云则坐，作云则作。夫然，故医也得肆[5]其术而无憾焉，不幸而病且亡则少矣。药云则食，坐云则作，曰姑如吾所安焉尔，若人也，何必医？如吾所安焉可也。凡疾而使医之道皆然，而腹心为甚，有腹心之疾者，得吾说而思之其庶矣！

# 抚州招仙观记[6]

### 王安石

招仙观在安仁郭西四十里，始作者与其岁月，予不知也。祥符[7]中尝废，废四五十年，而道士全自明以医游其邑，邑之疾病者赖以治，而皆忧其去。人相与言州出材力，因废基筑宫而留之。全与其从者一人为留，而观复兴。全识予舅氏[8]，而因舅氏以乞予

---

[1] 选自《全宋文·王安石文集》，上海辞书出版社 2006 年版。王安石（1021—1086 年），字介甫，号半山，抚州临川人，北宋著名的思想家、政治家、文学家、改革家。

[2] 乌：哪、何。

[3] 所谓，所说。

[4] 咎：罪责、责任。

[5] 肆，放纵，这里引申为施展。

[6] 选自《临川先生文集》卷七十，中华书局 1959 年版。王安石（1021—1086 年），字介甫，号半山，抚州临川人，北宋著名的思想家、政治家、文学家、改革家。

[7] 祥符，即大中祥符，宋真宗年号，公元 1008 年到 1016 年。

[8] 舅氏，即舅舅。

书其复兴之岁月。夫宫室、器械、衣服、饮食，凡所以生之具，须人而后具，而人不须吾以足，惟浮屠、道士为然。而全之为道士，人须之而不可以去也。其所以养于人也，视其党可以无愧矣。予为之书，其亦可以无愧焉。庆历七年[1]七月，复兴之岁月也。

# 甘棠梨[2]

### 王安石

甘棠诗[3]所歌，自足夸众果。

爱其凌秋霜，万玉悬磊砢。

园夫盛采摘，市贾争包裹。

车输动盈箱，舟载则连柁。

朝分不知数，暮在知几颗。

但使甘有余，何伤小而椭。

主人捐千金，饤饾留四坐[4]。

柑榑与橙栗[5]，在口亦云可。

都城纷华地，内热易生火。

问客尚此时，蠲烦孰如我[6]。

---

[1]　庆历，宋仁宗年号；庆历七年，即公元 1047 年。

[2]　选自《临川先生文集》卷十，中华书局 1959 年版。甘棠梨，又叫甘棠、棠梨、杜梨。王安石（1021—1086 年），字介甫，号半山，抚州临川人，北宋著名的思想家、政治家、文学家、改革家。

[3]　甘棠诗，指《诗经·召南·甘棠》。

[4]　饤饾，将食品堆迭在盘中，摆设出来。

[5]　榑，即榑柿，果实似柿而小，色青黑。潘岳《闲居赋》：梁侯乌榑之柿。

[6]　蠲：除去。

# 和微之药名劝酒[1]

王安石

赤车使者锦帐郎[2]，从容珂马留闲坊[3]。

紫芝眉宇倾一坐[4]，笑语但闻鸡舌香[5]。

药名劝酒诗实好，陟厘为我书数行[6]。

真珠的皪鸣槽床[7]，金罂琥珀正可尝[8]。

史君子细看流光[9]，莫惜觅醉衣淋浪，独醒至死诚可伤。

欢华易尽悲酸早[10]，人间没药能医老。

寄言歌管众少年[11]，趁取乌头未白前[12]。

---

[1] 选自《临川先生文集》卷十一，中华书局1959年版。诗题原作"既别羊王二君与同官会饮于城南因成一篇追寄"。王安石（1021—1086年），字介甫，号半山，抚州临川人，北宋著名的思想家、政治家、文学家、改革家。

微之，即王皙，字微之，曾任江南东路转运使。

[2] 赤车使者，中药名，主治痢疾、风湿痛、黄疸、水肿、无名肿毒、骨折。

[3] 从容，即肉苁蓉，中药名，有补肾壮阳的功效。珂，动物名，生于南海，可入药。

[4] 紫芝，中药名，能益精气，坚筋骨。

[5] 鸡舌香，即丁香。

[6] 陟厘，中药名，主治强胃气、止泄痢。

[7] 真珠，即珍珠、蚌珠，主治安神。的皪，光亮、鲜明貌。

[8] 金罂，安石榴的别名，中药名，气味甘。琥珀，松柏科、云实科、南洋杉科等植物的树脂化石。

[9] 史君子，也作"使君子"，中药名，为驱虫药。因潘州郭使君治小儿，多独用此药而得名。

[10] 酸早，酸枣的谐音。酸枣，具有补肝、宁心、敛汗、生津的功效。

[11] 管众，贯众的谐音。贯众，中药名，具有清热解毒，凉血止血，杀虫功效。

[12] 乌头，为毛茛科植物。母根叫乌头，为镇痉剂，治风痹、风湿神经痛。侧根（子根）入药，叫附子，有回阳、逐冷、祛风湿的作用。

# 既别羊王二君追寄[1]

## 王安石

赤车使者白头翁[2]，当归入见天门冬[3]。

与山久别悲匆匆，泽泻半天河汉空[4]。

羊王不留行薄晚[5]，酒肉从容追路远[6]。

临流黄昏席未卷[7]，玉壶倒尽黄金盏。

罗列当辞更缱绻[8]，预知子不空青眼[9]。

严徐长卿误推挽[10]，老年挥翰天子苑[11]。

送车陆续随子返[12]，坐听城鸡肠宛转[13]。

---

[1]　选自《临川先生文集》卷十二，中华书局 1959 年版。王安石（1021—1086 年），字介甫，号半山，抚州临川人，北宋著名的思想家、政治家、文学家、改革家。

[2]　赤车使者，中药名，主治痢疾、风湿痛、黄疸、水肿、无名肿毒、骨折。白头翁，中药名，具有清热解毒、凉血止痢功效。

[3]　当归，其根可入药，具有补血和血、调经止痛、润燥滑肠、抗癌、抗老防老、免疫之功效。

[4]　泽泻，中药名，生于沼泽、沟渠及低洼湿地，主治肾炎水肿、肾盂肾炎、肠炎泄泻、小便不利等症。半天河，指取自竹篱头或空树穴的水。

[5]　王不留行，中药名，具有活血通经、下乳消痈、利尿通淋的功效。

[6]　肉从容，即肉苁蓉，中药名，有补肾壮阳的功效。

[7]　流黄，谐音硫磺。黄昏，即黄昏汤，用于治肺痈、咳有微热、烦满。

[8]　列当，别名草苁蓉、独根草、兔子拐棒、山苞米，有补肾助阳，强筋骨的功效。

[9]　预知子，中药名，有清热利湿、活血通脉、行气止痛的功效。

[10]　徐长卿，中药名，用于风湿痹痛、腰痛、跌打损伤疼痛、脘腹痛、牙痛等各种痛症。

[11]　子苑，紫苑的谐音，中药名，有润肺下气、消痰止咳的功效。

[12]　续随子，中药名，其种子、茎、叶及茎中白色乳汁均可入药、有逐水消肿、破症杀虫、导泻、镇静、镇痛、抗炎、抗菌、抗肿瘤等作用。

[13]　鸡肠草，中药名，具有祛风，散寒、胜湿、去翳、通鼻塞的作用。

# 疟起舍弟尚未已示道原[1]

王安石

侧足呻吟地，连甍疟瘴秋[2]。
穷乡医自绌[3]，小市药难求。
肝胆疑俱破，筋骸谩独瘳[4]。
惭君还从我，契阔每同忧。

# 伤杜婴二首[5]

王安石

萧瑟野衣巾，能忘至老贫。
避嚣依市井，蒙垢出埃尘。
接物工齐物[6]，劳身耻为身。
伤心宿昔地，不复见斯人。
叔度医家子[7]，君平卜肆翁[8]。
萧条昨日事，仿佛古人风。

---

[1] 选自《临川先生文集》卷十六，中华书局 1959 年版。王安石（1021—1086 年），字介甫，号半山，抚州临川人，北宋著名的思想家、政治家、文学家、改革家。

舍弟，指王安上，王安石最小的弟弟。道原，即沈季长（1027—1087 年），字道源，又作道原，王安石妹夫。

[2] 连甍，形容房屋连延成片。甍，屋脊。

[3] 绌：不够、不足。

[4] 瘳：病愈。

[5] 选自《临川先生文集》卷十六，中华书局 1959 年版。原题"京兆杜婴大醇能读书其言近庄其为人旷达而廉清自托于医无贵贱请之辄往卒也以诗二首伤之"。王安石（1021—1086 年），字介甫，号半山，抚州临川人，北宋著名的思想家、政治家、文学家、改革家。

杜婴，字大醇，宋代京兆府（今陕西西安）人，医家，为人旷达而廉清，《仪真县志》有传。

[6] 齐物，《庄子》有"齐物篇"，这里是对贵贱病家一视同仁。

[7] 叔度，即黄叔度，名宪，汝南慎阳（今河南正阳）人。出身贫贱，本是牛医之子，以德行着称，成为饱学之士。

[8] 君平，即严君平，西汉道家学者，隐居成都，以卜筮为业。

旧宅雨生菌，新阡寒转蓬。

存亡谁一问，嗟我亦穷空。

# 赠约之[1]

王安石

君胸寒而痞[2]，我齿热以摇。

无方可救药，相值久无憀[3]。

欲寻秦越人[4]，魂逝莫能招。

但当观此身，不实如芭蕉[5]。

# 病　起[6]

王安石

稚金敷新凉[7]，老火烛残浊[8]。

桃枝烦溾涩[9]，散发晞晓促。

烦疴[10]脱然醒，静若遗身觉。

移榻欹独眠[11]，欣佳恐难数。

---

[1]　选自《临川先生文集》卷一，中华书局 1959 年版。王安石（1021—1086 年），字介甫，号半山，抚州临川人，北宋著名的思想家、政治家、文学家、改革家。

约之，即段逢，字约之，宋金陵（今江苏南京）人，与王安石交游，官至朝散大夫。

[2]　痞，胸腹中结成块的病变。

[3]　憀：依赖、寄托。

[4]　秦越人，即扁鹊，春秋战国时期名医。

[5]　语出《维摩经》：是身如芭蕉，中无有坚。

[6]　选自《临川先生文集》卷三，中华书局 1959 年版。王安石（1021—1086 年），字介甫，号半山，抚州临川人，北宋著名的思想家、政治家、文学家、改革家。

段逢，字约之，宋金陵（今江苏南京）人，与王安石交游，官至朝散大夫。

[7]　稚金，指初秋之气。秋季五行属金。

[8]　烛：熄灭。

[9]　桃枝，即桃枝汤，中医方剂名。溾涩：污浊、卑污。烦，"暖"的异体字。

[10]　烦疴，指扰人的病。

[11]　欹：倾斜，歪向一边。

# 与妙应大师说<sup>[1]</sup>

## 王安石

妙应大师智缘，诊父之脉，而知子之祸福。翰林王承旨<sup>[2]</sup>疑其古之无有。缘曰："昔秦医和诊晋侯之脉而知良臣必死。良臣之死，乃见于晋侯之脉<sup>[3]</sup>。诊父而知子，又何足怪哉？"熙宁庚戌<sup>[4]</sup>十二月十九日，某书。

# 建昌军药局记<sup>[5]</sup>

## 袁 燮

阴、阳、风、雨、晦、明，天之六气也，过则为灾。人以蕞尔<sup>[6]</sup>之躯，常与是六者相遭，护养不至，有感于气之过差，不病者希矣。若古先民，念斯民受病之苦也，非药不去。而药之为性，有温有热，有寒有平。其品不一，于是乎名之曰君曰臣曰使佐<sup>[7]</sup>。而为制之方，精切密微，毫发不差，随其病而施之，或补或泻，抑其过，助其不及而反之和平。此全济群生之大用也，而冈市利者则欲以琐琐私意，而增损剂量之，可乎？今

---

[1] 选自《临川先生文集》卷七十一，中华书局 1959 年版。王安石（1021—1086 年），字介甫，号半山，抚州临川人，北宋著名的思想家、政治家、文学家、改革家。

妙应大师，法号智缘，宋随州（今湖北随州）人，善医，尤精于脉法，擅长以"太素脉"诊病，即通过人体脉搏变化预言人的贵贱、吉凶、祸福。

[2] 翰林承旨，即翰林学士承旨，官职名，宋代为翰林学士院主官。这里或为王珪（1019—1085 年），字禹玉，北宋名相、著名文学家。

[3] 事见《左传·昭公元年》。

[4] 熙宁，宋神宗年号；庚戌，天干地支纪年；熙宁庚戌，即公元 1070 年。

[5] 选自《全宋文·袁燮文集》，上海辞书出版社 2006 年版。袁燮（1144 年 –1224 年），字和叔，庆元府鄞县（今浙江宁波）人，南宋哲学家。

建昌军，治所在江西省南城县。药局，指惠民药局，官署名，掌配制药品。

[6] 蕞尔，形容小。

[7] 君臣佐使，方剂学术语，系方剂配伍组成的基本原则，原指君主、臣僚、僚佐、使者四种身份的人，分别起着不同的作用，后指中药处方中的各味药在组方中的不同作用。

建昌太守丰侯廉直自将[1]，果于为善，以乃祖清敏公[2]自律。其倅洪都[3]也，属岁大疫，挟医巡问，周遍于委巷穷阎之间，察其致病之源，授以当用之药。药又甚精，全活者众。郡人甚德之。及来盱江[4]，仁心恻怛，如在南昌时。慨念先大父为政此邦[5]，如古循吏，追述厥[6]志而敬行之。捐钱三百万，创两区，萃良药，惟真是求，不计其直[7]。善士尸之[8]，一遵方书。不参己意，具而后为，阙一则止，愈疾之效立见，人竞趋之而不取赢焉。贻书属[9]余识所以设局不规利意，庸告后人。余以为视民如子，牧守[10]职也。子疾父母疗之，真情之发，自不容己，岂曰利之云乎哉？成周[11]医师之职，统于天官[12]，邦有疾病，分而救之，为民而已，公家无所利焉。侯固有志于古者，直给之药，夫岂不愿？顾有限而难继。贸易之举，虽不能直给，要相续而不竭，侯于是有取焉。药物既良，不责其息，亦不戾[13]于古矣。侯之救民，不惟尔身之康，抑又康尔心焉。秉彝之懿[14]，戕[15]于物欲，不尔鄙夷，善教而药之，所以康尔心也。身与心俱康，此所谓国其瘳[16]者耶？若夫计较纤悉，急于牟利。药不及精，与市肆所鬻[17]无别，虽岁时民病，且莫能瘳，又岂能康尔心耶？君子是以知侯之为贤也。侯名有俊，字宅之，四明人。

---

[1]　丰侯，即丰有俊，字宅之，宋庆元鄞县（今浙江宁波）人，嘉定五年（1212）知建昌军事。

[2]　清敏公，即丰稷（1033—1107年），字相之，谥清敏，嘉佑四年进士。历官谷城令、监察御史、国子祭酒、吏部侍郎、御史中丞、转工部尚书兼侍读，改礼部尚书。

[3]　倅：副职。洪都，江西省南昌的别称。

[4]　盱江，又作盱江，河流名，流经建昌府，故又以盱江代指建昌府（治所在今江西省南城县）。

[5]　先大父：祖父。曾巩有《送丰稷》，但《正德建昌府志》没有丰稷任职建昌的记载。

[6]　厥：其。

[7]　直，同值。

[8]　尸，空占着职位而不做事。

[9]　属，同嘱。

[10]　牧守，郡守，后为州府长官的别称。

[11]　成周，本意是指东都洛阳，也借指周公辅成王的兴盛时代，这里指周代。

[12]　天官，是一种官名。《周礼》：廷分设六官，以天官冢宰居首，总御百官。医师之职，统于冢宰。

[13]　戾，乖张，这里指违逆。

[14]　秉彝：爱亲忠君，尊敬兄弟。懿：美好。

[15]　戕：害。

[16]　瘳：病愈。

[17]　市肆：市场。鬻：卖。

# 麓泉记[1]

## 吴 澄

　　麓者，山之足；泉者，水之原。旴[2]之山自西来，包山以为城。城内有井，甘冽而寒，名曰西麓泉，医士余明可家其侧，翰林学士程公为书"麓泉"二字扁其药室[3]。吾闻医家以水喻人身之脏穴，所注之海为合，所流之川为经。窦者为俞[4]，溢者为荣[5]，而初出之泉为井。《易》于井[6]乃不以其泉之初出者，而以其汲而上达者，故取木上有水之象。坎不言水[7]，而言泉，惟蒙为然[8]。坎水在艮[9]山之下，其象曰"山下出泉"。麓泉者，其蒙之象乎？明可初工小儿医，其后遍通诸科。人之童蒙犹山麓初出之泉，混混乎欲盈而未盈也，涓涓乎欲流而未流也。汩之则清者浑，阏[10]之则通者塞，养之导之有其方而后可。君子观之，以果行育德。育德者，养之之方与？果行者，导之之方与？坎之中，蒙之泉也。繇[11]《易》者遂以坎中爻为治蒙之主，何哉？中以上则过，中以下则不及。彼童稚之质，精神未完，血气未定，易虚而易实，易热而易寒。治之稍过、稍不及，俱失其宜。善乎，周子[12]说蒙之义曰："慎哉，惟时中。"此论学也，而可以

---

[1]　选自《全元文·吴澄文集》。吴澄（1255—1330年），字幼清，晚字伯清，学者称草庐先生，抚州崇仁（今江西省崇仁县）人。元代杰出的思想家、教育家。

[2]　旴，本指旴江，流经建昌府（治所在今江西省南城县），多以代指建昌府（路、军）。

[3]　程公，即程钜夫（1249—1318年），初名文海，因避元武宗海山名讳，改以字行，号雪楼，又号远斋，谥"文宪"，元建昌路南城（今江西南城）人。扁，同"匾"。

[4]　窦：孔、洞。俞，同"腧"，穴位。

[5]　荣，同"营"，指营气。

[6]　《易》，即《周易》。井，指井卦，卦名。

[7]　坎，即坎卦，八卦之一，代表水。

[8]　蒙，即蒙卦，卦名。

[9]　艮，即艮卦，八卦之一，代表山。

[10]　阏：壅塞。

[11]　繇，古同"由"。

[12]　周子，即周敦颐（1017—1073年），世称濂溪先生，宋儒家理学思想的开山鼻祖，文学家、哲学家。

喻医。医之道祖三皇[1]。三皇，三《易》[2]之所从始也，医家《素问》《难经》[3]往往与《易》冥契。明可之医无不精，而童蒙未能言其病，治之为尤难。吾将进之于《易》，详于蒙而略于井者，欲其于蒙之医也致谨焉。明可名澄孙[4]，今为建昌路医学正[5]。

# 杏山药室记[6]

### 程钜夫

医家者流，率以董仙杏林[7]为美谈，亦有以为称号者，求其有董仙之心，盖亦寡矣。夫医功莫大于济人，祸莫惨于欲利。持济人之术而有欲利之心，然且不可；苟术之未精，利之是嗜，其祸可胜言哉？今夫庸医以病尝其术，故有峻其药以急功，多其药以幸中。能医以病舞其术，故有左其药以厚劳，迂其药以盈取。以济人之术而祸人，皆欲利者之所为也。

盱江陈庚杏山[8]，医三世矣。予观其为人，质而不浮；听其言，简而不眩；审其术，信而有功。怃然[9]有急人之容，泊然无苟利之心，其庶乎有董仙之心者欤？年方弱冠[10]时，乡之儒先秋潭周君尝以"杏山"表其室，于今二十年矣。医二十年，而乡人用而信之如一日。留京师七年，出为江西官医提举司都目[11]，人信用之亦如一日。积三十

---

[1] 三皇，指伏羲、神农、黄帝三位上古部落首领。

[2] 三《易》，指《连山》《归藏》《周易》三部《易》。

[3] 《素问》，古代医经，与《灵枢》合称《黄帝内经》，相传为黄帝所著。《难经》，原名《黄帝八十一难经》，传说为秦越人（扁鹊）所作。该书以问答解释疑难的形式编撰而成，共讨论了81个问题，故又称《八十一难经》。

[4] 澄孙，《同治南城县志》作"登孙"。

[5] 建昌路，元代行政区划名，治所在今江西省南城县。医学正，元代设置于医学专门学校的教官。

[6] 选自《全元文·程钜夫文集》，凤凰出版社1999年版。程钜夫（1249—1318年），初名文海，因避元武宗海山名讳，改以字行，号雪楼，又号远斋，谥"文宪"，元建昌路南城（今江西南城）人。陈庚，生平不详，元建昌路（今江西南城）医家。

[7] 董仙，即董奉，东汉建安时期名医，又名董平，字君异，侯官（今福建省福州市长乐区）人。隐居庐山行医，有"杏林"典故。

[8] 盱江，河流名，流经建昌府，故又以盱江代指建昌府（治所在今江西省南城县）。杏山，陈庚号。

[9] 怃然，担忧的样子。

[10] 弱冠，二十岁。古代男子年二十行冠礼。

[11] 医官提举司，元代医疗管理机构。都目，官职名。

年之间，名不少贬，而家不益饶者，得非心董仙之心然也？今年春，予苦末疾[1]，杏山来京师，留远斋者益久，且益嘉其为人，故乐为之记，且以勖[2]其志云。延祐二年秋七月既望[3]，广平程某书于远斋[4]。

# 诚求堂说[5]

## 吴　澄

医家之术，视其色，听其声，问其食味，切其动脉，以知人之病。而小儿医乃不尽然。男未龆[6]，女未龀[7]，一呼吸间，脉八九至，而脉未可切也。口不能自言其所嗜，而味不可问也。脉未可切，味不可问，则听声视色而已。辨啼有诀，相面有图。审其声若何，察其色若何，而名其病之为何病。其方之所载，其师之所传，有成说，有定法，的确可验，而毫厘靡差，凡学医者类能之。故婴儿虽不能言，而其病洞然于医者之耳目。此无他，医之术然也。

母之育子，平日曷[8]尝习知医家审声察色之术哉？然因其啼笑于外，而则能揣度其中，何也？爱子之心真实恳切，而求其所苦、所欲者以诚也。诚可以感神明，贯金石。诚于捕鱼，虽厚冰，可卧而开。诚于畏虎，虽坚石，可射而人。岂有慈母之诚，而不能测识其子之意？彼不通医术，而诚之所求能若是，况医有其术，又有其诚，宁不百求而百中乎？其或有医术之医，而反不若无医术之母，诚与不诚之异也。夫医之于人子，一如母之于己子，而后可谓之诚求。求而有所觊[9]，则重用其心而昏；求而无所利，则轻用其心而怠；求而自恃其能，则处之以易而忽。或昏焉，或怠焉，或忽也，俱不诚也。噫！医者，人之司命也，而可不诚也耶？庐陵[10]曾仲谦，儒流而通医术，其术不止小儿

---

[1]　末疾，四肢病。

[2]　勖，同"勗"，勉励。

[3]　延祐，元仁宗年号，延祐二年即 1315 年。既望，农历每月十六日为既望。

[4]　广平，为程姓郡望。

[5]　选自《全元文·吴澄文集》，凤凰出版社 1999 年版。吴澄（1255—1330 年），字幼清，晚字伯清，学者称草庐先生，抚州崇仁（今江西省崇仁县）人。元代杰出的思想家、教育家。

[6]　龆：儿童换牙。男八岁而龆。

[7]　龀：儿童换牙。女七岁而龀。

[8]　曷：何。

[9]　觊：希望得到。

[10]　庐陵，古郡名，今江西省吉安。

医也。若扁鹊[1]然，随所在而显一伎[2]。人以"诚求"二字号其贮药之堂，盖取《大学》"如保赤子"之义。噫！仲谦岂特于赤子之病而诚求之，若丈夫，若妇人，苟有所治，无所不用其诚也。诚也者，圣神之用心也。医家亦以闻声而知之为圣，望色而知之为神。行医家所谓圣神者之术，而求之以儒家所谓圣神者之心，仲谦之医，讵[3]可与族医同日而论哉？

# 江西官医提举司牒太医院书[4]

皇帝圣旨里江西等处官医提举司至元三年[5]十月初二日，据南丰州医学教授司状，申准本学学正甘宗罗关该[6]，切见本州前官医副提领危亦林，儒学渊源，医书博览，家居丰郡[7]，世称良医。自天历元年充本州医学学录[8]，转充官医副提领[9]。以昕夕之余，考之古方，参以家传，集成一书，名曰《世医得效方》。以太医院官降一十三科名目，编排有序，方药至明，实为希有。似此可见其活人之心甚至，理宜言举，今其绣梓[10]广行，庶传永久，以济生民。为此关请备申上司参订，可否施行。准此。施行间，又准南丰州前官医副提领危亦林关该，幼读儒书，长习医业。由鼻祖自抚州迁于南丰。高祖云仙，游学东京，遇董奉[11]二十五世孙京名威辈，授以大方脉[12]科，还家医道日行。伯祖子美，进传临江[13]刘三点、建昌路新城县[14]五路陈姓妇人科，杭州田马骑正骨、金镞科[15]。

---

[1] 扁鹊，春秋战国著名医家，原名秦越人。

[2] 伎：技。

[3] 讵：岂。

[4] 选自《世医得效方》，朝鲜洪熙01年春川府刊本。官医提举司，为元代设置的地方医政管理机构。牒：政府公文。

[5] 至元三年，即公元1337年。

[6] 学正，学官名，掌考校训导，执行校规。关，古代一种上行公文。

[7] 丰郡，指南丰，即今江西省南丰县。南丰在元代升为州。郡，州府的别称。

[8] 天历元年，即公元1328年。学录，佐学正，训导生员，专掌执行学规。

[9] 官医副提领，医官提举司副职。

[10] 绣：刻。梓，雕版印刷所用木板，引申为刊刻。

[11] 董奉，东汉建安时期名医，又名董平，字君异，侯官（今福建省福州市长乐区）人。隐居庐山行医，有"杏林"典故。

[12] 大方脉，古代医学分科之一，用方药治疗疾病的一个分科。

[13] 临江军，治所在今江西省樟树市临江镇。

[14] 新城县，今江西省黎川县。

[15] 金镞，原指金属制的箭头。后引申为古代医学分科的一种，专门治疗刀、枪、箭伤等战伤的专科。

大父碧崖，复传黎川大磏周氏小方科[1]。伯熙再传福建汀州路[2]程光明眼科、南城县周后游治瘰疾[3]。至亦林复进传本州斤竹江东山疮肿科、临川范叔清咽喉齿科。及储积古方，并近代名医诸方，由高祖至亦林，凡五世矣，随试随效。兹不敢负先代传授之难，亦据按古方，参之家传，十年刻苦，编次成书，名曰《世医得效方》。始自大方脉、杂医科、小方脉科、风科、产科兼妇人杂病科、眼科、口齿兼咽喉科、正骨兼金镞科、疮肿科、针灸[4]，略附各科，外附编孙真人养生书，通一十二帙[5]。自愧山林鄙陋，见闻不博，舛谬[6]惟多，敢求校正。间[7]又蒙本州医学甘学正关，保举行令绣梓[8]，以广其传。为此，今将编到《世医得效方》分列各科诸方纲目，治证详细，方药明白，装成一十二帙完备，见[9]在烦为申解上司，委官参考。如可观采，乞赐行下与亦林刊行，少[10]尽活人济世之心，允符国朝一视同仁之美。关请以上施行。准此。照得官医副提领危亦林，性行纯谨，医儒兼通。所编《世医得效方》，委据太医院官降一编到《世医得效方》一十二帙，随此申解前去，保结申乞，照详施行。得此。照得南丰州医学教授[11]司申解本州前官医副提领危亦林编到《世医得效方》一十二帙，未经校正，关委本司官余提举不妨司事以上校正明白，保结关报，以凭施行出后。今准余提举关该前事，除将发到南丰州官医副提领危亦林所编《世医得效方》一十二帙，各科治证方药，再三披阅，详复考校。的见危亦林广览医经，深明脉理，药君臣佐使[12]之辨，方按今古南北之宜，议论详明，证治精审，委有活人之念，宜为当世之需。仍虑当职见或差谬[13]，未明至理，如蒙申解太医院，重行委官参考订正，发付刊行，庶传永久。上可俾[14]于圣化，下有济于斯民。然此，今将校正过危亦林所编《世医得效方》一十二帙，随此发回，保结关请照验施行。准此。卑司看详南丰州官医副提领危亦林，学有渊源，出自家庭之训，术精药

---

[1] 小方科，即儿科。

[2] 汀州，治所在今福建省长汀县。

[3] 瘰疾：瘰病。

[4] 自大方脉到针灸，为古代中医分科。

[5] 帙：卷、书。

[6] 舛谬：错误。

[7] 间：不久。

[8] 绣：刻。梓，雕版印刷所用木板，引申为刊刻。

[9] 见，同"现"。

[10] 少，同"稍"。

[11] 教授，学官名，以经术行义训迪诸生，主持考试及执行学规。

[12] 君臣佐使，方剂学术语，系方剂配伍组成的基本原则，原指君主、臣僚、僚佐、使者四种身份的人，分别起着不同的作用，后指中药处方中的各味药在组方中的不同作用。

[13] 差缪：错误。

[14] 俾：使。

石，见诸方册之明。志已愿于活人，书宜刊以济世。伏虑本司官余提举参考未详，校对阙备。或以己见，恐多差殊，宜根据本官所言，申解上司，再行委官三复校正。如可观采，锓[1]梓以传，上明国朝好生之德，下优医士编集之劳。为此，今将本司官余提举，已校正南丰州前官医副提领危亦林《世医得效方》一十二帙，随此申解前去，合行保结申覆，伏乞照详，乞赐明降伏下，以凭遵奉施行，须至申者。

右[2]申太医院至元三年十一月日抄白申行。

# 杏庄说[3]

### 陈九川

别驾王南皋[4]先生数为余言，其友沈寿祥孝友之行，壮不继室，乡党贤之。以其精于医也，独取杏庄诗歌之。岂谓其制行古而取名廉耶？

古者道行于天下，百工庶技皆不失其恒性，各精其能以共成天下之务，曷[5]取舍荣卑其间哉？孔子曰"得见其恒者斯可矣"，而善南人之言曰"人而无恒，不可以作巫医"[6]。夫孝友，非所谓恒德耶？其谓君子不为小道，犹曰"不为小人儒"云尔，而训者以医卜当之，岂圣贤意哉？汉初去古未远，季主、严尊[7]之徒于卜终焉，此道犹有存者。儒者固卑之，咸以为隐，则是百工庶人固当不全其恒性耶？嗟夫，士君子不知惇典之学，炫一行以为奇，而出于工艺，又欲挽而夺之，是率天下而贼人性也，兹岂非以学毒天下哉？然则南皋之取杏庄也，其亦犹存古之道。

夫自道之不明也，医学失传，世儒始旁搜间猎，以偏见臆说轻述之书以惑天下。一有缓急，人怅然莫知所之，非爵禄不入于心如沈君者神而明之，则炎帝仁天下之述绝矣。余固惧其不神于医而杏庄之名侈也，敢复以为廉乎？今夫君子之仕也，以济人也，

---

[1]　锓：雕刻。

[2]　右，古人书写自右而左。

[3]　选自《明水陈先生文集》。陈九川（1494–1562），字惟溶，又字惟浚，号竹亭，后号明水，江西临川人。明中期理学家、诗人，阳明心学江右重要人员之一。

[4]　别驾，汉置，为州刺史的佐官。宋州通判，职任似别驾，后世因以别驾为通判别称。王南皋，江苏扬州人，名儒湛若水门徒。

[5]　曷：何。

[6]　语出《论语·子路篇》。南人：南方人。

[7]　司马季主，汉初道家学者，通《易经》，卖卜于长安。严尊，即严君平，西汉道家学者，隐居成都，以卜筮为业。

然不得其道，则民瘼未之有瘳[1]也。甚者毒之以速其毙，即有善者，地则限之。若良医执砭剂以起沉痼[2]，群命寄焉，固莫之限也。位卑而功高，居约而施尊，以此视彼，孰得失多少哉？其于仕也优矣，而取俸也廉，则若奉之杏[3]是已。奉林在彭蠡[4]之滨，去沈君之居未远也。诚慕奉之风，一访遗迹而振其响，予将游庐阜[5]而问医焉，当复尽其说。

# 苦疟问达公[6]

### 汤显祖

四海难销热，三焦不暖凉[7]。
自然心似疟，何处药为王？

# 苦滞下七日达公来[8]

### 汤显祖

未进红罂粟[9]，突然青木香[10]。
精华何处举，留散在心王[11]。

---

[1] 瘼：病。瘳：病愈。

[2] 砭剂，指医药。砭，针石；剂，方剂。沉痼，历时较久，顽固难治的病。

[3] 奉，即董奉，东汉建安时期名医，又名董平，字君异，侯官（今福建省福州市长乐区）人。隐居庐山行医，有"杏林"典故。

[4] 彭蠡，鄱阳湖的别称。

[5] 庐阜，即庐山。

[6] 选自《汤显祖诗文集》卷九，上海古籍出版社1982年版。汤显祖（1550—1616年），字义仍，号海若、若士、清远道人，江西临川人，明代戏曲家、文学家。
疟，中医学病名，是感受瘴毒疟邪引起的外感热病。达公，名籍生平不详。

[7] 三焦，六腑之一，上焦、中焦、下焦的合称。

[8] 选自《汤显祖诗文集》卷九，上海古籍出版社1982年版。汤显祖（1550—1616年），字义仍，号海若、若士、清远道人，江西临川人，明代戏曲家、文学家。
滞下，中医学病名，又称痢疾，以腹泻为主要症状。达公，名籍生平不详。

[9] 红罂粟，红色的罂粟，可作为中药材，有镇痛、镇咳和催眠等作用。

[10] 青木香，中药名，有行气、解毒、消肿的功效。

[11] 心王，佛教语。指法相宗所立五位法中的心法，包括眼识、耳识、鼻识、舌识、身识、意识、末那识和阿赖耶识。

# 送饶太医归东邑[1]

汤显祖

涉江初唱越人舟，别骑三山接胜游。

梅雨润移江阙晓，麦云新拂汉祠秋。

衣冠署牒逃名得，洞壑回春采药留。

见说家园能树果，年年仙杏许人求[2]。

# 送杨太医常山[3]

汤显祖

倦游心迹自悲伤，老旧相过语兴长。

傲吏久忘苍岭路，仙家仍住玉龙乡。

三秋采艾思盈掬[4]，五月浮蒲客在堂[5]。

欢饮几时哪便去，肯怜衰病一留方。

---

[1] 选自《汤显祖诗文集》卷十，上海古籍出版社 1982 年版。汤显祖（1550—1616 年），字义仍，号海若、若士、清远道人，江西临川人，明代戏曲家、文学家。
东邑，即今江西省抚州市东乡区。
[2] 仙杏，化用董奉"杏林春暖"典故。
[3] 选自《汤显祖诗文集》卷十七，上海古籍出版社 1982 年版。汤显祖（1550—1616 年），字义仍，号海若、若士、清远道人，江西临川人，明代戏曲家、文学家。
[4] 艾，又叫艾蒿，叶有香味，可制成艾绒，供灸病用。
[5] 蒲，指菖蒲，可防疫驱邪的灵草，端午节有把菖蒲叶和艾捆一起插于檐下的习俗。

# 何东白太医许开酒口号二首[1]

汤显祖

满楼风雨滞春衣，恰见骑牛卖药归。

试着杏花原上望，酒垆人到药炉虚。

偶然病肺怯春风，避酒嫌歌百兴空。

何意白头心较小，不能胆大似郎中。

# 送黄医归麻姑二首[2]

汤显祖

蹈海谈天兴不无，白头心在片云孤。

旴翁眼里三回别[3]，别即教收弹鹊珠。

朝采三花夜采真，药炉旴母忆情神[4]。

欲清将浅东瀛水，长照高空黄鹤人[5]。

---

[1] 选自《汤显祖诗文集》卷十三，上海古籍出版社 1982 年版。汤显祖（1550—1616 年），字义仍，号海若、若士、清远道人，江西临川人，明代戏曲家、文学家。

何东白，名晓，自东白，浙江省江山县人，时寓居遂昌，汤显祖为遂昌知县。

[2] 选自《汤显祖诗文集》卷十九，上海古籍出版社 1982 年版。汤显祖（1550—1616 年），字义仍，号海若、若士、清远道人，江西临川人，明代戏曲家、文学家。

黄医，名字生平不详，明代建昌府（治所在江西省南城县）医家。麻姑，即麻姑山，在江西省南城县境内，为道教名山。

[3] 旴，指旴江，河流名，流经建昌府，故又以旴江代指建昌府（治所在今江西省南城县）。

三回别，多次离别，语出白居易诗《履信池樱桃岛上醉后走笔》。

[4] 旴母，又作"旴母"，传说中的神仙人物，许逊之大姐，其子旴烈，故称旴母。

[5] 黄鹤人，指长寿者。

# 无　题[1]

### 汤显祖

城南窑上李东华少年，以善禁方得遇贵人，补吏赴于越李开府蓟门[2]，调理将士。

十年旅食路犹穷，一骑才嘶塞上风。

幸以岐黄[3]趋大府，总将文墨事深功。

方抄熠熠曹丞相[4]，丸奉蛲螂马侍中[5]。

军吏自公微问取，药笼能许护英雄[6]。

# 《本草纲目大全》序[7]

### 李来泰

三坟五典之书[8]，不厄于秦燔[9]，得与筮占树植并存者，惟《内经》《本

---

[1]　选自《汤显祖诗文集》卷十七，上海古籍出版社 1982 年版。汤显祖（1550—1616 年），字义仍，号海若、若士、清远道人，江西临川人，明代戏曲家、文学家。

[2]　李开府，即李化龙，字于田，长垣（今河北长垣县）人，明朝中期将领，巡抚辽东，谥号襄毅，赠少师，加赠太师。

[3]　岐黄，岐伯和黄帝的合称，代指医学。

[4]　曹丞相，指曹操。本句是讲华佗为曹操治病事。

[5]　蛲螂丸，中药名，有定惊、破瘀、通便、攻毒的功效。马侍中，即马燧（726—795 年），字洵美，汝州郏城（今河南郏县）人，唐代中期名将。曾任司徒兼侍中。

[6]　药笼，指盛药的器具。

[7]　《本草纲目》，李时珍所著，被誉为中国古代的百科全书。李时珍（1518—1593），字东璧，晚年自号濒湖山人，湖北蕲春县人，明代著名医药学家，著有《本草纲目》《奇经八脉考》《濒湖脉学》等。李来泰（1624－1682 年），字仲章，号石台，江西临川人，明末清初学者、文学家，12 岁成秀才，顺治八年（1651）中举，次年高中进士。历任工部虞衡司主事、江南上江学政，督苏州、松江、常熟、镇江粮储道道员，复整治苏州、常州水利农务，翌年被裁归里。康熙十八年（1679）考中博学鸿词科，授翰林院侍讲，两年后主考湖广，次年回京复命，卒于京邸。李来泰著述甚多，归里赋闲时编成《莲龛集》40 余卷，因遭诬陷，被抄家时文稿俱失，其子士征、士昆四处搜集，仅得 16 卷。

[8]　伏羲、神农、黄帝之书，谓之《三坟》，言大道也。少昊、颛顼、高辛（喾）、唐（尧）、虞（舜）之书，谓之《五典》。后世以三坟五典代指经典著作。

[9]　秦燔，指秦始皇焚书坑儒。

草》[1]而已。顾其时虽录于博士，方且招致伎术若韩众、徐市辈[2]，泛海求奇药，其能确守神农、子仪之学[3]，如《周礼》五医[4]所治，盖已鲜矣。传之既不见重，藏之亦不甚固。至汉平帝始下购求之令[5]，载籍之厄，不特其焚者可惜，其存者尤可惜也。论者颇疑黄帝以来未有文字，杂出于张机、华佗[6]诸人之手，则班史所载若李柱国所序述[7]，楼护所诵习者[8]，又何以称焉。今读其上中下三经，弥纶天地，保合性命，至推喻于君臣佐使、子母兄弟之旨[9]，自非生知之圣[10]，通德类情，裁成辅相，其孰能与于斯？世传神农尝药一日而七十化，其载于经者三百六十五止耳。治国不可以废兵刑，而兵刑非所以治国。养身不可废医药，而医药非所以养身。博收而约取之法，存而戒已，具使人如五谷之可以疗饥，亦如九鼎之可以防患，其意深远也。粒食之利未兴，火治之功尚寡。采苗茹英而服气延年之理已备，非可为后世服食者程效也。不得已而有岐伯偶复制方，雷公炮炙之法[11]，养命以应天者固如是乎？中经之论，主于遏欲，若饮食男女之日炽，而淮南食炙之经，容成阴道之术[12]，养性以应人者固如是乎？下经之言，稍及攻治，若黄金可成，不死之药可致，而云英、金丹之术[13]，五芝、六石以为饵[14]，养病以应地者固如是乎？是《本草》之书虽存，而古皇所为《本草》之意固已亡矣。尝论刘向所辑方伎四种[15]，其二为医经、医方，因病而求药者也；其二为房中、神仙，因药而求

---

[1] 《内经》，即《黄帝内经》，相传为黄帝所著。《本草》，即《神农本草经》，相传为炎帝所著。

[2] 伎，同"技"。韩众，出自《楚辞·远游》，古代传说中的仙人。徐市，秦方士，一作"徐福"。秦始皇曾派遣徐市带领童男女数千人入海求仙人神药。

[3] 神农，即炎帝，上古三皇之一，相传著有《神农本草经》。子仪，战国时医家，名医扁鹊的弟子，曾著《本草经》一卷，不传。

[4] 五医，指根据五气、五声、五色判定生死的医术。《周礼》：以五气、五声、五色眂其死生。

[5] 汉平帝，原名刘箕子，西汉第十四位皇帝，曾下令征召精通经术之人。

[6] 张机，即张仲景，东汉末年医家，著有《伤寒杂病论》，后世尊为"医圣"。华佗，东汉末年名医，为曹操所杀。

[7] 班史，即《汉书》，出自班氏父子班彪、班固之手，所以称作班史。李柱国，汉代医家，曾于汉成帝时任御医，参与校订医经、经方。史家认为系我国校勘医书第一人。

[8] 楼护，字君卿，西汉山东人，父乃世医。他少年时就读过数十万字的本草、医经、方术书籍。医术高明。

[9] 君臣佐使，方剂学术语，系方剂配伍组成的基本原则，原指君主、臣僚、僚佐、使者四种身份的人，分别起着不同的作用，后指中药处方中的各味药在组方中的不同作用。子母兄弟，比喻药物之间的各种关系。《神农本草经》序录：药有阴阳配合，子母兄弟，根茎花实，草石骨肉。

[10] 生知之圣，"生而知之者为圣"的缩用。

[11] 雷公炮炙，一套中药炮制方法，又名"雷公炮制十七法"。雷公，传说中黄帝时期的医家。

[12] 容成，是古代中国神话传说中的仙人，黄帝之臣子，是指导黄帝学习养生术的老师之一，著有《容成阴道》二十六卷。

[13] 云英，即云母。

[14] 五芝，五种灵芝，出自《神农本草经》。六石，指炼丹用到的多种矿物质。

[15] 刘向，原名更生，字子政，汉室宗亲，西汉经学家、目录学家、文学家。

病者也。相求不已，病相弘多，倍而为七百三十，且积而为一千八百五十有七，抑又后贤之不得已也。《纲目》一书[1]，博稽广览，集本草之大成。江藩原板毁于乙酉之变[2]，大中丞张公特为重梓[3]，顾公府庋阁、私家罕觏[4]，家伯龙力购得之[5]。正其漫漶，补其讹缺，冀广为流布，其弘济之愿力甚巨。余有味乎孙思邈之言也[6]，人身与天地皆有危疹，有蒸否，有疣赘[7]，有焦枯喘乏，良医导之以药石，圣人和之以道德。昔人论五运六气[8]，推本于《洪范九畴》惠迪锡福之理[9]。圣天子建极于上，礼以节民性，乐以防民淫，将神怪幻妄之说，不作刀兵水火之劫，使民有五福而无六极[10]，则是书固有相辅而行者耳。善读者因是千八百有奇之纲目，而进求之弘景七百三十之别录[11]，因弘景之别录以进求之三百六十五之本文，可以范俗持世天人性命之奥不外于是。漆园所为伏羲得之以袭气母[12]，黄帝得之以等云天[13]者，是书也，又岂仅为方技杂子之嚆矢而已哉[14]？

[1]　《纲目》，指李时珍所著《本草纲目》。

[2]　江藩，指江西省。乙酉之变，指公元1645年清军攻占江西。

[3]　大中丞张公，即张鼎思（1543 — 1603），字睿甫，号慎吾，直隶长洲县（今属江苏省苏州市）人。明朝政治人物、学者。万历丁丑（1577）进士，官吏科都给事中，因弹劾被贬。后获起用，累官江西按察使。张鼎思好刻书，其翻刻唐刘知几的《史通》、明李时珍的《本草纲目》等，皆为现存较早刊本。梓，印刷用的刻板，引申为刊刻。

[4]　庋阁，搁置器物的架子。罕觏：不常见。

[5]　家，本家，这里指跟作者同姓。

[6]　孙思邈，隋唐医家，著有《千金方》，后世尊为"药王"。

[7]　赘疣，皮肤上生的瘊子，比喻多余的、无用的东西。

[8]　五运，指金、木、水、火、土五种物质的运动变化。六气，即风、火、热、湿、燥、寒。

[9]　《洪范九畴》，《尚书》中的章节。

[10]　五福，出于《尚书·洪范》，是古代中国民间关于幸福观的五条标准。《尚书·洪范》上所记载的五福是：一曰寿，二曰富，三曰康宁，四曰攸好德，五曰考终命。六极，指六种极凶恶的事。《尚书·洪范》上所记载的六极是：一曰凶短折，二曰疾，三曰忧，四曰贫，五曰恶，六曰弱。

[11]　弘景，即陶弘景(456 — 536年)，字通明，齐梁间道士、道教思想家、医学家、炼丹家、文学家，自号华阳居士，丹阳秣陵（今江苏南京）人。陶弘景在整理古籍《神农本草经》的基础上，吸收魏晋间药物学的新成就，撰有《本草经集注》七卷，所载药物凡七百三十种。

[12]　漆园，指庄子，庄子曾任漆园吏。后面两句话引自《庄子·大宗师》。气母，元气的本原。

[13]　云天，高空，这里是说黄帝化羽成仙。

[14]　嚆矢，响箭。因发射时声先于箭而到，故常用以比喻事物的开端。犹言先声。

# 题医师云林先生集成一首[1]

王大用

道得轩岐[2]秘，心同天地仁。

回春苏万病[3]，神彀迈群伦[4]。

医鉴追前哲[5]，仙方启后人[6]。

恩光满天下，共筑太平春。

# 儒医云林山人像赞[7]

何出光

山人鸣于医有年矣，好事者爱而貌之，以布寓内索赞焉。余稽[8]太史公谓"人貌荣名，宁有既乎？[9]"山人荣哉。山人江以西，金溪产也。父西园翁[10]，尝以医动我梁豫[11]。生山人而训以儒，儒既通，去读医，尽父之技。复携壶游颖汝间[12]，颖汝士争接纳也，有投则效。已而京都诸缙绅无不知山人者，延致之，遂壶于都市。都中自高使

---

[1] 选自《龚廷贤医学全书·云林神彀》，中国中医药出版社 2015 年版。王大用，生平不详。
云林先生，即龚廷贤（1522—1619 年），字子才，号云林、悟真子，江西金溪人，明代著名医家，江西古代十大名医之一，有"医林状元"之誉。

[2] 轩岐，黄帝与岐伯合称，代指医学。黄帝，号轩辕氏。

[3] 回春，指《万病回春》，龚廷贤所著医书。

[4] 神彀，指《云林神彀》，龚廷贤所著医书。

[5] 医鉴，指《古今医鉴》，龚廷贤所著医书。

[6] 仙方，指《杏林仙方》，龚廷贤所著医书。

[7] 选自《龚廷贤医学全书·种杏仙方》，中国中医药出版社 2015 年版。何出光，河南扶沟人，曾任山东巡按，生平不详。

[8] 稽：依据。

[9] 太史公，即司马迁，西汉著名历史学家、文学家，曾任太史令，编撰《史记》。

[10] 西园翁，即西园公，龚廷贤之父，名信。

[11] 梁，今河南开封一带。豫，今河南东部、安徽北部一带。

[12] 携壶，代指行医，古代有悬壶济世。颖，颖川，治所在今河南省禹州市。汝，汝州，治所在今河南汝州。

相[1]而下，咸宾礼如不及，定西蒋侯[2]尤慕其医而儒也。俾[3]冠佩列于医林归，而向往者益众。然山人愈自淬[4]也，日取岐黄[5]家言，参所父授者为《医鉴》[6]。鉴之余，复有是帙[7]焉。持此医寓内，则所生活者不数也。脱，令人莳之杏不酋林[8]矣。因梓[9]其帙，曰《种杏仙方》，貌厥[10]状而弁之，乃何生而为之。

赞曰：梧言魁度，星眸尤颐。伊语之丰，清夷世医。业以箕裘，材以瑰琦。仙终儒始，遐览玄思。艺圃遗隽，壶天用羁。修能懋誉，峨博是且。是海上安期[11]，或青牛[12]师金。日想见其英姿，请稽[13]于斯。

赐进士第、兵部观政、扶沟中寰何出光书。

# 赵藜村治暑疟[14]

## 袁　枚

丙子[15]九月，余患暑疟[16]。早饮吕医药，至日昳[17]，忽呕逆，头眩不止。家慈[18]抱余

---

[1]　高使相，即高拱（1513—1578 年），号中玄，河南新郑人，嘉靖四十五年（1566）拜文渊阁大学士，隆庆五年（1571）升任内阁首辅。使相，虚衔，宰相退休后多封，也用于对退休宰相的雅称。

[2]　定西蒋侯，即定西侯蒋文益。

[3]　俾：使。

[4]　淬，用水把物品的极热状态突然改变或扭转，引申为磨砺、勉励。

[5]　岐黄，岐伯和黄帝的合称，代指医学。

[6]　《医鉴》，指《古今医鉴》，龚廷贤所著医书。

[7]　帙：书、卷。

[8]　莳，栽种。酋：异。

[9]　梓，雕版印刷所用木板，引申为刊刻。

[10]　厥：其。弁：书籍或长篇文章的序文、引言。

[11]　安期，又称安期生、安其生。人称千岁翁，安丘先生。师从河上公，黄老道家哲学传人，方仙道的创始人。

[12]　青牛道士，汉方士封君达的别号，陇西人，常乘青牛，故号青牛道士。《后汉书·方士传》说他"闻有病死者，识与不识，便以要闲竹管中药与服，或下针，应手皆愈。"

[13]　稽：依据。

[14]　选自《随园诗话》卷二第二则。袁子才，即袁枚（1716—1798 年），字子才，号简斋，晚年自号仓山居士、随园主人、随园老人。钱塘（今浙江杭州）人。清朝乾嘉时期代表诗人、散文家、文学评论家和美食家，著有《随园诗话》。

[15]　丙子，天干地支纪年，这里是指公元 1756 年。

[16]　暑疟：因暑邪内郁，再感秋凉之气而诱发的一种疟疾。

[17]　日昳，又名日跌、日央，下午 1 时至 3 时。

[18]　家慈：家母。

起坐，觉血气自胸偾起[1]，性命在呼吸间。忽有同征友[2]赵藜村来访。家人以疾辞。曰：
"我解医理。"乃延入，诊脉看方，笑曰："容易。"命速买石膏[3]，加他药投之。余
甫饮一勺，如以千钧之石，将肠胃压下，血气全消。未半盂，沉沉睡去，颡[4]上微汗，
朦胧中闻家慈唶曰："岂非仙丹乎？"睡须臾醒，君犹在坐，问："思西瓜否？"曰：
"想甚。"即命买瓜，曰："凭君尽量，我去矣。"食片许，如醍醐灌顶，头目为轻。
晚便食粥。次日来，曰："君所患者，阳明经[5]疟也。吕医误为太阳经[6]，以升麻、羌
活[7]二味升提之，将君妄血逆流而上，惟白虎汤[8]可治。然亦危矣！"未几，君归。余送
行诗云："活我自知缘有旧，离君转恐病难消。"先生亦见赠云："同试明光人有几？一
时公干鬓先斑。"藜村《鸡鸣埭访友》云："佳辰结良觌，言采北山杜。鸡鸣古埭存，
登临浑漫与。萧梁此化城，贻为初地祖。六龙行幸过，金碧现如许。欲辨六朝踪，风乱
塔铃语。江南山色佳，玄武湖澄澈。豁开几盎间，秀出庭木末。延陵敦凤尚，藉以纾蕴
结。山能使人澹，湖能使人阔。聊共发啸吟，无为慕禅悦。"赵名宁静，江西南丰人。

---

[1] 偾起，隆起、突出。

[2] 同征友，同科参加科举考试的人。

[3] 石膏，中药名。

[4] 颡：额头。

[5] 阳明经，隶十二经络，有足阳明胃经和手阳明大肠经。

[6] 太阳经，隶十二经络，有足太阳脾经和手太阳小肠经。

[7] 升麻，中药名，有发表透疹、清热解毒、升举阳气的功效。羌活，中药名，有散表寒、祛风湿、利关节、止痛的功效。

[8] 白虎汤，中医方剂名，出《伤寒论》。

# 附录　海内名公赠龚氏桥梓诗选录[1]

（共37首）

岐黄千载法更新，道学源流贯得真。
一粒丹砂龙虎伏，九回银汞犬鸡均。
功乔造化通今古，脉诊膏肓泣鬼神。
大展保元医国手，金声玉振万年春。

（两京三部尚书、扶沟三川刘自强）

采药携琴问海涯，闲闲白鹤弄烟霞。
诗成日醉东岩月，春到瑶林独有花。

（巡抚南赣王敬民）

闻道山人医最良，白云深处望仙乡。
知君自是蓬莱客，暂到人间施妙方。

（巡抚顺天、长垣益斋成逊）

有美南州客，翩翩海鹤群。
青囊传世业，丹井播清芬。
野杏和云种，灵芝待雨分。
看君留妙诀，东鲁共称闻。

（鲁藩泰兴王安宇寿镛）

---

[1]　节选自《济世全书》，金陵书坊万卷楼存义堂刊本。桥梓，即父子。

卖药归来日已斜，悬壶别自有仙家。

世人好事如相觅，十里春云隐杏花。

（周藩奉国将军南渚诗书）

爰有豫章，高士云山。千里遨游，狂饮燕台。

豪杰酣听，赵地名讴。已罢朱门，弹铗来寻。

碧水群鸥，乌纱高卧。溱洧子常，芳躅堪留。

（江西参政、扶沟中岩郝维乔）

弹铗归来意更深，碧山高卧自长吟。

名传国手轻黄屋，风度春香满杏林。

（兵部员外郎、扶沟见寰何出图）

乌纱不变朱门贵，碧水来寻白鸟居。

瑶瑟一挥春日落，满怀风月共清虚。

（巡按山东、扶沟中寰何出光）

施药长安市，宋清眇万金。

杏开霞色晓，泉落橘香阴。

丹火看初灭，仙源望转深。

未能凌汉写，聊且曳朝簪。

（巡按福建、扶沟西泉杜化中）

抱病林丘经岁时，神丹独仗得平危。

巢南嘶北谁无此，燕雀衔恩有所忌。

（湖广金事、扶沟刘自存）

廿年交谊一离群，矫首南鸿上白云。

壶里乾坤收市药，黎端风月滞斯文。

路经庐岳心逾壮，天入鄱湖水不分。

半日风帆能为我，柴桑西去问陶君。

（南康知府、鄢陵水山刘巡）

残年吾仗尔，药饵缓余生。

复此江南别，其如渭比情。

思心长一线，客路计千程。

若变天台侣，何时续旧盟。

（成都知府、鄢陵父泉梁策）

庐山深处独逍遥，采药云林不可招。

天柱峰逢王子晋，玉笙吹入摘星桥。

（思南知府、太康杏树何继）

皎洁青霄月，优游沧海鸥。

如何隔咫尺，迢递若瀛洲。

（武定知府、扶沟如川刘懋武）

数载桐丘客，秋月昼锦游。

南云生故国，北雁起沧州。

为伴龚黄去，应同李郭舟。

鸥盟频在望，莫恋晚泣楼。

（河间府通判、扶沟竹逢何岑）

岐伯术久湮，典医竟谁氏。

云林山中人，弱冠达神理。

刘歆发四家，郭玉宗六枝。

桐丘抱疴翁，逢君疴即已。

感兹赋短什，聊用酬知己。

（祁州知州、扶沟云亭刘自修）

岐黄伏异术，云树缩离情。

孤剑千金重，扁舟一叶轻。

仙息随远举，丹药慕长生。

莫惜江离晚，忘归冷旧盟。

（扶沟天中王洛）

轩岐去已久，千载得真传。

梦想陶弘景，神交葛稚川。

杏林酣映日，橘井暖生烟。

尽识悬壶意，回生岂为钱。

（扶沟东园赵绣）

君自豫章来，手持金光草。

访我自洎边，一见如旧好。

仲尼逢程生，倾盖契怀抱。

共尔测沉实，尘器迹俱扫。

（扶沟洞峰李时芳）

杯酒长亭送尔归，云林结思渺难依。

愿言莫道并州恶，鱼雁秋深亦正肥。

（长葛文台桑润）

闻道西园此日行，天涯秋色正含情。

也知去住同寰宇，无那江南隔路程。

千里空劳连夜梦，一尊未许几时倾。

南村花柳明春盛，杖履常来候远旌。

（许昌颖南张芹）

我爱南州龚夫子，儒名医道重推贤。

论怀正恨逢君晚，把酒忽愁送客还。

万里行囊惟药物，一江风月在楼舡。

此行应念交游义，故国江山少滞涟。

（许昌益庵李子谦）

别意挥毫愧赠金，医林当世几知音。

故乡此去多行乐，还忆东堂夜听琴。

（许昌嵩东张宠）

　　南北各异气，标本判惟吾。

　　远志医能妙，决明沉可苏。

　　参苓高欲阁，疴滞力为扶。

　　世上阴功满，芳名任有无。

（临颍筠轩尼汝让）

　　之子从容器，学成厚朴才。

　　江湖横眼界，丰度出尘埃。

　　剩有长生术，因余济世怀。

　　十年看许下，无数杏花开。

（临颍洛川尼汝正）

　　医国来江右，声华重颍滨。

　　青囊随手检，红杏满林春。

（临颍纯齐谷高）

　　寒风万木疏，游子去天都。

　　今夕一杯酒，明朝千里途。

　　野烟合复散，云树有还无。

　　燕地多奇迹，登陟兴莫孤。

（临颍守玄杜琛）

独到长亭送客归，无边野色正凄凄。

宾鸿似与人同去，故向天涯时落晖。

（陈州前吾朱湛思）

忽忆交游怆客情，池亭兀坐空镈觥。

初春话别河桥日，杨柳青青未隐莺。

（古鄩孟门刘好生）

当年诗酒共陶情，慷慨长歌醉下觥。

于今两地悬愁思，厌听林园满树莺。

（古鄩夷门刘同生）

淮南招容众，食客总风流。

采药成倘术，曳裾恣宦游。

清歌弹宝剑，红杏映方洲。

我有相如渴，凭君几书寿。

（柳丘烟山路以旆）

云林山上翠云流，中有山人弄酒瓯。

一笑不知钟鼎贵，醉骑白鹿九江游。

（柳丘小径山人李后）

中原声价抵南金，顿起江乡故园心。

鸥鸟一飞沙渚外，疏林秋满听猿吟。

（翰林庶吉士、大梁明宇张同德）

秋风吹动故园思，把酒河梁折柳枝。

今日君同鸿雁去，与君期会雁来时。

（巡按山西、大梁观峰田一麟）

寰区施药济人宽，遥向山中隐一官。

弹铗无心留传舍，垂纶有意傍江滩。

每寻瑶草云边立，独把青囊月里看。

栾世阴功满天下，九苞雏凤在琅玕。

（吏部司务、大梁鲁源孙守业）

龚氏实天生，行道在华夏。

袖珍用有时，售玉得高价。

或言药里玉，咸赞医中霸。

惠泽及人多，络绎踵门谢。

默命掌民生，快睹调元化。

稽古上可同，视今皆惊怕。

竹帛垂姓名，蒲轮宠迎迓。

著书八种余，阴功满天下。

（兵部左侍郎、长垣振峰崔景荣）